上教人文
医学人文

心分两路

OF TWO MINDS
An Anthropologist Looks at American Psychiatry

〔美〕T.M. 鲁赫曼 著　　张继文 译

人类学家的
精神科笔记

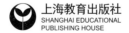

上海教育出版社
SHANGHAI EDUCATIONAL
PUBLISHING HOUSE

献给我的父亲

我要感谢我的妻子萨利（Sally）……此外，我还要分别感谢惠氏制药（Wyeth / Ayerst Laboratories）和斯图尔特制药（Stuart Pharmaceutials）生产了文拉法辛（Effexor）和阿米替林（Elavil），这进一步扩大了我狭窄的快乐渠道。他们生产的药物如此美妙，他们却觉得自己是非法的。

——汤姆·琼斯（Thom Jones），

《寒流》（*Cold Snap*）

　　一个人若要试图去理解那些既关乎个人又关乎文化的经历，需要一种富有激情的超然，而我认为，这种超然几乎是不可能独自维持的。我的心理治疗师苏珊·罗伯森（Susan Robertson）一直在为我提供情感的支持和周到的分析。

——凯瑟琳·达德利（Kathryn Dudley），

《尽头》（*The End of the Line*）

中文版序

在《心分两路》中，我阐述了医护人员对于精神疾病的不同理解，在我看来，这些不同的理解塑造着他们理解患者的方式。

临床医生通过抑郁症、精神分裂症、双相情感障碍和其他精神疾病的生物医学模型来揣摩患者的痛苦根源，他们认为药物是最好的治疗方法。推进这种方法的英雄是那些在幕后工作的科学家，他们研发药物来治疗疾病。疾病并不是患者真实的组成部分，它更像一条断腿，一个不幸的问题——可以被药物治愈。在这种治疗精神疾病的方法中，人们经常会谈论某个东西坏掉了，人们甚至会说"脑子坏掉了"。这带来了道德挑战：如果人们认为，一个人生病是因为有什么东西"坏了"，那么若这个人没有康复，他自身和他周围的每个人就会认为他的脑子是永久性地坏了。这或许会是一个可怕的负担。

精神动力学对于精神疾病的理解则完全不同。在这种路径中，临床医生认为，解决患者痛苦的最好方法是心理治疗。这一模型的英雄是心理治疗师，他们认为疾病是一个人真实的组成部分，心理治疗师和患者会从不同的角度经验这些疾病，这些疾病的治愈靠的是心理治疗师和患者之间的关系互动。这个模型的道德挑战是：人们从这个角度理解疾病时，通常会认为患者的其他关系都应该在某种程度上为疾病负责。这对寻求治疗的人来说也可能是一个沉重的道德负担。

在这本书中，我所提出的最重要的观点，或许就是关于精神医学和心理学对于痛苦的不同理解方式中蕴含的道德意义。这是我们不曾思考的，但是它却改变着我们。我们在处理自己和他人的困境时所做出的实际选择，可能会对我们理解自己的方式产生深远的影响。抑郁症是一种身体的体验吗，还是更像一个精神失落的灵魂？抑郁症是由身体关节疼痛、难以起床这些症状所组成的吗，还是说它其实是一种巨大而可怕的悲伤？这些问题的答案可以塑造抑郁症的症状，它们改变了我们对于抑郁症的感觉。

自 2000 年本书首次出版以来，美国的精神病学已经变得更加生物医学化。现在，年轻的精神科医生并不会真的向我抱怨来自他们部门内部的，以及生物医学和心理治疗方法之间的紧张关系。他们抱怨的是，自己根本没有接受过心理治疗方面的培训。他们依然喜欢《心分两路》，事实上，许多人告诉我，他们正是因为这本书才选择成为一名精神科医生。如今，他们的兴趣常常从思考意义转向思考不同的社会对于精神疾病的不同塑造方式。心理治疗仍然存在，但有趣的是，它越来越多地成为精神科医生以外的人所使用的一门技艺。我认为这是一种遗憾，因为心理治疗能够让我们看到人类经验的其他维度，这些维度恰恰是纯生物医学模型所忽略的。

非常荣幸能向中国读者介绍自己的书。在《心分两路》初版后的这十几年，中国的心理治疗实践也出现了爆炸式发展。不同类别的工作者提供着种类繁多的心理治疗，他们的治疗风格也各不相同，其中有许多从西方模式发展而来，随之而来的还有西方的心灵、情感、思维模式。不可避免地，也产生了对伤害和康复的新的道德层面的理解，这些都将影响中国年轻人对自己的看法。最终，这些新想法可能会塑造人们理解甚至体验悲伤、焦虑，以及对现实的脱离（我们称之为"精神病"）的方式。我希望这本书可以帮助他们了解如何注意和理解这些变化。

T. M. 鲁赫曼

2024 年 10 月

作者说明

这本人类学作品的材料取自数百小时的录音、笔记和非正式访谈。出于匿名需要，受访者均使用化名（但有些受访者的工作具有可见性，这部分受访者不匿名）。为了行文连贯，在保留内容的基础上对某些引述进行了编辑。出于叙述和匿名两方面的考虑，一些基于真实人物的个体被综合成了书中的人物，其他人的某些引述也会被用于塑造这些综合出来的人物。例如，"格特鲁德"的故事就是由三个不同女人的生活综合而来的。这个人物所有的事件都是按照这三个女人的叙述来写的，故事的所有细节和引述也都严格符合人类学笔记的要求，只是她们各自的身份信息被省略或更改了。有些引述基于对话录音，其他的则基于会面后的田野笔记，这些笔记多是以第三人称来记录的。

目录 —————————————

引　言

1989 年的秋天，我作为一名新进助理教授来到了人类学系，该系 　[3]
以悠久的心理人类学传统而著称。我已经是一个经验丰富的人类学研究
者，著有一本关于现代巫术的书，并且正在撰写一本关于琐罗亚斯德教
(Zoroastrianism) 的书。但是相对而言，我在心理人类学领域还是个新
手，至少在美国是这样的（我在英国接受过培训）。我的同事们建议我
去参加针对还在接受培训的新进精神科医生们的讲座，他们说这或许对
我会有帮助。

美国的心理人类学有使用精神分析的思想理解文化实践的传统，
（我的背景更偏向于认知取向），玛格丽特·米德（Margaret Mead）是这
一传统的创始人之一。米德基于一种大体弗洛伊德式的对不同社会中儿
童经历的理解，来解释儿童成年后的行为。因此多年来，我系的研究生
会被派去参加青年精神科医生的讲座，学习弗洛伊德和精神分析的临床
观点。研究生们一直在抱怨讲座与人类学毫无关系，但当时的我并不知
道这一点。那一年碰巧没有研究生被派去，于是我就只身前去，怀着兴
奋和惶恐聆听了这些讲座。

我对自己说，这些讲座于我并不是一个完全陌生的领域：我父亲是
一名精神科医生，我自己也曾认真考虑过成为一名精神科医生，最终选
择了人类学是因为我认为自己更多的是一名书写者，而非一名治病救人
的医者。一位同事说，这让我成为一个"混血"(halfie) ① 人类学家，有

① 作为非正式表达，用以形容人类学家既在专业领域有所涉猎，又有亲身经历。此处指作
　者同时拥有精神科医生和人类学家两种思维。（本书脚注如无特殊说明，均为译者注。）

一大半时间在进行专业书写的世界里长大，这就像一位父亲是埃及人而自己要去和贝都因人住的人类学家一样。现在有很多"混血"人类学家，成为这样的人有一点优势：从小就说着将来会去描述的世界的语言。

[4]　　所以，当我开始参加为新进的受训精神科医生开设的周四早课时，我并没有想过要写民族志。我只是想了解精神病和抑郁症，想了解精神分析的工作原理，以及了解我在圣地亚哥所看到的精神疾病和在西藏及婆罗洲的精神疾病是否相同（在西藏和婆罗洲几乎没人听说过弗洛伊德）。六个月以来，我每周四上午上两节课，我被精神病学这个复杂、矛盾且令人困惑的世界给迷住了。有一天早上，一位年轻的精神科医生转过身来问我："你为什么不写写我们的故事呢？人类学家不就是做这些的吗？"

当然，他是对的（他也因为我认真对待了这句话而有些震惊）。我所观察到的精神病学培训——至少我当时看到的——是令人不安和费解的，但也深深地让人着迷。我知道我开始以不同的方式看待别人，从他们的举止、眼神和手势中寻找阴暗情绪的痕迹。当然部分原因在于，我此时开始见到的人，确实跟我之前所见的不同。在日常生活中，你不会看到最终住进精神科病房的患者，或者，至少你不会看到他们发病。在一间有一百名学生的演讲厅里，其中有几个学生可能会有严重的精神问题，但奇怪的是，我很少能看到他们的这些问题，非精神科医生一般都是无法看到的。当有人有点过于冲动、过于悲伤、过于消瘦的时候，人们很容易把这些人的表现理解为他们正在经历糟糕的一周，会认为他们还是正常的，像"我们"一样。[当然，曾经有个学生非常反对埃米尔·涂尔干（Émile Durkheim），她在期末考试的早上给了我一本烧焦的《宗教生活的基本形态》(The Elementary Forms of the Religious Life)，这显然非同寻常。]

　　在上这些精神病学课时，我看到了一个男人被带进来接受治疗，人们在厨房里发现他时，他手里拿着妻子血淋淋的心脏，而他身边的地板上放着一把切肉刀。我记得有一个女人，她在全国最好的大学之一读比较文学的研究生，有着长长的金色头发，就像《海岸救生队》（Baywatch）①里的一样。她来的时候弯着腰，头发遮住了面庞，流露出了非常明显的痛苦，这种痛苦使我也如鲠在喉，感觉自己要哭出来了。我还记得有个男人极其焦虑，他的焦虑使我想从椅子上跳起来跑走。但是当时教室里满是学生，这个男人来回打量着我们，没有人敢动。我开始害怕高速公路，因为有两位患者曾说他们考虑过自杀，自杀的方式就是闭上眼睛以每小时70英里的速度在公路上奔驰。不久后，我遇到了一位来就医的大学生，她精于人情世故、打扮时髦、口齿伶俐且身材姣好，是那种我读大学时非常渴望成为的人，仿佛是来自中央公园西区的奥黛丽·赫本。这位患者因厌食症来就医，她的父母当时正在办理离婚，她的妈妈从欧洲寄钱给她，却并不接她的电话。

　　几个月之后，"这里"存在精神障碍的事实变得不容置疑。众多社 [5]会学理论声称精神病是对那些古怪且不守规则者的惩罚，但是我认为这种论调是荒谬的。我开始在学生、朋友，甚至超市装袋工们的身上发现在病例分析会上所看到的那些微小但疯狂的苗头，然后我开始担心我看到的比实际要多。我开始着迷精神科医生们所看到的东西，好奇他们是如何知道他们所知道的东西的，以及他们是否是正确的，而这些又意味着什么。

　　精神病学总是极富吸引力的，因为它永远在改变你理解人类经验的方式。它能让你走进人类传统行为背后的"卧室"，从而得以在日常生活体面的表面之后，窥见人类情感中真实的怪异所在。它向你展示了比

───────────

①　美国电视剧，剧中角色通常都阳光、健康，许多女性角色都有一头金发。

你的想象更加残酷的绝望，令人兴奋和恐惧的狂喜，以及奇奇怪怪的非理性。用哲学家唐纳德·戴维森（Donald Davidson）的话来说，我们大多数人总是对别人的行为做出善意的解释。我们假定别人和我们一样（是正常的），直到我们明显发现别人并非如此。精神病学以一种直面的、更突然的方式迫使你接受人类学所要教给你的事情：人类思想和情感的景象远比我们大多数人在这个小小世界中所能想到的——就像霍雷肖①在自己的小世界中所想的——要更加荒凉、更加崎岖，但也更加惹人惊奇。我想，我可以描述正在学习的观看之道，也就是精神科医生被教导的观察事物的方式。这正是一个人类学家通常会做的工作，只是这一次，我前往的是自己熟悉的领域，而非异国他乡。

　　精神科医生并不以单一的方式看问题。比如周四上午的讲座就非常多样化。在某些早晨，男人们会身穿白大褂讨论神经递质和儿茶酚胺，并在黑板上画出生化作用的示意图，说着我从高中以后就没再听过的话语。还有一些早晨，男人们（几乎总是男人）会戴着眼镜、穿着粗花呢夹克，双手合十地坐在那里，与我们讨论心理治疗中的丧失、悲伤和情绪低谷，说话间仿佛这些正发生在他们的脑海里。有人会用图表来解释精神分裂症的发病时间（他认为圣诞节的开怀畅饮可能要担一部分责）；有人练习着心理治疗，但是从来都不相信潜意识；还有人认真地在黑板上写下埃里克·埃里克森（Erik Erikson）的人格发展阶段理论，却从来不与别人讨论这些。我听过关于酗酒、斗殴、性虐待、睡眠障碍、癫痫以及各种精神药理学治疗的讲座，在这些讲座的背后，在这些建议、生化图表、关于心理治疗移情的评论背后，对于人的本质是什么，至少有两种截然不同的概念：作为一个人，要去感受、去选择、去行善、去追

---

① 《哈姆雷特》中的角色，是哈姆雷特的朋友，以理性、冷静、稳重的性格著称，这里指大多数人像霍雷肖一样，局限于自己的世界观。

寻意义。没有人明确地提到这些深刻的问题，他们只会讨论应该如何面　[6]
对一位特定的患者。但是如果将目光落在实践问题上，比如说深夜里接
到了自杀电话，那就是遭遇最古老的哲学难题了。

　　我们为什么会遭受痛苦？在古典戏剧中，看到伟大人物受苦，我们
会遗憾和恐惧，因为故事往往通向无可避免的厄运，我们看到他们在毁
灭自己之外别无选择。安提戈涅 ① 并没有纠结血缘和国家的冲突，她的
可贵之处在于明白埋葬哥哥的道德需要，所以即使面对国王的禁令，她
也没有退缩。她是这样的人，尊重家庭胜过尊重国王，因此她在一个换
作他人也许会活下来的情境中死去了。她性格中的缺陷，也是她坚定不
移的承诺，这恰恰是她的伟大之处。现如今，"悲剧"的意义较为单调，
指我们确实无法控制的一些个人情况，例如飞机在飞行途中爆炸、洪水
席卷夏季的庄稼、无意义的肆意谋杀。虽说单调 ②，但是生活正是由渺小
的情形所构成的，我们身陷其中，几乎无法行动。理解这些情形比我们
身在其中做出选择更加重要，我们需要了解非常不同的人生经历，个中
差异便是精神科医生如何观察世界的关键所在。

　　精神科医生继承了笛卡尔的二元论，这也是我们精神和道德层面的
一个显著特征。有时候他们谈论精神上的痛苦，就好像在谈论心脏病一
样，他们让精神障碍患者按时吃药、注意休息，并给出一些关于正确饮
食和生活的建议。但是这又与心脏病发作非常不一样，心脏病患者罹患
极其严重的疾病，但是心脏病不是他生活的全部，心脏病发作于他的身

---

① 希腊神话中忒拜国王俄狄浦斯与其母亲伊俄卡斯忒所生的女儿。俄狄浦斯死后，他的
　两个儿子为争夺王位相互残杀而亡，安提戈涅的舅父克瑞昂继位。作为忒拜国王，克
　瑞昂下令不准埋葬因争夺统治权而背叛城邦的波吕尼刻斯。安提戈涅不顾禁令埋葬了
　哥哥，由此被关进地牢并在牢中自杀。

② 原文为 pedestrain，意为"单调"，同时有"行人的"含义，所以后文会说"几乎无法
　行动"（ scarcely move ）。

体，而非他的思想。当精神科医生以这种方式来谈论精神病和抑郁症时，它们仿佛同样被写进了身体里。这通常被称为"生物医学"精神病学，是理解和治疗精神疾病的一类方法，在过去二十年已经占据了主导地位，它把精神疾病视为或多或少可以与其他身体疾病相类的一种身体疾病。有时候精神科医生认为痛苦是更加复杂的东西，它涉及你是什么样的人，包括你的意图、你的爱恨、你纷乱复杂的过去，这种解释模式与精神分析和精神分析心理治疗有关，通常被称为"精神动力学"，它在 20 世纪中叶占据了精神病学的主导地位，直到现在，它也仍然是心理治疗的起源。从这个角度出发，精神疾病存在于你的思想和你对其他人的情感反应之中。它源自你的"你"。

[7]　　　当然，这是个错误的二分法，大多数精神科医生也都同意这一点，但这就是精神科医生受到的教育。在我看来，很明显，精神科医生在培训中一般主要有两个方面的技能需要掌握：一是诊断和精神药理学，这通常是精神病学治疗住院病人的重要手段；一是精神动力学心理治疗，这区别于医院精神病学的技能，通常是针对门诊患者所需服务而开展的专业教学。在与精神科医生和医护人员的相处过程中，我们就心理治疗和生物医学精神病学之间的差异进行了一些随意的谈话，他们在讨论精神病学的时候，把这种二分法视为理所当然。他们的培训计划（每周至少有两次讲座，通常一次是关于精神药理学和诊断，另一次是关于心理治疗）清楚地表明，他们的前辈们认为这是两大不同领域的技能，他们学习的是两种不同的用以识别、理解和回应精神痛苦的方法。年轻的精神科医生需要同时掌握谈话治疗和药物治疗两种技能，需要同时掌握心理治疗和生物医学精神病学，美国精神病学会（American Psychiatric Association）认为，这种融合是精神病学培训所应该教授的。精神科医生应该把这些方法理解成同一个工具箱中的不同工具，虽然它们基于不同的模型，用于不同的目的。有些精神科医生确实从某种程度上整合了

这些工具，但是，他们面对的是从一开始就非常不同的两种方法，它们带着不同的人际模式、不同的因果关系模型，它们对一个人随着时间的推移可能产生什么样的改变存在不同的期望。

当然，精神病学真正的实践非常复杂。虽然，多年来精神分析学家在精神病学领域占据着主导地位，但是他们从未在精神病学领域的内部或者外部主导过心理治疗，无论是环境治疗、团体治疗、认知行为治疗还是人际关系治疗，这些谈话治疗在全国范围内呈现出多样性。生物医学方向的精神科医生也不是单一类型的医生，不同的精神药理学医生有非常不同的风格，临床医生对疾病的看法和实验室里精神病学家的看法之间也存在霄壤之别。精神病专科有社区精神病学、老年精神病学、文化精神病学、物质滥用精神病学和其他许多并不主要针对心理治疗，但肯定不能被归类为"生物学"的精神病专科。尽管如此，近半个世纪以来精神病学的形成都围绕着精神分析的崛起和新兴的精神病学科学，随之而来的医疗改革则逐渐削弱了精神分析的统治地位。

目前，精神动力学和生物医学这两种方法的联盟关系并不稳定，它们之间存在冲突，因为它们针对痛苦如何产生所建立的模型是对立的。年轻的精神科医生被卷入这种矛盾之中，因此他们相信这些不同的模式 [8] 应该被整合到精神病学的实践中去。虽然每隔一段时间，主流期刊上就会有新的出色的整合方法发表，但仍然没有人真正知晓真理在哪里。作为一名人类学家，我感兴趣的并不是回答哪一种方法更加正确，而是去理解这些方法作为一种"文化"，是如何对精神科医生及其患者产生作用的。我想要知道这些不同的方法如何改变精神科医生认知、感受和思考的方式，如何使他们感到兴奋、受到挑战或者觉得无聊。毕竟，这两种方法——精神动力学和生物医学，都根源于西方更本质上的对精神和肉体的划分，我们的社会尽管对此有各种复杂的警告，但仍然认可这种划分。我们仍然认为肉体是无意识的、被给予的、个人无须负责的，这就是为什么我们会对代谢设定值、先天性气质、学习障碍、注意力缺陷障碍的遗传根源如此感兴趣。肉体的缺陷无法怪罪于个体，肉体在道德层面永远无辜。然而，精神的缺陷则是可以被控制和操纵的，做不到这一点的人在道德上就是有过错的。如果一个人因为屈服于自己的欲望而发胖，我们可能会嘲笑他，显然，在社会上肥胖意识最强烈的几十年里，很多人，尤其是肥胖者自己，都认为肥胖的人在道德层面上有所欠缺。但是，如果一个人因为新陈代谢异常而发胖，我们就必须佩服他的勇气。如果一个孩子成绩不好是因为有学习障碍，我们就不应该因不学习而惩罚她，反而应该给予她特殊帮助，就像帮助那些有其他特殊生理需求的人一样。如果我的懒惰是因为生来如此，那么我就不必为事业的滑坡而感到内疚和尴尬。生物学是我们这个时代最大的道德漏洞。这并不是说我认为它是完全不合适的，身为一名优秀的美国人，我认为让人为自己无法控制的事情负责是错误的。然而，将身体视为别无选择和无须负责任的、将精神视为可以做出选择和需要负责任的，这样一种道德观点对我们如何认识介于两者之间的精神疾病有着重大影响。

　　人类学家所接受的训练就是去理解观念和实践如何改变一个人。作为一名人类学家，我比身处其中者更能观察到这些改变。我参与了很多正式的学习，但我不需要让自己成为该领域的专业人员。我的专业工作是观察自己学习，观察他人学习，对学习的过程进行剖析，然后去理解[9]　专业之外的东西。我的工作是去理解一个非精神科医生（前医学院学生）如何进入精神病学的文化之中，并且逐渐流利地说出这个世界的语言。这种非正式的学习显然不是人们在访谈中会去谈论的那类事情，因为它如此偶然地发生，又如此渐进地改变你，人们甚至常常意识不到自己已经因为这些事情变得如此不同。像其他的医学学科一样，精神病学是一门手艺，包括与理论性知识各占半壁江山的实践性知识，这点引发了哲学家对于"知道"和"知道如何做"（也被称为陈述性知识和程序性知识）之间的区分。在学习从事精神病学相关职业的过程中，一位年轻的精神科医生应该做到熟练、有能力、表达清晰，而不仅仅局限于描述她所做的工作。年轻的精神科医生学习精神病学的知识和技能就像年轻的小提琴手学习拉奏小提琴：要聆听音符、音阶、音高，了解弦乐的音调，对指尖上的老茧感到自豪，凭着对琴弓重量的感知就晓得如何握住它。对于那些出色的人来说，这些感知的方式深深扎根于脑海，成为他们工作时行动、倾听和观察的方式。要理解精神分析学家和精神药理学家的观点，必须了解年轻的精神科医生所接受的教育以及他们是如何学习的；必须了解他们在执行任务时自然而然开始做的事情；必须了解他们如何思考、如何感受，他们渴望什么，又在什么面前退缩；还必须了解，为了更好地胜任专业，他们是如何处理自己的焦虑的。你不可能仅仅通过询问别人就理解这些，就像你无法坐在带阅读灯的扶手椅上就学会划独木舟一样。

自 1989 年以来，我已经做了超过四年的田野调查，其中包含了 16 个月投入全部时间的、高强度的浸入式考察工作。（我的所有工作都是在参与者同意的情况下进行的，我会询问患者是否愿意让我参与到他们的临床访谈中来，如果他们拒绝，有时他们确实会这样做，那么我会离开；同样地，当精神科医生不希望我参与临床谈话的时候，我也会离开。）我的工作开始于当地的一家医院，我在那里听讲座，与住院医师们一起行动（从医学院毕业后，医学生要经历三年的精神病学专业培训以及一年的实习才能成为住院医师），并参加医学会议。除此之外，我还在一家精英式私立精神卫生中心考察了四个月，在社区服务医院考察了三个月，在精神分析医院、科学研究单位、州立医院和非学术性社区医院的精神科分别考察了一到两周的时间。我走遍全国（我去了堪萨斯、路易斯安那、纽约、马萨诸塞、加利福尼亚），与医院的管理人员、精神病学住院医师项目主任以及年轻的精神科医生们交谈。在这三年的

[10] 专业培训中，我听了上百场针对住院医生的讲座；我参加了超过一百次的组会，患者们也会参加这些组会，有时他们会被问诊，以便医生为他们进行诊断或者建立治疗方案；不管是在住院部的白天，还是在值班的夜晚，我都时时"笼罩"在住院医师身边，我还花了大量时间在精神动力科、生物治疗科以及折中的科室观察；我看了无数的入院访谈；我每年都在一个项目中对每届的大多数住院医生开展访谈，这样的访谈进行了三年，并在其他地方访谈了其他人；我在一位资深精神分析师的督导下，对八名患者进行了心理治疗，其中一位每周一次，有三位每周两次，治疗持续一年多；三年多来，我本人也在高级心理分析师那里接受每周两次的心理治疗；我还与别人联合带领了针对贫困病患的团体治疗；我参加了十五次大型精神病学会议。在这个过程中，我与精神科医生们用餐了无数次，以致有一段时间，我的朋友们一直在开玩笑说，我的整个社交生活都可列为税务抵扣项目。

简要来讲，我作为一个人类学家，在考察工作的过程处于折中立场（也可以说我的立场是自由变换的，这取决于你的观点），我认为生物医学和精神分析的方法在治疗精神障碍方面都是正确且有效的，尽管它们在同一个人身上的作用不一定总是相同。我清楚地知道，人们的确有着自己都不易察觉的动机，人们体验世界的方式由个人的过去深刻地塑造着，而塑造方式通常连他们自己都无法领会。同样地，对于因病重而需要住进精神病院的大多数人来说，他们的身体也确实是有一些问题的。生物医学和精神分析这两种方法，在我看来都无法反映出精神疾病的真相，但我也不认为有任何一个知识领域可以"照"出这个世界真实的样子。对我而言，真正的问题是人们如何学会通过不同的视角来看待精神疾病，以及通过不同视角得出了怎样的结论。

视角非常重要，理解精神科医生的观看之道也非常重要，因为精神疾病是令人恐惧、触手可及却又难以捉摸的存在。精神病学中是没有诊断测试的（至少，没有针对真正的精神障碍的诊断测试；有一些症状，例如脑瘤，起初看来是典型的精神疾病，但实际上并不是）。你无法通过抽血、核磁共振，或是通过任何医学读数来明确知道一个人是否患有抑郁症。如何教导精神科医生看待精神疾病尤为紧要，因为我们无法将"如何看待疾病"和"疾病是什么"清楚地区分开来。要了解精神病学的观察方式，我们必须不断认识那些所谓的"事实"，它们其实是你通过有色窗户观察世界的结果，而你无法走出这扇窗户去观察这个世界。

　　过去在学术界很流行的说法是，精神疾病根本不存在，在社会对秩序的追求过程中，社会将某些人定义为异类，由此才创造了精神疾病。[11] 20 世纪六七十年代的反精神病学运动就粗暴地表达了这一点，而米歇尔·福柯做出了巧妙的阐释。福柯确实认为疯狂一直存在，但是他把疯狂浪漫化了，因而他虽颇有洞见，却为这种痛苦带来了极大的伤害。他认为精神病院在 18 世纪出现，是中产阶级道德的体现，像一种"巨大的道德枷锁"，将疯狂这种自由情绪压制成"令人窒息和痛苦的责任意识"[1]。他动情地写道，在精神病院出现之后，真正的疯狂的天才就只有在哲学家和诗人的作品中才能看到了。其他人出于对过去的天真向往，也提出了类似的论点，他们认为我们现在称为精神病人的人，本有可能被尊为宗教上的先知。（其中一些争论者也来到了我的办公室，他们想写一篇论文，内容是今天我们称为精神分裂症患者的人在过去是如何成为萨满巫师的。）乔治·德弗勒克斯（George Devereux）是一位精神病学方向的人类学家，他并不那么浪漫，他深信他所观察的社会中的萨满巫师很古怪。他写了一篇著名的论文，认为萨满教为精神障碍患者提供了社会角色，这正是我们社会明显缺乏的。"简而言之，我的立场是萨满巫师的精神是错乱的。"[2] 他认为，公众认可的萨满巫师和"私密的"精神病患者的区别在于，萨满巫师能够利用社会中的仪式化习俗来管理自己的痛苦。这是一个复杂而重要的问题，因为很明显，社会文化解释症状的方式可能会影响患者的预后。但是，在20世纪六七十年代，依据这个概念的流行版本，人们认为我们的社会过于恐惧和保守，无法忍受那些生动的激情，以致只能去谴责这群人，说他们是病了。例如彼得·谢弗（Peter Shaffer）非常成功的一部戏剧《恋马狂》（*Equus*），其中描绘了一个小男孩，他的治疗师认为治疗的尝试是对他激情的破坏和一种道德层面的傲慢。"正常是不可或缺的、带有谋杀性质的健康之神，而我是他的牧师，"治疗师说道，"我已经用言谈消除了恐惧，减轻了许多痛苦。并且毫无疑问，我已经把他身上所具有的上帝不愿接受的部分个性给除去了。"[3] 莱恩（R. D. Laing）从社会预言家的视角出发，认为精神分裂症患者只是相对于我们的社会认知而言太具有创造力、洞察力和存在意识的人。他暗示，我们正常人害怕变得如此大胆。[4]

　　最近，苏珊娜·凯森（Susanna Kaysen）写了《移魂女郎》（*Girl, Interrupted*），描述了她十几岁时住院治疗精神疾病的经历。她患病时正处青春期，对父母非常愤怒。那是1967年，她整天穿着黑色的衣服，嗜睡，极度不开心。当她去看医生时，医生为她叫了的士，把她送去了麦克莱恩医院，一家既可爱又优雅的医院，她在那里住了将近两年。当《移魂女郎》这本书出版的时候，评论家们谴责精神病学将情绪化的女性描述为精神状态不稳定的，并将一个青少年的不幸当作她功能失调的家庭的"替罪羊"。苏珊·契弗（Susan Cheever）在《纽约时报书评》（*New York Times Book Review*）上愤怒地表示："社会所认为的疯子与正常人之间的界线是如此之细。"[5] 我们可以理解契弗的义愤，但是凯森很明显出了些问题。她在入院之前曾经有过自杀意图，并已经尝试过自杀。她在书中写道："我对图案有困惑。中式地毯、瓷砖地板、印花窗帘，诸如此类东西在我眼里都出现了问题，超市里那些长长的、棋盘状的过道尤其糟糕。当我看到这些东西的时候，我都在它们内部看到了其他东西……现实变得太复杂了。"[6]

[12]

她描述了她所谓的精神错乱经历，她说她的精神错乱有两种状态，一种令她感觉黏滞缓慢，甚至无法呼吸；另一种则速度疯狂，让她无法应付。[7]

疯狂是真实存在的，将它单纯视作浪漫的自由是一种道德的怯懦。大多数被送入精神病院的人都非常不快乐，受到严重困扰，他们中的许多人不得不在屈辱和巨大的痛苦中生活。"慢性精神病患者没有病，他们只是与大多数人不一样而已"，有些人试图用这种说法来保护他们，然而，对患者以及他们那些勇敢地与之并肩作战的家人来说，这种错位的自由主义极度麻木不仁。因为大多数真正患有精神分裂症的人都病得太厉害了，他们并不能成为宗教领域里的大师。

此外，无辜的人被囚禁在精神病院，在精神科医生和社会的双重压力下逐渐变疯——这只是人们的幻想。现在，在保险公司的压力下，人们会想尽一切办法拒绝精神科的治疗，那些接受精神障碍治疗的人通常都病得非常严重，除了治疗，他们别无选择。虽然美国每个州的情况各不相同，但是患者的权利总体上来说得到了很好的保护，患者如果能讲明自己来自哪里，或有些钱财（也许是 20 美元），或者至少有其他地方可以去，并且声称没有自杀意愿和杀人意图，就可以去任何他想去的地方。精神病患者的一个共同特征是，患者并不会觉得自己生病了，因此，那些勉强能够正常工作的人通常都会拒绝精神科的帮助。["精神病"是指对现实的认知有明确的扭曲，例如相信中央情报局（CIA）在你的头脑中植入了一个微型芯片进行无线电广播。这本身不是精神障碍，而是精神障碍的症状，就像喉咙痛是感冒的症状之一一样。] 我从未见过任何我认为不该被送进精神科医院的人被强制入院。相反，在我看来，有些应该接受临床治疗的患者却被医院拒收了。在我学习期间，我的自由派朋友向我陈述关押精神障碍患者的罪恶，而我的一位精神科医生朋友却被一个拒绝精神治疗的精神障碍患者跟踪了。

对于从未见过疯狂的人，我很难描述它的可怕和棘手。甚至第一手　　[13]

的叙述也并不一定有用，要么是因为作者（现已康复）似乎太过理智，不像是生过病（例如凯森的案例），要么是因为故事听起来太过离奇，像虚构的 [例如《我从未承诺给你一座玫瑰园》(*I Never Promised You a Rose Garden*) 中所写的故事]。我们感知疯狂的方式确实会影响到我们所经历的疯狂的样子，但是这些疾病仍然是种顽固、不可忽视的存在。多年来，至少在过去几个世纪里（有些人认为精神分裂症是最近几个世纪的产物[8]），某些奇怪的痛苦总是反复出现在有关疯狂的历史和文学作品中。在过去的几十年里，精神科医生对这些痛苦的分类略有不同，但其症状以及严重程度是一致的。如今，这些痛苦被归类为抑郁症、躁郁症（也被称为双相情感障碍），以及精神分裂症。住院医师称它们为"三巨头"，因为它们在住院部和精神科急诊中占了大部分。它们的真实性无可辩驳。

　　威廉·斯蒂伦（William Styron）在《看得见的黑暗》(*Darkness Visible*) 中描写了重度抑郁的压迫性，他直言不讳地讲述了当抑郁症像带着魔爪的黑暗一般降临在他身上时，他的思维被迫经历的种种事情：

> 从 20 世纪 60 年代开始，我每年都会在玛莎葡萄园度过非常美丽的夏天。但是渐渐地，我开始对岛上的乐趣无动于衷了。我麻木、无力，尤其体会到一种奇怪的脆弱感……总体上来说，这令我非常不安，它们加剧了我的焦虑，目前为止，这种焦虑在我清醒的时候无处不在……10 月份，我的精神障碍在这个阶段有了令人印象深刻的特征，我的老农舍，我三十年来深爱着的家，在我情绪低落到极点的时候，给我一种显而易见的不祥感……在一个阳光明媚的日子，我和我的狗在树林里散步，我听到一群加拿大鹅在枝叶茂盛的树上高声鸣叫。通常情况下，这些景象和声音让我振奋，但是这次，飞鸟令我止步，我被恐

惧钉住了，我就困在那里，无助、发抖，我第一次意识到，击倒我的不仅仅是退缩的痛苦，还是一种严重的疾病，疾病的名字和存在我也终于应该承认了……食物，也完全没有味道……我还少眠，总是在凌晨三四点的时候醒来……关于死亡的念头已经成了家常便饭，它像一阵阵冷风向我吹来。⁹

那些患有重度抑郁症的人无法入睡和进食，他们还会被自己的死亡 [14]
想法所困扰。抑郁对他们来说就像生理上的痛苦。他们不能集中精力，也无法正常生活和工作，许多人无法从床上起来。每六个患有重度抑郁的人中就有一个会自杀。¹⁰斯蒂伦是幸运的，尽管药物对他不起作用。他患病时差点自杀。他毁了个人笔记本（笔记本是一位作家的自我象征），重写了遗嘱，策划了自己的死亡（他无法写下遗书，这位获得过普利策奖的作家在写遗书时不知该如何下笔）。他写道，他觉得自己做出了一个无法挽回的决定。后来，在夜深人静时，他听到了一些音乐，不知怎的，这音乐刺破了他周身凄凉孤苦的寒意。他叫醒了妻子，妻子打了电话，很快他便发现自己到了医院这个安全地带，远离了那些对我们大多数人来说基本无害却会诱他自杀的家用物品：剃须刀、楼梯、小刀、塑料袋、绳子、伏特加、药柜。后来，时间慢慢地治愈了他。

精神科医生说，抑郁症的发病率是五分之一至十分之一，¹¹精神分裂症的发病率是百分之一。最近的研究表明，精神分裂症可能涉及不止一种疾病过程（换句话说，不止一种身体异常），但是被诊断为精神分裂症的患者都有类似的特征。他们有严重的异常想法，例如，他们认为彼得·詹宁斯（Peter Jennings）^①正与自己一对一地谈话；他们的身体已经死去，被塑料制品取代。精神科医生将这种与现实的解离称为"精

───────────────

① 美国广播公司著名新闻主播。

神病"。此外，患者的脸似乎都出奇地缺乏表情，显得迟钝，他们的生活也变得支离破碎。有十分之一的患者会选择自杀；[12] 有多达三分之一的精神分裂症患者可能最终会康复，或者至少过着正常人的生活，但这往往是一个缓慢反复、使人衰弱的过程。[13] 最著名的有关精神分裂症患者的文学作品写的是现实生活中一位名叫西尔维亚·弗鲁姆金（Sylvia Frumkin）的女人的故事，苏珊·希恩（Susan Sheehan）在《纽约客》（*The New Yorker*）和后来的《地球上没有我的地方吗》（*Is There No Place on Earth for Me?*）中记录了她的生活，讲述了弗鲁姆金这个年轻又聪明的女人一段段艰辛的经历。她的疾病基本没有因为药物治疗或是心理治疗而好转，她去过各种精神病学机构，对她自己和她的家人来说，这样的生活充斥着混乱和痛苦。故事这样开篇：

[15]

　　1978 年 6 月 16 日，周五，午夜过后不久，西尔维亚·弗鲁姆金决定洗个澡。弗鲁姆金小姐是一位胖胖的、举止笨拙的年轻女子，住在纽约皇后区的一栋两层黄色砖房里。她在二楼从卧室走进隔壁浴室，在浴缸中倒满热水。几天前，她剪了一个西瓜头，她觉得这个发型特别适合自己，为此心情大好。她用洗发水和红色漱口水洗了自己棕色的头发。几年前，她把头发染成了红色，她非常喜欢自己红头发的样子。后来她放弃了染红头发，因为她发现每六个星期就要给头发上色太麻烦了。她想象着红色漱口水可能会以某种方式被头皮吸收，使她的头发永久变红。弗鲁姆金小姐非常喜欢自己的新发型，她突然觉得自己是洛里·勒马里斯，那个旧版《超人》漫画里克拉克·肯特在大学认识并爱上的美人鱼。这样想着，弗鲁姆金小姐往水里吹起了泡泡。[14]

　　弗鲁姆金小姐是个善于表达、迷人却又古怪的人。在上小学时，测试显示她智商有 138。尽管老师认为她敏锐又热心，但是，当时的她并不太受欢迎，同龄的女孩都说她很粗鲁。后来，西尔维娅·弗鲁姆金去了纽约最好的公立高中之一。但是到了十年级，她的状态开始糟糕起来。精神科医生形容她毫无吸引力，变得邋里邋遢、焦躁不安、喋喋不休，她会迅速地从哭哭啼啼转为咯咯笑，她很难理解别人的行为，理解的方式也很奇怪。她被诊断为偏执型精神分裂症。弗鲁姆金在治疗中似乎恢复得不错，变得像一个正常的青少年：有了一个死党；开始听流行音乐，她喜欢披头士；剪了头发，并买了漂亮的衣服。可是后来，弗鲁姆金被车撞了，开车的是一个在实习驾驶期独自上路的青少年。她被撞出了脑震荡，短暂地失去了知觉。在那之后，很快，弗鲁姆金就变得比以前更焦虑了（她一向都很紧张）。她整夜失眠，每天抽三包烟、洗三次澡，她不经意间的话语听起来也越来越疯狂。治疗师开始给她服用小剂量的三氟拉嗪（Stelazine，一种抗精神病药物）。两个月后，弗鲁姆金变得异常躁动，开始要求人们收养她。随后，她开始了第一次住院。在开车去医院的路上，她坚称保罗·麦卡特尼（Paul McCartney）① 要带她去英国。从那时起，她就开始在精神科医院反复地入院和出院。

　　躁郁症，也叫作双相情感障碍，是精神科"三巨头"中的第三种。它与抑郁症相似，被归类为心境障碍，但是与精神分裂症不同，这意味着患者最突出的问题是情绪问题而非认知过程，尽管双相情感障碍患者陷入躁狂状态时看起来与急性精神分裂症患者一样疯狂。躁郁症患者会经历严重的抑郁期和躁狂期，躁狂是一种不稳定、不受控制的兴奋状态：患者不睡觉、胡言乱语、夸夸其谈，有时还会精神错乱。凯·贾米森（Kay Jamison）在她有关躁郁症的回忆录《躁郁之心》（*An Unquiet*

---

① 前披头士乐队成员。

Mind，1995）中描述了她用锂药物治疗疾病前的岁月：

［16］

> 上高三时，我第一次遭到躁郁症的侵袭，而疾病一旦发作，我就迅速丧失了理智。起初，一切看起来都很容易，我像一只狂躁的鼬鼠一样疯跑，内心充满了计划和热情。我沉迷于运动，夜复一夜，彻夜不眠，和朋友们出去玩，阅读所有我能读到的东西，用诗歌和戏剧片段填满笔记本，为自己的未来制定广阔却完全不切实际的计划……一切都被赋予了完美的意义，它们还都与宇宙有了奇妙的关联……终于，我渐渐地放慢了节奏。然后，一切戛然而止。与几年以后出现的躁狂发作不同——那一次发作非常严重，加深了我的疯狂程度并让我的精神完全失控，第一次持续性的躁狂发作就像起了一丝淡淡的、迷人的涟漪……在那之后我的生活和思想开始坠向谷底……所有事情都变得毫无意义……我无法集中精力，并且思想一次又一次地转向死亡这个命题。[15]

许多躁郁症患者，或者是经历过抑郁发作的人，在没有生病的时候，他们的社会功能都很好，但是有些人已经没有办法再过上普通人的生活了。就像那些患有单相抑郁症（没有躁狂症状）的人，有六分之一会选择自杀。"他提醒了我，"贾米森在描述一位并不属于幸运方的患者时写道，"让我想到看过的电影里被困火海的马，它们眼里闪烁着恐惧的疯狂，身体因为惊恐而无力动弹。"[16] 高中毕业后，贾米森开始穿梭在极端之间，这是一个引人入胜的故事。她的第一份工作是在加州大学洛杉矶分校担任精神病学助理教授，她发现自己在职场中精力充沛、才华横溢，甚至得到了升职；她买了一大堆稀奇古怪的东西，包括三块名贵的手表、十二只蛇咬伤急救包，还有最可怕的，一只狐狸的标本；甚至，她写了一首诗，灵感来源于她收藏的香料，她把诗保存在冰箱中，题名为"上帝是食草动物"。然后她极速跌入谷底，眼前出现试管溅洒的血红色幻想。多年来她的状态一直时高时低。她承认自己买了一把枪，并把它送给了别人。她最初拒服锂药物，与服用的需要抗争，然后过量服用锂药物。她能得救完全靠运气。关于那段日子，她写道："我无法平息这口具有杀伤力的沸腾的坩埚，一个小时前我拥有的宏伟想法，现在看起来似乎荒谬而可悲，我的生活陷于废墟，更糟糕的是它还在持续毁灭……在镜子里，我看到的是一个我不认识的生物，但是我必须跟它生活在一起并与之分享我的思想。"[17]

这些不是浪漫的疾病，也不是另一种形式的创造力和洞察力。每种文化都认为某些人在某些时刻疯了，文化会将他们视为异类。[18]（世界范围内公认的有效诊断类别是精神分裂症、躁郁症、重度抑郁症、物质滥用和某些焦虑症，虽如我们将看到的，具体的患病经历可能有很大差异。）这些人不会因为自己的疯狂而成为萨满巫师、祭司或者艺术家，尽管艺术家可能因（轻微的）躁郁更加成功。（这里有一个非常重要的区别：疯狂可能不会让你有创造力，但是如果你极具创造力，足以瞥见人类绝望的深渊，那么无限的精力和高度的自信可能会帮助你更好地运用自己的天赋。[19]）人发疯时无法照顾自己，只能在他人的慷慨和保护下挣扎着生存。毫无疑问，疯狂是人类生活的本质特征，而不是精神病院或宗教活动转变而来的副产品。

与此同时，疯狂也确实与我们的社会结构有关。回到社会学的观点，社会对疾病的理解似乎改变了个体表达和体验疾病的方式。正如苏·埃斯特罗夫（Sue Estroff）在她那部关于精神病患者的经典民族志中所写的："做一个全职的疯子正在成为我们中某些人的职业。"[20]从精神病学专家到我们所有人，都对精神病患者抱有期望，而我们将这些期望以或微妙或明显的方式制度化，导致患者模仿那些我们认为他

［17］

们应该有的症状。如果一个无家可归的退伍军人想要一张温暖的床过夜，他可以学习一些语言和手势，以此说服值班的精神科医生让他住进医院。如果一个女人每个月可凭她的精神病诊断而获得残疾津贴，那么她将学会如何避免这种福利被削减。当欧文·戈夫曼（Erving Goffman）在《精神病院》（*Asylums*）中描写机构是"对自我的直接攻击"时，他描述的是这样一个现实：无论在医院内部还是外部，精神病患者都在学习扮演社会为他们设计的角色。[21] 社会援助的意外后果之一是，我们为患病和持续生病的人提供了奖励，有时恰恰是这样的奖励使他们陷于疾病之中。

　　许多优秀的精神病人类学研究都关注这类问题。人类学家告诉我们，在临床医生学习如何实施治疗和患者学习如何接受治疗之间存在着复杂的关系。例如，艾伦·扬（Allan Young）描述了受创的越南退伍军人如何逐步构建创伤后应激障碍的，他描述了临床医生的诊断标准，描述了医生认为什么样的人应该被诊断为患者，而被诊断为患者的人的行为又是如何开始一步步符合医生的诊断标准的。[22] 很显然，现如今被诊断为多重人格障碍的女性在进入精神科咨询室之前并非都患有这种障碍，当然，她们中的许多人有一些看起来有明显的严重的情绪和行为问题。许多人都似乎有过与解离斗争的经历，这是他们童年采取逃避机制的长期后果。当一个孩子遇到欺凌或者虐待，身体却无处可逃时，他们就会采取逃避机制来应对。这样的孩子学会了在痛苦开始时就"退出"，她将不再待在那里，就像你也可以在牙医的钻头开始转动前"退出"一样。成年以后，这些女性难以集中精力，难以合理掌握时间，也难以在人际关系中变得有效和可靠。有些人从受欢迎的畅销书［例如《勇于治愈》（*The Courage to Heal*）］，从支持团体、网络聊天组，以及从对男性性权威的危险感到敏感的女性主义治疗师那里了解到自己的痛苦由男性侵犯所引起，同时也体验到了她们与生活

[18]

脱节是因为自我已经破碎。解离是一种技能，这种技能的使用是可以学习的。有些人不由自主，他们的解离状态是病态的：非自愿、侵入性、不受控制。有些人出于自愿，以此来进入恍惚、附身、灵魂出窍或者通灵的状态。解离的内容同样是可操纵的。有些人可以通过走神来解离，然后他们会学着把这种感觉看作被附身。在 20 世纪 80 年代，许多女性通过学习如何操纵自己的多重人格来处理自我的解离状态和痛苦。[23] 在那个时候，治疗师会帮助这些女性通过召唤出她们的其他人格来控制那些令人困扰的、并非出于自己意愿出现的解离状态，这种帮助在当时被认为是恰当而有效的，尽管治疗师做的工作和自己以为的可能并不是一回事。

　　历史塑造了人们所经历的疯狂的类型和频率。贫穷、战争和流离失所是不好的，这一点显而易见，但是如果你认为精神疾病纯粹是遗传性疾病，上述认知就也变得非常重要。最近一项关于世界精神健康的调查发现，在世界各地所有不同年龄、性别和文化类别的人群中，对精神健康最大的威胁是社会动荡。[24] 社会隔离似乎也会造成很大影响。抑郁和心境障碍在 20 世纪可能比以往任何时候都更为普遍，因为在人类历史上，没有哪个时代像现在这样有如此多的人处于独居状态。[25]（然而，我们很难弄清楚什么可以算作证据，也很难判断在过去的几个世纪里精神疾病的发病率。）美国的独居人口比以往任何时候都要多，占了美国总人口的四分之一，而在 1940 年，这个数字还不到 10%。在我们祖先的时代，几乎没有人独居。有工作的母亲会把孩子长时间托付给陌生人照看，不工作的母亲会独自在家照顾小孩。从人类进化的角度来看，这很奇怪。在狩猎和采集社会中，养育孩子和工作及生活一般都具有广泛的社会性。在现代社会，社会隔离是自杀的主要危险因素。[26]

[19]

　　历史和文化条件似乎也会显著地影响精神痛苦的内在体验和社会表达方式。例如，非西方社会的人可能会将物理疼痛、身体问题等躯体症状作为自己异常悲伤的主要原因，而西方人则更可能报告自己的沮丧、内疚、自杀倾向、注意力难以集中等心理症状。他们是否患有相同的精神疾病？在 20 世纪 70 年代，美国精神科医生凯博文（Arthur Kleinman）来到中国，他认为来诊所抱怨疼痛和焦虑的中国人通常看上去都患有抑郁症，甚至，他们中的大多数人都达到了美国精神病学中的重度抑郁标准，但是他们声称自己只是患有神经衰弱，自己的主要症状并不是抑郁，他们对自己状态的解释也是完全不同的。神经衰弱（他们自以为的症状）是与神经相关的生理问题，而不是与悲伤相关的情绪问题。很明显，神经衰弱只是在这些因"文化大革命"而受挫的人的生活中扮演了一个角色。"文化大革命"给这代人带来的精神压抑，困住了他们，使他们无法与下一代人进行专业竞争。这并不是说这些人假装患有神经衰弱，他们确实经历了神经衰弱，不过不是所有人都患有神经衰弱。但是凯博文——他在 1986 年所做的研究成为了经典——开始相信，要理解这些患者，必须将他们的困难作为社会苦难的一部分、文化历史的一部分去理解，这并不是一系列相互间毫不相干的个人抱怨。

　　人类学家学会了如何区分"病态"(illness) 和"疾病"(disease)。[27] "疾病"是指人体器官以及系统的结构和功能出现异常。例如，医生描述患者症状的生理病因时会用到"疾病途径"(disease pathway) 一词。"病态"一词则与之不同，它描述的是患者的体验。一个人呈现病态，却不一定患有疾病（凯博文指出，有 50% 的患者在就诊时抱怨的都不是可以被治愈的生理性症状）。[28] 同一种疾病可能导致不同的病态体验，这取决于患者的文化、历史和个人情况。这种区别很明显时就非常有用，例如在观察地方群体与世界卫生组织处理霍乱暴发的方法之间的不同时。然而，通常情况下，这种区别比较模糊。例如，日本女性对更年期的体验与美国女性不同，她们不会对青春逝去感到同样的消沉沮丧，这可能是因为日本女性成熟以后会获得比年轻时更多的尊重和力量。她们也没有潮

[20]

热，缺乏潮热是她们的文化对身体的影响（有些人不愿称更年期为"疾病"），还是包含大豆和鱼类的饮食改变了她们的生理机能？又或者，她们的生理机能从一开始就与美国女性有所不同？[29] 在精神病学中，疾病与病态之间的区别尤为模糊，因为，虽然精神问题通常受明显的器质因素影响，但是它们也与社会环境息息相关。另外，与像霍乱这样的疾病不同，我们并不清楚精神疾病的发病过程。

现在还没有针对任何主要精神疾病的特定的疾病病理学检测，我们无法知道精神疾病中是否真的蕴含潜在的"疾病"，我们也没有办法从根本上确定一个人是否患有抑郁症，也没有理由假设很快就有办法——尽管偶尔会有说法声称不久就能做到这些。没有人能够说清中国人的神经衰弱与美国人的抑郁症是否一样。很明显，无论你如何划分研究领域，精神病学问题都涉及一个人的遗传易感性、身体压力、社会环境、文化解读、家族历史，以及个人气质（这些可以拙劣地概括为是"生物心理社会的"，但是即便如此，这样的概括能涉及的因素也太少了）。[30]因此，了解精神科医生如何看待这些疾病，以及我们如何反过来理解这些疾病（精神病学的知识渗透到流行文化中，就像红衬衫的颜色在热水里晕开），就显得尤为重要。我们理解这些疾病的方式不仅会影响精神疾病的治疗方式，也会影响患者体验精神疾病的方式和结果，以及我们对这些遭受痛苦的人的责任感。

这正是人类学家可以观察的。我观察的正是人们学习的过程。人们以非精神科医生的身份进入精神科，以住院医师的身份学习，离开时，他们就变成了合格的精神科专业人员。我可以看到教他们的人明确地教了他们什么，我也可以看到他们每天面对精神障碍患者的过程中都经历了什么，还可以看到他们如何从他人那里学习自我保护以免受攻击。我看到了他们如何学会在其他人可能都不会注意的行为中寻找重要性和意义；我还看到了他们如何学会用常规的语言来表达对这些行为的感受，这些语言其他人可能无法理解，即使他们认识话中的每一个单词。所以我能够观察到人类学家所说的"主体性转变"（transformation of subjectivity）。你无法观察一个人的所思所感，但如果有一群人，你就能观察到这个人如何做才能成为这群人中的一员。你可以看到，这个人在群体中学会了如何反应，如何开玩笑，以及这个人开始害怕什么。人类学家克利福德·格尔茨（Clifford Geertz）指出，人类学家通过田野调查所能发现的，就是在人与人之间的交流中那些公开的东西。这并不意味着内心是无法被观察到的，这意味着我们能够观察到一个人的内心如何被现实和日常的事物塑造。

[21]

　　例如，另一位人类学家休·古斯特森（Hugh Gusterson）描述的劳伦斯·利弗莫尔实验室（Lawrence Livermore Laboratory）的自由派年轻人是如何变成武器专家的。他们毕业于精英大学，获得了物理学博士学位。并不是所有人在政治上都持自由主义立场，不过很多人是，而且很多人对促进核军备竞赛抱犹疑态度。但是这些人不相信单边裁军，而且武器专家的工作报酬丰厚，比"非升即走"的大学教职也更有保障。于是，他们接受了这样的工作，多年后，他们发现自己以丝毫不亚于反核抗议者们的热情认同核武器的重要性。这位人类学家认为，这些人通过工作中的亲身经历，逐渐化解了对辐射和毁灭的恐惧；同时他们也为自己的技能自豪，慢慢地，他们会强烈而深刻地体会到自己的工作在道德上对人类生存是重要且必不可少的。古斯特森发现了这群人日常生活环境的三个特征，这三个特征对这种意想不到的转变至关重要。首先，成为机密人员给他们带来兴奋感，他们体会到一种特殊身份，同时还处于持续的全天候监视中，这种独立的秘密世界缓慢侵蚀了个人生活的私密性，因此，实验室在科学家的自我意识中变得越来越重要。然后，他们用玩笑来处理内心的恐惧，把自己定义为机器而不是有血有肉的人，这意味着他们像炸弹一样强大，而不像被炸弹燃烧的躯体一样脆弱。古斯特森描述了他们如何从实验室文化中学习着对爆炸兴奋,而非绝望。(至少那些留在实验室的人是这样的,其他人则离开了。)最后,当核试验真正成功时,这些武器专家体会到掌控感。对科学家们来说,在圆满完成工作的喜悦中,这些试验变得有趣,也变得看起来合理、正常,变成了实验室正常运转的固有要求。[31] 所以,这些伯克利的博士生成为了伯克利激进分子抗议的人。

接下来,我将剖析精神科医生看待患者的方式。这是对精神科医生如何共情患者的剖析,因为在我看来,生物医学和精神动力学的不同任务会教导年轻的医生以不同的方式对他们的患者进行共情。这两种取向都是包含共情的,但是共情的方式不同。共情(empathy)是一个过程——不是一种柔软的、感觉良好的情感,也不是俗语所说的温暖和模糊的状态。在这个过程中,你,共情者,想象成为另一个人(你所共情的对象)是什么样的。共情永远不可能完全准确。一个人的体验的复杂程度并不是观察者所能掌握的,因此,共情的过程就像生活,有许多真理,每一个都是从共情者和被共情者的特定连接中产生的。你可以选择共情多一点或少一点,但是你共情的方式,你对一个人生活中的什么事情产生共情,以及如何共情,这些都与你是谁,还有那时那刻你如何看待自己的任务有很大关系。[32] 当学生被教导去执行一项共情任务时,共情就有了观察者可以观察到的部分:如何感知被共情的人、如何与他建立关系、如何与他及跟他亲密的人相处得当。我们知道,所有这些都以我们聆听和回应彼此的方式呈现;我们将所看到的人视作我们希望自己所成为的,我们将被鼓励着去接受他们的感受与行为。

[22]

没有人是简单的。我们通过一个人过去的种种来体会他的悲伤,但我们只能领会那些我们所熟悉的声音。精神科医生被教导以特定的方式进行倾听:他们能听到我们大多数人听不到的信号,也能看到我们大多数人看不到的模式。然而,精神科医生的两大任务——一方面是诊断和精神药理学，另一方面是精神动力学心理治疗——却在教他们以不同的方式进行倾听和观察。作为一名人类学家，我能看到年轻的精神科医生在诊断和心理治疗方面所取得的成绩，我也能看到他们为了取得这样的成绩进行了哪些学习。我可以看到他们为了完成任务如何学会感知患者，我也看到他们所学的是这些教学任务本身，而并非基于医生个人的风格或者性格。我还能看到他们如何学会在不同的任务中对患者进行预测，他们如何学会害怕、怨恨，抑或爱自己的患者；以及，我还能看到在生物医学或精神动力学主导的科室里，他们的什么行为被认为是恰当的。同样，这些差异也是医生任务的一部分，而并非医生个性导致的结果，尽管不同的任务似乎确实吸引了不同类型的人。我可以看到在这些不同的领域里谁是受人尊敬的，所以当一个年轻医生在给患者看病时，我要问的不仅是他能从患者那里看到什么，我还要问他渴望以什么姿态做出回应。所有这些都是年轻的精神科医生学习如何成为病人的医生的一部分，他们需要专注于两大不同的任务。这也是本书要剖析的。

[23]　　　这本书还得出了一个更加令人不安的结论。现有的证据表明，对于大多数患者和疾病，无论我们如何理解精神疾病可能的致病原因，精神药理学和心理治疗相结合的疗效是最好的。这两种方法一起被使用时，患者症状改善最快，出院后在院外所待的时间也最长。由此可见，两者都是重要且必要的，这一点，无论精神科医生所在科室的方向如何，他们中的大多数是认同的。但是社会经济力量和意识形态正在合力将心理治疗从精神病学中驱赶出去。住院医师比以往任何时候都更难学习到心理治疗，更难看到它与医院环境的相关性，而患者和医生也更难因此而获得报销。如果医疗管理机构将心理治疗从他们的基础治疗中剔除，那么精神科医生就只能学习如何用生物医学的视角来观察、思考、回应。这大错特错。这对精神科医生不利，因为他们如果能够拥有一些心理治疗的背景，即使只是诊断和开药，也会给予患者更富有洞察力的建议。

这对我们的社会也是不利的，因为生物医学所鼓励的对精神疾病的思考方式剥夺了身处痛苦者的人性。最重要的是，这对患者不利，如果纯粹从生物医学的角度来治疗的话，治疗效果会更差且效率更低。

还有一种更微妙的风险。精神病学不可避免地与我们最深切的道德问题纠缠在一起：是什么让人成为人，痛苦意味着什么，成为一个善良且有爱心的人意味着什么。我这里所说的"道德"一词并不是指正确的行为，而是指我们对责任的本能意识，我们认为何时该进行指责，以及我们如何赋予我们的抱负以正确和美好的本质。生物医学和精神动力学通过塑造不同的基本类别来培育两种截然不同的道德本能，这些基本类别是工具，用以思考我们照顾身处痛苦者时的责任：这个人是谁（这并不是一个明显的问题），是什么构成了这个人的痛苦，我们要对谁进行干预，采取什么样的干预是好的。这两种方法教会对应的从业者用不同的方式看待一个人，它们有不同的矛盾和底线，两者各有优缺点。每一种方法都会改变医生对患者的看法、社会对患者的看法以及患者对自己的看法。具有讽刺意味的是，弗洛伊德或许认为自己揭示了人性受到其自身结构束缚的事实，但是他留下的思想遗产却创造了一种对人类能动性和自我决定的道德期望，我们不该抛弃这种期望。

那天早上，当那位住院医师转过身来，建议我写一下他被教导的事情时，我想做的就是理解这些认知方式的不同之处。我想知道这些年轻的精神科医生学会了注意哪些事情，他们是如何注意到这些事情的。镜片很重要，它使我们得以看见。但是当我们用这个比喻来描述我们如何理解彼此时，我们必须记住，镜片固然必要，但它也带来一种扭曲，因为人类总是会过于关注强加给镜头的清晰度，而使很多的细节溜走。现在，我们面临着完全失去一种镜片的风险，我们的精神科医生，或者是我们的社会，将有可能比以前更加无法看到事情的复杂性。[24]

第一章

患者怎么了？

患者怎么了？这是医学中最基本的问题。当新手开始扮演精神科医生的角色时，他们要学会看待患者身上的问题，这不仅取决于他们被明确教授的有关精神障碍的知识，还取决于他们如何在那种环境下像精神科医生一样行事。在住院部里，精神科医生学会接纳患者并将患者的情况呈现给督导师，这些学习方式鼓励他们把精神疾病看作一种器质性疾病，一种潜在的、会产生症状的"东西"。在门诊，同一位精神科医生做同样的事情，则被鼓励从互动的角度思考患者是如何学会与他人相处的。这些精神科医生复杂的早期苦恼最终形成了两种不同的明晰的思维。因为精神科医生都是从住院部开始接受培训的，所以我们的故事也从那里开始，然后我们再把目光转向精神科门诊。

住院部

格特鲁德是我在 1992 年 7 月 1 日遇见的九名新来的住院医师之一，医院为偶尔举办的正式活动（例如董事会会议和住院医师介绍会）预留了一间橡木镶板的房间，我在那里认识了她。她看上去年轻而谨慎，努力不让自己显得很紧张。那是她接受精神病学培训的第一天（医学年从 7 月份开始）。她一年前从医学院毕业，毕业后的第一年，她在一家综合医院经历了高强度的、实实在在的、颇耗精力的实习。一些未来的精神科医生会轮转实习，他们会在精神科或者神经科待上几个月。但是更精进的实习则是彻彻底底的医疗体验,其过程严格、专注,想睡饱觉是不可能的。格特鲁德就曾是这样一名非常优秀的实习生。她唯一的精神病学经验是作为一名医学生在精神科待了几个星期,那时,她被分配给了一位只比她多那么一丁点经验的住院医师,她和她的同学们就像被遗弃的小狗一样跟着住院医师,可有可无。现在格特鲁德有充分的理由感到焦虑。

医学对学生的训练,是让他们从工作的第一天起就表现得像一名称职的医生。精神科的住院医师们还在接受培训,但是从他们成为精神科医生的那一天起就要扮演好这个角色。格特鲁德被分配到医院的一个科室后,立即被派去照顾患者。随着时间的推移,她所需要的督导越来越少,但是她仍然在做着相同的工作。正如医学中常见的那样,她在实践中学习。人们希望她能在几周内独自管理医院的整个精神科服务:紧急入院、签署只有医生可以开的医嘱、开紧急药物来平缓异常激动的患者的情绪。那年夏天,我参加了为期两个月的培训,也就是暑期研习营,这个国家的每家精神科医院都会举办类似的活动。培训会教精神病学的基本“生存”技能。在暑期研习营中,格特鲁德和她的同学们受教于年长他们一到两岁的住院医师,精神科住院医师培训为期三年,由资深住院医师指导初级医师。研习营通过小组形式的指导,让格特鲁德他能够迅速跟上进度,可以在照顾患者时发挥自己的作用,而无须接受一步一步的督导。研习营期间,每天会有几个小时的讲座,剩下的时间住院医师都在做自己的工作。“这些都是基础课程,”住院总医师在第一节精神药理学课上说(住院总医师是负责其他住院医师的年轻医生),“涉及伽马-2水平受体的问题就不是科学问题了,而是宗教问题。”他的意思是精神科医生的基本技能是知道如何使用药物,只有过分热心的人才会关心药物是如何起作用的。新的精神科医生应该理解这一点,并以务实的期望做好准备,他们必须避免灾难,而不是追求完美。一个星期后,住院总医师对我说："我已经能分辨出哪些是较弱的住院医师了，他们就是那些把基础课程看得太重的人，他们会遇到麻烦的。"

系列暑期研习营旨在教会格特鲁德和她的同学们避免严重错误，而不是成为优秀的精神科医生。它教给人们什么是最基础的适当性。讲座内容列表如下：

[27]　　　　第一周：在医院值夜班，精神科急诊，精神药理学导论，处理笔记和督导；

第二周：抗精神病药物，危险的患者，精神状况筛查，诊断；

第三周：抗精神病药物，心理治疗开端（1），心理治疗开端（2），精神科护理中的医疗问题；

第四周：镇静剂、催眠药和兴奋剂，物质滥用概述，访谈介绍，暴力患者；

第五周：三环类抗抑郁药及睡眠障碍概述，精神病学的法律问题，具有自杀倾向的患者；

第六周：MAOI（monoamine oxidase inhabitor，单胺氧化酶抑制剂，一种抗抑郁药物）和新型抗抑郁药，认知行为治疗综述，心理测量，量表；

第七周：心境稳定剂，神经系统急症，精神病学中的性问题，案例展示；

第八周：ECT（electroconvulsive therapy，电休克疗法），精神病学史，案例制定，案例展示；

第九周：轴 II 型精神障碍的精神药理学，总结。

第一堂课关于精神科急诊和危险的患者，然后是入院过程和各种药物的概述。虽然研习营的内容最终转向了心理治疗，但是他们真正关注的是医院精神病学。年轻的精神科医生必须且立刻知晓如何处理精神科急诊以及入院过程。新的学生们必须知道如何应对那些可能有暴力倾向或强烈自杀倾向的人，被警察或者不堪其烦的家人带进来的人，故意割伤手腕或脖子、接受了七个小时的手术后被救护车转移到精神医院的人。住院医师的工作主要是收治患者，并最先决定治疗方案——是否开药、药的种类和剂量、患者是否要待在封闭病房等。

对新的住院医师来说，"值夜班"是最紧张的时候。他们要整晚负责整个精神科的服务，这时资深精神科医生已离开，科室里只剩下一些护士、精神卫生护工等夜班医护人员。在精神科仅待一个月之后，值班医生就可能是医院里唯一收治患者超过百人的医生了（可以电话连线其他医生，但你很难在半夜打电话给一名资深精神科医生，问他一些他认为你应该能够自己回答的问题）。如果有患者失控，护士需要医生开镇静剂，或者签署使用身体束缚带的医嘱；如果有患者在夜班时间入院——也就是说，他们出现在某城市医院的急诊室并被安排了转诊——医生需要收治该患者并签署医嘱；如果有患者出现了精神失常，医生必须决定是否将他收治入院；如果患者突然对抗精神病药物产生急性过敏反应，医生也必须知道该如何处理。根据对新来者工作水平的预估，医院可能还会安排其他住院医师值夜班，以帮助新来的住院医师收治患者，或者在他们紧张时给予建议。通常在最初的几个月里，资深的住院医师也会留下来帮忙，但也不绝对。尽管患者、环境和任务都是新的，但是新来的住院医师必须表现得像一位无所不知的医生。"假如现在是你在值夜班，"住院总医师在研习营中说，"然后有人在医院门口（那是一栋离住院中心很远的孤零零的房子）按响了医院的紧急电话，你和卡特警官走过去（半夜去较远的建筑时都需要有警卫的陪同），问他为什么要按这个紧急电话。他说他大概想要被收治入院，但是现在也不确定

[28]

了。这时卡特警官开始觉得无聊了。你问按铃的人为什么想要住院，他说：'我只是……'然后声音就逐渐低落下去。卡特警官说一切似乎都在你的掌控中，他可以离开了吗？你要说：'不行。'为什么呢？因为你不会知道接下来的发展，你不会知道他沉默是不是只是脑海里听到另一个声音说：'除掉这个傻子。'"

8月，我与格特鲁德一起值夜班。她明显有些不安，因为这是她担任值班医生的第一个夜晚。那时的她才接受了一个月的培训，但是仍然要对自己的每一个决定负法律责任（尽管有医疗事故保险）。她也得到了一些帮助——另一位比她早一年来医院的住院医师和她一起值小夜班——但在整个晚上的大部分时间里，她都是一个人（除了我这个处于观察状态的人类学家以外）。她拿着与总机接线员联络的对讲机在医院大楼之间跑来跑去，将需要收治入院的患者分配给留在医院的其他一两个住院医师，开具精神药理学医嘱以及身体束缚带的医嘱，她自己还要收治患者，并尽量找到足够的时间吃饭，另外，如果可能的话，换上医生值夜班时才允许穿的便服。

夜晚的医院是个可怕的地方。这家医院位于郊区，有许多"预约"入院的患者，他们的医生打电话安排他们入院，然后患者会在平静的正常工作日的下午到达医院。但通常有患者在医院下班以后不期而至，他们是被警察或者绝望的亲属带到市区医院急诊室，再被转送到这家郊区医院来的，因为市区医院已经人满为患了。午夜过后，即使是大型的市区医院也会给人奇怪的感觉，当没什么人时，长长的、空空荡荡的走廊上的回音就会很明显。这家医院的楼房很紧凑，每栋楼有不同的科室，就像一所小型的文理学院，以致在白天我不得不阻止自己将患者称为学生。到了晚上，医院就变得令人生畏。路上空无一人，只有不太充足的光线穿过建筑物之间漆黑一片的旷地。无论傍晚时分有多少住院医师穿梭在医院里，在夜晚，这里无比荒凉。警卫告诉我，晚上医院里最

[29]

危险的动物只是浣熊而已，但是午夜里独自待在精神科医院的黑暗森林中还是一件伤脑筋的事情。这种时候，我会用警卫对我说的话反复安慰自己。

格特鲁德平安地挺过了那个夜晚，但是她的性格和许多医生一样，突然要求她以自己不理解的方式照顾患者时，她会无所适从。格特鲁德似乎一直都很能干，像个会在家里照顾弟弟、洗碗的可靠姐姐。她不喜欢这种"适可而止"的模式，也不是能够放任自流的人。格特鲁德担心，如果自己没有充分掌握这些知识，却假装胸有成竹，她的患者就有可能死于一些未确诊的疾病。她一直是一名脚踏实地的、优秀的医学生，许多医学院都给了她录取单，她也付出了许多努力，成为了班上最优秀的学生之一。像许多精神科医生一样，格特鲁德很害羞也很矜持。她喜欢参加派对，但是当站在叽叽喳喳的人群中时，她又会隐约感到尴尬。她看起来能把事情做得井井有条，但那是因为她总是按照别人的吩咐行事，这让她变得悲观多疑，不相信别人。这种走"捷径"的工作方式，以及不得不依靠别人来勉强交差的状态让她很苦恼，因为她并没有学会如何做好自己的工作。

"这都是政策所致，"格特鲁德苦涩地说道，"这就是你能学到的——如何在查房时交谈，如何与患者交谈，如何与护士交谈。你要从错误和实习训练中学习，但并不是所有的情况教给你的东西都是一致的。有时候人们会给出完全不同的建议。你起初满怀理想，然后开始逐渐放弃一些坚持。

"因为护士会打电话告诉你：'我们给某某人戴上了束缚带（脚踝和手腕处的皮质束缚带），请你把医嘱写一下'，或者'我们刚刚给某某人开了氯羟安定（Ativan，一种用于使躁动患者平静下来的轻微镇静剂），请你开下医嘱'。三个月后，这些都变得无关紧要，我将了解这些护士，知道自己是否可以相信他们的判断。但是我仍然是那个需要负法律责任的人，我的合法性在哪里？他们作为在这里工作了 20 年的护士，却给一位 7 月份才来的新住院医师打电话说服他要做什么，这是什么感觉？

[30]　他们只能逼我同意他们的看法，但整件事似乎有点不合情理。比如说，作为值班医生，我需要在电话里充当一名守门员，我需要保护护士们，不让他们在夜间接到令人不舒服的患者，但是我又要保护医院，使它不会因为没有患者而破产，我没有办法把这件事情做好。"

　　这种实践性的、速成的实习制度是住院医师时期的主要教学方法（这也是医学领域的典型做法）。在三年的培训期间，住院医师通常第一年在住院部轮转，第二年在门诊轮转，最后一年担任行政职位（在医院的各科室服务中担任住院总医师），或者接受其他的选修培训：医学研究或是更加精进的专业培训。通常情况下，住院医师在第三年所做的事情往往会与她在第一年做的类似，不同之处在于，第三年的时候她要承担督导责任。第二年即门诊年，这一年非同寻常，因为住院医师不在医院内部工作，而是在门诊工作，有时附属门诊会与其所属医院有段距离。通常这也是住院医师接触心理治疗方法最多的一年。

　　格特鲁德的住院医师项目是在一家大型精神科医院进行的。在我访问期间，那里有九个科室，每个科室面向不同的患者群体：抑郁、创伤、进食障碍等。格特鲁德和她的同学们要在三个科室轮转，每个科室要待四个月。在轮转期间，每个人主要负责一个或多个患者，由科室进行分配。格特鲁德会参加大多数与她所负责的患者有关的会议，在会上讨论患者的治疗情况、会见患者的家人们，同时也会参加科室的大部分会议。除此之外，每周有一个下午她要在入院大楼收治患者，每周有一到两个晚上要值大夜班，每周还要听四个小时的讲座，参加面向住院医师的团体治疗（全班同学都需要参加），以及跟进至少一名门诊患者的心理治疗。事实上，经过最初几个月，住院医师们便往往零星地参与一些讲座。在有的住院医师培训中，教员们会使用考勤表，但是住院医师们依然不会来参加讲座，他们愤怒地指出，自己的责任是照顾手上的患者，而不是尽职尽责地坐在教室里。住院医师们真正要学习的是他们必须做的事情：收治、诊断、治疗患者，以及——现在不那么被重视的——对患者进行心理治疗。

在格特鲁德必须掌握的所有技能中，最重要、最具有考验性，也最广为人知的是将患者收治入院的能力。"入院"是一个充满仪式感的过程，它将病了的人定义为患者，并生成几页纸，这会作为该患者在整个住院期间及其出院以后唯一一份一直被参阅的文件。随着住院治疗的推进，越来越多的页数被添加进来：患者的护理记录、精神科医生的记录、治疗师及护工的记录等。随后的每次入院也会在他的病历中增加记录的页数。很快，患者的病历——一份写有名字的文件夹——就会膨胀到一英寸那么厚，然后再膨胀到三英寸。在过去的精神科，患者的住院时间很长，有大量内容被记录，他们的病历会有几英尺厚，你可以看到住院医师们需要弯腰佝背、耸着肩膀才能把这些旧病历从医疗记录中拿出来。每当医护人员为患者看病，每当医生会诊或者护士接班，又或者治疗师跟进治疗时，患者的病历中都会增添一条记录。阅读患者如此庞大的病历卷宗，你首先要翻看他的入院记录，一份打印出来的简洁的总结，这解释了患者为何入院，以及当时医生对他的看法。写入院记录时，医生会问患者一些问题并写下几段陈述，这些陈述有关患者住院的医学和法律依据，为患者疾病的确定提供了证据和论点。

那个夏天，在医院那间橡木镶板的房间里，我看到格特鲁德花了四个小时才备好她的第一份精神科入院记录。到年底时，从问询患者到把患者的入院记录放入病历，她用不了一个小时就可以完成入院工作。但我陪她坐着的那个夏日午后，她累瘫了。她在之前高质量的实习中表现出色，她说她知道如何处理胸痛问题，在实习结束的时候，她还知道当晚哪位患者会突发心脏病或呼吸骤停，需要复苏治疗。但是现在，她慌了。

让我觉得有趣的是，她虽然恐慌，但是已经掌握了所需要的全部知识。她与一位资深的住院医师一起对她的第一位患者进行了访谈，他们也一起得出了结论：该患者患有强迫症。她有官方的精神病学诊断手册，手册已经被她翻到了强迫症那一页；她还有另一份强迫症患者的入院记录，以及她访谈获得的很多记录。但是当患者走后，她还是站在桌子后面，紧绷着微微颤抖的身体，穿着整洁制服的她显得绝望而惊慌。

她知道她必须在"现病史"（History of the Present Illness）部分按照时间顺序描述患者的疾病，并提供一个或多个诊断的具体证据。她说，[32] 入院记录并不是记录患者说过的话，而是医生在排除了无关紧要的细节之后，对患者所说的话做出解释。入院记录旨在证明患者符合强迫症的诊断标准（之后可能会有一份更长的病历，详细说明患者的整个病史）。诊断标准基本如下：

> 1. 患者必须有强迫观念（反复出现令人痛苦的侵入性想法或冲动，这些想法和冲动不仅仅是对现实生活问题的过度担忧；患者试图压制这些想法或冲动；患者知道这些想法是他自己头脑的产物，例如他不是精神错乱）或强迫行为（患者感到自己被迫去做诸如反复洗手、反复检查门是否锁好等重复性行为，或诸如祈祷之类的精神性行为，这些行为旨在预防某些可怕的事件发生，但实际上这些行为与预防本身并没有联系）。
>
> 2. 患者在某种程度上已经认识到这些强迫观念或强迫行为是不合理的。
>
> 3. 强迫观念或强迫行为导致患者明显感到痛苦，并且耗费时间（每天需要耗费超过一个小时），并严重干扰了患者的生活。

4. 强迫观念或强迫行为不是由其他精神障碍所致（例如神经性厌食症会导致对食物的过分在意）。

5. 强迫观念或强迫行为不是由其他医疗或药物相关的情况所致。[1]

精神病学教科书提供了一则入院记录范例：

患者，24 岁，单身白人男性，在母亲介绍和陪同下来诊所咨询其强迫行为与强迫观念。他的仪式性行为可追溯至童年，随着时间的推移，越来越严重。他表示，大学毕业后，他开始反复检查房子的门锁，检查汽车是否有人闯入，然后反复检查家用电器以确保运行安全。他还过度注重自己的仪容，他对自己的会计师工作存在极度的强迫行为，这使他不得不离职。他开始担心自己会失控，也担心在公共场合受到攻击，害怕自己会感染艾滋病，甚至对物体的对称性问题也感到焦虑。他最近搬回了父母家，在父母家里，他的仪式性行为更加广泛，这些仪式性行为要消耗他一整天的时间，也因此他无法再洗澡或是注意自己的仪容。患者知道，自己的这些行为是过度且不合理的，但是当他试图阻止这些行为时，他会变得非常焦虑，这导致他的仪式性行为反而变本加厉。这些行为似乎没有生理疾病或其他任何精神病性障碍方面的直接诱因。患者似乎也没有这种情况的家族史。患者表现为一个蓬头垢面、衣冠不整的男人，智力水平完好，没有精神病症状。[2]

[33]

诊断：强迫症 300.3。①

① 300.3 为强迫症诊断编码。

　　然而，这样一个有组织、具有概括性、没有琐碎细节的故事并不是格特鲁德的患者的讲述。患者从来不会这样做，除非他们入院经历丰富而且愿意与医生合作。在精神病学中，患者不像在其他医疗环境中那样容易为医生提供有用信息。大多数有躯体疾病的患者都害怕疼痛，很乐意向医生提供有关自己疼痛的信息；但是精神障碍患者与他们症状间的关系非常不同，他们并不总是想回答问题。格特鲁德的患者可能会觉得自己的仪式性行为非常令人尴尬，他想要获得帮助，但是将个人情况告诉眼前的陌生人时，又想尽可能地有所保留。偏执型患者会有不切实际的固执念头，认为人们要找自己麻烦，却不一定认为医生能帮他对付脑海里外星人针对他的阴谋。躁郁症患者在发病期间判断力通常很差，他们可能会不喜欢医生，并认为自己完全正常。访谈精神障碍患者就像试图用手抓鱼。

　　此外，虽然格特鲁德对强迫症有清晰的整体概念（她有各种相关笔记），但是她缺少"直觉"。对她而言，做出这些诊断不是出于习惯，并不能信手拈来。"在实习期间，"她说，"今年年初的时候，我记得有资深住院医师在各个楼层转来转去，检查整晚值班的实习生的情况。有时护士会把资深住院医师拉到一边：'你知道吗，114 号病房的患者看起来不太好。'然后资深住院医师会漫不经心地踱到科室询问：'怎么样？ 114号病房的患者情况怎么样？'实习生可能会说：'哦，还不错。'然后资深住院医师会提出：'那让我看看患者的生命体征（血压、体温等）……噢，这些体征看起来很有趣，我们一起去看看他吧。'作为一个初学者，你会忽视很多东西，因为你还没有遇到一定数量的患者。时间久了，你会发现，即使只是走进病房看一眼，也能看出该患者情况不太好，这就是直觉。"

　　临床直觉是医生在成为其他医生口中的"好医生"时逐渐发展出来

的，这是他们的专长。临床直觉是一种能力，它能够识别与临床问题相 [34]
关的身体和行为模式，发现患者的问题所在，判断问题的严重程度，并
选择最优的治疗方案。普通人与观鸟爱好者一起走过田野时，普通人
看到的是花草，鸟类观察者看到的则是20多种鸟类以及它们复杂的栖
息地。医学就像鸟类观察，直觉意味着能够捕捉到微小的、不起眼的
细节，例如一种草、一种气味或一个小短语，这些都有助于你了解自
己所看到的东西。不过在医学上，疾病所属领域与患者的联系不会如此
直接，我们很少见到某种特定的症状（例如头晕）只由唯一一种疾病
引起。医生们学习如何从一系列相关症状中进行诊断，这样即使有许多
症状还未显露，他们也可以将其中的模式识别出来。医生的专业技能
使他们可以对一系列症状的模式做合理的猜测，从而得出患者所患何
病。甲状腺功能减退症有一个很"好"或很"经典"的案例：一位神情
抑郁，过度肥胖，有着肥厚舌头，手臂呈现干燥、鳞片样症状的患病女
性。你如果是一名资深的医生，就可能会借此教授你的学生们"甲状腺
功能减退症"，但是在诊室诊断的那些甲状腺功能减退症患者很少有这
些经典的特征。幸运的是，对于一些疾病，存在简单的测试——"病理
学测试"——可用于确认诊断，比如脑部扫描可以显示出引起头痛的肿
瘤。但这在医学中也经常会不准确，比如阿尔茨海默病只能通过解剖确
诊。但显然，在精神病学中，除了酒精和毒品检测之外，没有这样的测
试——没有血液测试、没有 X 光检测，也没有尿液检测。

　　因为没有哪一类精神障碍（至少在被视为真正的精神障碍的那些类
型中没有）可以通过测试或明显的症状来进行诊断，因此，大多数诊断
都以诊断标准清单的方式呈现，患者要确诊某种精神障碍，必须符合列
表中的某些诊断标准。例如，这是重度抑郁症的诊断标准：

连续两周出现以下症状中的五种或五种以上，其中至少一

种是情绪低落或兴趣爱好减退：

1. 情绪低落；

2. 兴趣爱好明显减退；

3. 体重明显减少或增加；

4. 失眠或嗜睡；

[35]

5. 精神运动性激越或迟滞（激动或行动迟缓）；

6. 疲劳或精力不足；

7. 无价值感或内疚感；

8. 注意力无法集中；

9. 反复出现自杀的想法。[3]

　　虽然强迫症的诊断标准更加直接易懂，但患者所说的和抽象的诊断标准之间仍然存在着鸿沟。格特鲁德在第一次入院记录上花了这么长时间，是因为她一直试图将患者所说的话与诊断标准所描述的内容相匹配。她很难记住患者叙述中的细节，因为这些细节看起来并不像患者故事中的一部分。坦率地讲，一天洗一百次手对我们大多数人来说几乎是不可理解的，这是一种奇怪的博尔赫斯[①]式的夸张，而不是"过度注重仪容"的证据。同样，上班前检查门锁30次或者六个月不倒垃圾，都会让年轻的精神科医生怀疑：这地方到底是什么样子的？这是疾病还是好莱坞式的幻想？入院记录是如此的客观且度量分明，年轻的精神科医生们对初次访谈感到生疏。

　　新来的精神科医生之前可能负责治疗心血管疾病和肺癌，对他们来说，某些疾病（比如狼疮）也需要依照标准诊断，但是像精神障碍这样

────────

① 豪尔赫·路易斯·博尔赫斯是著名阿根廷作家，其作品风格奇幻、怪异，充满超现实元素，此处用来形容这些看似不可思议的行为。

需要根据九个症状中的五个来进行诊断似乎很奇怪。标准中诸如"对他人的疏离感""无价值感或内疚感"等，尤使诊断令人怀疑。患者的这些抱怨听起来不像是"真正的"疾病，医生们察觉不到"器质性"的问题。仿佛是精神科医学委员会某一天下午坐在一起，投票决定了抑郁症应该包括哪些症状。当然，确实有委员会这样做了。对于格特鲁德这样年轻的精神科医生来说，委员会的这项工作乍看有些一时兴起。她不清楚自己正在处理的是身体中截然不同的生理过程。"这里的实习非常不一样，"格特鲁德在实习的第一个夏天如此说，"以前的实习中，你有实习安排，清楚地知道该问些什么。即使患者出现各种各样的症状，他们也总是存在一些器质性问题。没有诊断标准中说的这五条、这九条或者诸如此类。"

通过精神病学培训，哪怕是那些自始至终激烈质疑的人，他们的怀疑最终也会在实践中消失。当年轻的精神科医生完成培训后，他们可以立即识别出精神障碍，就像飞机观察员可以认出波音747，鸟类观察者可以认出大雪鸮，爱狗人士了解杰克罗素梗和小猎兔犬的不同。通常，精神科医生们做出诊断时的言谈举止，显得就像精神障碍之间的差别如同杰克罗素梗和小猎兔犬之间的差别一样清晰明白。第一年，格特鲁德 [36] 学会了快速而准确地做出诊断，在她面前，人们罹患精神障碍与他们患上脑膜炎没什么不同。几个月后，格特鲁德告诉我："你要马上评估患者，医学评估都是一样的。你见了一年的精神障碍患者，做了无数次入院记录（每周两次到五次或者更多），这之后，再走进一个房间，看到他们对待你的方式时，你就已经在考虑对他们的诊断了。"

那年夏天，我观察了新来的住院医师们写入院记录。每位在一点钟和三点钟都会被分配一个病例。午饭过后，住院医师会走到住院部，在总办公室拿起以前的病历翻阅，然后去候诊室与患者会面，把患者带到访谈室。通常，住院医师会与患者进行一个小时的谈话，接着给患者快速体检，之后患者便在房间外等着被送去病房。有位住院医师在完成第一次入院谈话后对我说："在入院谈话中，我首先担任的是患者在医院内最主要的接触者，我希望能给患者带来良好的治疗体验，而且我也想对她的生活表达出积极关注。但是我必须要做的是收集患者的信息，这是我要写进入院记录中的内容。这是一门艺术。我要以'天衣无缝'的方式获取信息，就好像在跟患者自然地交谈。这是很难的。我之前没有学过，所以我只能向这位可怜的患者提出一连串的问题。"想在初次谈话中表现"正常"，显得值得信任且富有同情心，一方面是因为医生想要提供帮助，另一方面是因为除非获得患者信任，否则患者是不会与你谈话的。同时，医生真正的工作是带着具体的问题，深入了解患者可能感到的尴尬、羞辱或痛苦。

　　有两种不同的问题。第一种是直接针对精神障碍的问题，类似医生就其他医学疾病问诊一样。精神科医生通过询问"您经常洗手吗？"等问题来探查强迫症，用"你觉得电视在向你传达什么特殊的信息吗？"等问题来探查精神分裂症，用"你最近有没有想过要自杀？"等问题来探查抑郁症。越年轻的医生，越可能因为医学生的勤学焦虑而想尽可能全面地询问对方，从而会忽视患者的看法，不管患者认为医生进来要谈论什么。我曾经见到一位住院医师，在他做住院医师的第二年，他与一位 19 岁男性进行了一次谈话。这位男性预约谈话的原因是他决定在父亲逝世一周年时告诉母亲自己是同性恋，他的父亲恰恰死于艾滋病。失去亲近之人往往会让我们在周年忌日这天极度哀伤。这位年轻人似乎是来进行心理咨询的，他想与咨询师谈谈他的哀伤、他的焦虑，以及他希望坦诚相待又不希望伤害母亲的困扰。而年轻的精神科医生问了他所有关于精神分裂症（你觉得你能读懂我的心思吗？你对宇宙有什么特别的想法？）、抑郁症（你最近体重有下降吗？你最近是否难以集中注意力？），以及反社会人格障碍（你在 16 岁之前有没有过纵火经历？）诊断相关的问题。这位来咨询的少年很显然鼓足了勇气要谈谈自己的决定，此时却不知所措地坐在那里。更多时候，医生会围绕他们对患者的诊断提出一系列有针对性的问题，这些问题往往集中在该类别的定义特征方面。如果精神科医生怀疑患者具有躁狂倾向，她会问：你说话语速很快吗？你花了很多钱吗？你刚度过了一个有性生活的美好周末吗？

　　还有一些问题，本质上是通过间接的方式获得患者不想或者不能提供的信息。精神科医生通常会问一些日常问题并进行一些简单测试，以判断患者的思维是否有任何怪异表现。例如，患者可能会被要求从 100 倒数到 7，记住"汽车""书""雨伞"这些词并在几分钟以后复述它们，回答"总统是谁"，回答"今天是几号"，说出"一针及时，可省九针"[①]的含义，以及，如果看到人行道上有一个贴了邮票、写好地址的信封，他会怎么做。上述最后的常识测试至少有两个版本，另一个是"如果看到了火你会怎么做？"在暑期的精神状态检查研讨会中，一位资深住院医师描述了他的一位患者，该患者在入院谈话结束时显得十分厌烦，当他被问到如果看到火会怎么做时，他说会把火放进信箱里。住院医师说，这是一位多次入院的患者。

入院方案模板

　　患者姓名：

　　身份信息（年龄、民族、性别、婚姻状况、就业情况、转介来源）：

　　主诉（患者自诉）：

　　现病史（采用问题导向的格式。每个症状／问题需要包括其发病年龄、症状的严重程度和持续时间、诱发和维持因素、

---

① "A stich in time saves nine."，这是一句俗语，表示人需要防微杜渐。

有无神经植物性体征、对药物的反应情况。如有必要，可使用背面填写）：

[38]　　　既往精神病史：

物质滥用（每日使用次数及最后一次使用情况、酒驾史等）：

药物（目前的精神药物和非精神药物使用）：

过敏史：

家族史［家族成员是否有精神障碍（包括物质滥用）及其他医学疾病、列出所接受的治疗及效果、家庭成员是否有自杀情况］：

病史（包括头部外伤史、重大疾病史、住院史及手术史）：

当前功能状况（指生活安排、职业、经济状况、社交和休闲生活、性取向和性功能）：

发展史［与兄弟姐妹间的等级关系、与家庭成员和同龄人的关系，主要关系、恋爱状况、婚姻及性史（包括性虐待），教育经历、最高学历及工作经历］：

精神状态检查

1. 总体外貌与行为

示例：外貌（与年龄、仪容仪表、衣着、眼神接触相关的内容）；行为（烦躁、迟钝、怪异、动作异常、难以平静）；态度（合作、防御、警惕、敌对）。

2. 言谈

示例：速度、节奏、音高、强度、流畅度。

3. 心境与情感（心境：患者对自己情绪随时间变化的主观描述；情感：患者当下情绪状态的外在表现。）

示例：心境（快乐、悲伤、沮丧、烦躁、生气）；情感（适当、平淡、压抑、抑郁、愉快、焦虑、欣快、愤怒）。

4. 思维过程及内容

示例：无端联想、偶然联想、思维散漫、思维奔逸、思维破裂、妄想、偏执、牵连观念、侵入性想法、强迫观念、强迫行为、恐惧、幻觉、错觉、自伤及伤人念头。

5. 认知功能

示例：定向、注意力、记忆力、连续减7测验①、总统是谁、谚语解析。

6. 觉察和判断（觉察：对患病的认识。判断：在决定行动方案时，能够比较和评估现实及备选方案。）

DSM诊断和代码（五轴）： [39]

社会心理评估：

目标：

治疗计划：

在格特鲁德刚到病房的几天时间内，当她做好准备接听电话并着手第一次入院程序时，她就记住了诊断标准。有时她会借助一些助记符号，比如抑郁症的"SIGECAPS"口诀，即抑郁情绪加上以下八种症状中的四种：睡眠（sleep）、兴趣（interest）、内疚（guilt）、精力（energy）、注意力（concentration）、食欲（appetite）、精神运动迟滞或焦虑不安（psychomotor retardation or agitation）、自杀倾向（suicidality）。医学生会参加讲座——内容涉及抑郁情绪和精神病性抑郁症之间的差异，或者器质性妄想症和精神分裂症之间的差异，在讲座中，授课的住

———————————
① 100连续减7，是认知功能测试的一种。

院医师会在黑板上写下疾病诊断标准并解释。在入院的头几个月里，新来的住院医师在与患者交谈时，会拿起一本小的《精神疾病诊断与统计》(*Diagnostic and Statistical Manual*, *DSM*) 手册，然后翻到特定的诊断标准页面，以确保自己询问了与该疾病所有诊断标准对应的问题。新来的住院医师学到的有关入院程序的知识通常都围绕着疾病症状和诊断标准。在暑期研习营，住院总医师建议格特鲁德所在的班级要"尽量记住你总是忘记的话题，我以前就总是忘记强迫症的症状"。而医院生活的日常结构创造了一个学习环境，这种学习环境可以非常有效地促使住院医师按照标准记住复杂的疾病类别，因为"不够好"就是一种失败，这种失败是一种公开的羞辱。

　　例如，查房通常是初级住院医师公开展示自己诊断知识的时间。在医院里，大多数重要的决定都是在组会或查房中讨论并做出的。所有的病房医护人员（包括初级和资深精神科住院医师、精神科主治医生、心理咨询师、护士、社工等）开会讨论分配到自己小组的每个患者。这种讨论会通常每周举行两次，虽然值班医生每天早上和日间医护人员交班"签到查房"时也有短暂的交接会。在会上，对新入院的患者可能会详细介绍和讨论半小时以上，对其他患者则简短地介绍他们的信息及治疗进程。多数情况下，这些介绍由负责该患者的初级住院医师（或住院医师所带的医学生）来完成。因此，大家聚在一起的工作就是检查这些初级住院医师的工作。如果初级医生诊断或用药有误，那么他们不仅会觉得自己愚蠢，还会觉得自己应受谴责。毕竟，这些诊断和用药牵涉患者[40] 的生活，所以大部分的住院医师和学生在犯错时会感到内疚和尴尬。有时，资深医生会故意羞辱他们，我记得这种情况最常发生在开错处方的时候。在某家医院里，住院医师不想让她负责的患者服用抗精神病药物，但是负责她的资深精神科医生不同意。当他们在组会上讨论这位患者时，资深精神科医生宣布这位住院医师犯了错误，坚持让她在会议期间改写处方，以使得所有人都能看到她改正了错误。羞耻心是医学教育中常用的教学工具。

在另一家医院里，每两位初级住院医师负责一组住院患者，每半周一次的组会针对其中一位住院医师负责的8—12名患者进行讨论。住院医师可能会从他的衬衫口袋里掏出患者的身份卡片，然后开始用疲惫的声音念道："琼斯先生是我们的一位抑郁症患者，白人男性，51岁，离异。他于上周四在急诊室就诊，透露出自杀意念，有睡眠障碍以及食欲减退症状。我们给他开了丙咪嗪（imipramine），现在他的服药剂量增加到50毫克，一天三次。"他念的这些都符合抑郁症的标准，是根据熟记的诊断标准做出的临床判断：情绪低落至少两周，符合八项诊断标准中的至少四项，其中，自杀、体重减轻以及睡眠模式的改变确实都是最具辨识度且最重要的。当患者首次入院时，住院医师会在讨论会上充分地叙述他的病情，并提出诊断结论。作为该患者病情的第一次说明，住院医师会展示所做诊断的依据："琼斯先生是一名51岁的离异的白人男性，他的主诉是'我不想再活下去了'。他昨晚在急诊室出现了强烈的自杀念头，描述了自己绝望和内疚的感觉，并报告说，在过去的三周里，他体重减少了10磅，还说自己会早醒，睡眠状况极差……"

到了第二年，住院医师们会开始谈论他们对疾病的"感觉"。他们会说自己"感觉"到了精神障碍或有相应"直觉"。在当住院医师的第二年，格特鲁德说："我见过了大约一千位精神分裂症患者和一千位双相情感障碍患者，我觉得自己有话可说了，因为我开始有了一种'感觉'，这便是医学的艺术。"大约在同一时间，另一位同学说："如果你是临床实习的学生，你写的入院记录可能有八页长，试图把每一寸细节都暴露在阳光下。实习医生会写两页纸，住院医师只会写短短一页的段落。不知为何，这短短的一段就能够提炼出重要信息，比临床学生的八页纸记录更加清楚。现在，对我来说，诊断更像是凭借一种感觉，一定程度上对患者产生的感觉。有些人出现在你面前时，你就能察觉到他患有精神分裂症还是双相情感障碍。我开始欣赏那些临床医生随着时间的推移所能获得的东西，那些五六十岁的医生们所拥有的丰富经验，他们真的以某种方式触及了问题的核心，而这方面我才刚刚开始。"

[41]

在第一年的某个时候，住院医师也会从对诊断标准的死记硬背转变为对疾病原型的识别。所谓"原型"，我指的是一组特征，这些特征可以作为构成一种疾病类别的"良好范例"。当你在思考过程中使用了原型，你会去想所讨论的对象是否类似于这类疾病的"最佳范例"，而不是该对象是否满足这类疾病的特定规则或标准。鸵鸟是鸟还是食草动物？对此，原型使用者会根据自己的所见以及一系列背景理论和假设，问自己鸵鸟是更像麻雀还是更像牛。认知科学中一系列令人印象深刻的研究表明，对日常生活中的大多数类别，我们是通过原型来推理的，尤其是"桌子""椅子"和"狗"这些基础类别。当你看着一件家具决定它是桌子还是椅子的时候，你不会在脑海中列出"桌子"和"椅子"的归属规则。这耗时又常常不起作用，因为并不是类别中的每位成员都具备该类别所有明显的辨别标准（比如企鹅虽然不会飞，但它仍属鸟类）。相反，有证据表明，你可以通过回忆每个类别中的最佳范例，从而决定目标对象与哪一类别最像。[4] 你不会问自己这把椅子是否符合"椅子类"的辨别标准，你在看到它时，就知道它是一把椅子。

使用原型的巨大优势就是迅速、高效。你根据原型进行识别而不靠记忆一系列类别标准，但是，使用原型会使类别之间的界限变得更加明显。认知科学家用"原型效应"来描述这种现象。人们处理原型的信息会更快，但是也倾向于将相关信息向原型聚拢，因此他们更有可能过度解释某个对象与原型的相似性。[5] 如果一位新来的住院医师被问到一位患者是否符合 *DSM* 的诊断标准，比如说精神分裂症或偏执，她大概会拿起 *DSM* 并阅读其中每一条诊断标准。她可能会发现患者同时符合两类精神障碍的诊断标准，不同类别之间的诊断标准差异也并没有那么简单直白，至少在这个病例中是这样的。但如果一年后再问这位医生同样的问题，当她已经发展出对疾病原型的认识时，她可能不会再去看诊断手册，也可能不会觉得疾病类别之间的差异是模糊不明的。她更可能以为疾病类别之间存在明显差异，也更有可能在病案介绍时提取与这一原型相符的数据，忽略与原型不对应的信息。随着这种情况发生，精神科医生就很难还记得自己最初对诊断标准所持的怀疑。此时，对他们来说，患者的疾病不太像一个分类问题——它是这类还是那类？——它更像一项简单的识别问题。做出诊断开始像医生身体中真实且独特的一部分。 ［42］

年轻的精神科医生在谈论诊断手册时，确实显得他们是在随意使用它，好像不管手册上怎样写，这些疾病就是发生在人的身体里。正如某位二年级住院医师所说："我对 DSM 持相当草率的态度。我用它来诊断几个宽泛的类别，但我不太在意其中细微的差别。"另一位住院医师在第一年结束时说："关于 PTSD（posttraumatic stress disorder，创伤后应激障碍），我无法告诉你它的诊断标准具体有 ABCD 哪几条，但是我知道 PTSD 是什么。确诊患者必须具备 ABCD 中的一项，比如说 B 类，其中，又必须具备 B 类下七项中的两项症状。我不知道这些具体是什么内容，但是我知道它们给人的感觉。就广泛性焦虑障碍（generalized anxiety）来说，它的诊断标准是患者不得不为一些事担忧，患者必须具备 18 项身体症状中的六项——我不知道这 18 项症状是什么，但是我知道焦虑的患者是什么样子的。"有时，住院医师似乎更感兴趣的是治疗那些需要帮助的患者，而不是看他们是否严格符合书上的诊断标准。还有位二年级住院医师表示："有很多的'灰色地带'。比如，患者很伤心，会失眠，他们的妻子可能刚刚抛弃他们，或者他们表现得很焦虑，这听起来像惊恐发作，却并不符合诊断标准。如果患者必须严格符合诊断标准才能接受治疗，那么很多人将无法得到治疗。"有时医生会考虑自己做出的诊断会给患者带来什么样的社会影响，如果患者存在模棱两可的症状，他们更倾向于给出长期预后较好的诊断（如躁郁症），而不是预后较差的诊断（如精神分裂症）。医生有时还会提到诊断手册中没有列出的诊断特征，例如衣着或妆容。有医生告诉我："我曾经根据患者在电话簿上排列姓名的方式诊断出患者患有轻度躁狂，那位患者在电话簿上列出了每个人的全名。"还有医生说道："如果你问一位抑郁的女患者，她是否曾经试图自杀，而她回答'有 50 次'，那我会给她下一个'边缘型人格障碍'（borderline personality disorder）的诊断。"

　　年轻的精神科医生能够迅速地做出诊断，就如识别桌子和椅子，而不是翻开手册仔细地检查书上的诊断标准。我开始做这项研究的时候，有位人类学家告诉我，肯塔基大学的住院医师能够在 30 秒内就做出诊断。[6] 我当时以为他在跟我开玩笑。然而，某回我跟一位住院医师值大夜班时，为了让我打起精神，她隔着医务室和候诊室之间的玻璃，瞥一眼患者就能做出诊断。我们坐在医务室里，看着走进来的患者，我的医生朋友会告诉我，这个人抑郁，那个人躁狂，那个人处于物质滥用后的亢奋状态，等等。然后我们会一起走出去，她与患者交谈，很多时候都有警察在场。被她说抑郁的那位男子有轻生的念头，他要跳桥时被救下来了。她说患有躁狂的男人一直半裸着在街上跑，他开口说话的状态显然不是因为嗑药而亢奋。她说处于物质滥用后亢奋状态的那个人确实如此，他开口说话后，我才明显看出他嗑药了，而我的精神科医生朋友只需瞥一眼就知道。在看到格特鲁德花了四个小时的"马拉松"才收治了一位患者后不久，我与一位资深的住院医师共进午餐，他愉快地宣布自己前一天晚上（也就是说前一天下午五点以后）收治了七位患者，并且他凌晨一点就上床睡觉了。也就是说，他完成与一位患者的会面，与这位患者交谈、给他检查以及将其口述整理成入院记录，只需要不到一个小时的时间。当我用人类学家的挑衅式评论告诉医院的人，并且征询他

[43]

们的看法时，高级教职员工们都感到震惊且表现出了防备心——他们竭力解释医生做出诊断是多么仔细，然而住院医师们却咯咯笑了起来，他们想知道为什么肯塔基州的住院医师们反应如此之慢。当然，对于精神科来说，医院里的患者很少有完全未就医过的，所以在大多数情况下，患者都会有一个先前获得的诊断，但是即便如此，医生还是会进行快速评估。"这是种模式的识别，"格特鲁德说道，"当你和他们坐在一起的时候，他看起来像精神病性障碍患者吗？他看起来像抑郁症患者吗？像创伤患者吗？我问自己他们让我有什么感觉，我意识到了什么，一旦我对他们的诊断方向有了信心，我会通过列表来进一步确认我已经感觉到的东西。以防遗漏，我还会询问患者是否有幻觉，即使他们看起来不像患有精神病性障碍的样子；我还会询问他们是否有自杀倾向，即使他们看起来也不像有自杀倾向的患者；等等。但首先我需要得到这个整体的感觉，然后我再去确认它。"精神科医生确实把这些初步诊断当作会用后续谈话去支持或推翻的假设，但关键在于，这样诊断速度很快。有一次，我和一位精神科医生同乘一部电梯，这位精神科医生因擅长诊断而闻名。在电梯里，我问他做出诊断需要花多长时间，他若有所思又略带忧虑，然后说道："很快，非常快。"

当然，诊断也不都是这样的。医院（或医疗单位）每周都会召开一次病例讨论会议，通常会议的重点是由资深临床医生提出的"疑难病例"，疑难患者的情况似乎不属于任何一个疾病类别，就好像他只有桌子的一部分特性，只有椅子的一部分特性，或者同时具有两者的特性。例如，我参加了一次关于收治某位患者入院的会议，这位患者有危险的自杀意图。他看起来并不很抑郁，有些医生"感觉"他患有精神病性症状。当他谈到自己的生活时，医生们觉得他患有精神分裂症。"他非常孤独，"一位精神科医生说道，"他对互联网有很多疯狂的想法，当你跟他交谈时，你又会觉得他跟世界是断联的，还有点冷漠。"但是患者说 [44]

自己是双相情感障碍，他轻松地谈论着自己的"躁狂"和"抑郁"。患者也曾多次住院，但是他在其他医院的病历可能要等到他出院的时候才能送到，所以当下医生们也很难知道患者在其他医院医生面前的样子。患者说自己不"喜欢"锂药物或其他的心境稳定剂，他认为这些都没有用。他是否是一位因被医生告知患有双相情感障碍而逐渐向这一障碍的症状"靠拢"的精神分裂症患者？他是双相情感障碍吗？他患有精神病性抑郁症吗？当我参与他的入院谈话时，资深的临床医生确信他患双相情感障碍。但是，这位资深临床医生专门治疗双相情感障碍，所以他会或多或少地认为大多数患者都患有双相情感障碍，这并不奇怪。有一家医院设有 PTSD 的研究部门，部门领导很有号召力。在入院访谈中，住院医师会比其他医院的医生更深入地调查患者可能遭受到的虐待，该部门诊断出 PTSD 的频率也更高。还有一个以研究精神分裂症而闻名的项目，在那里，热心的住院医师们更有可能会怀疑患者患有精神分裂症而不是双相情感障碍。在这个案例中，房间里另外两位成熟的临床医生则认为患者患有精神分裂症。

　　尽管如此，学习过程的累积效应意味着，对每个诊断来说，都存在一种基础症状，一种被诊断出来的"东西"，这本身比诊断更重要。也就是说，通过对标准的记忆，以及将不同类别对应到一定的原型上，精神科医生会感觉到这些疾病就是存在于世界上的，它们可以立即被识别，而那些打印出来的诊断标准可能只是部分描述了真正的疾病。年轻的精神科医生表现得就像这些疾病类别是"自然的类别"，"自然的类别"是指这个世界上真实存在的东西，比如斑马或马（不包括桌子）。我们知道斑马和马之间有"大自然"层面的区别，即使白化病斑马没有条纹，或者是有难缠的哲学家在一匹白马身上画上了黑色条纹。斑马和马的区别是基因层面的。这不是社会习俗的问题，不需要我们来发明。无论它们之间有什么不同，本质上，甚至因果上，都与它们所属类别之间的差异有关。黄金和黄铁矿是不一样的，尽管两者都是金色的，这是因为它们由不同的化学成分构成。[7] 我们都知道的是，专家明确知道这两者之间的区别，我们也知道这两者之间存在根本的区别，只是我们可能不知道这些区别具体是什么。

　　医生做出大量诊断，使用原型，写入院记录，这往往让人觉得存在可以被看到的、被命名的甚至被控制的潜在的本质，即使问题本身可能还难以捉摸、令人困惑。人类最古老的思想之一是，当你命名某个神秘 ［45］ 而无法控制的东西时，你就掌握了它。纵观历史长河，无论在魔法还是宗教中，知道一棵树、一个人或一个邪恶灵魂的名字，就抓住了它的本质，从而控制了它（除非你太虚弱或太不纯洁，在这种情况下，说出神圣的名字可能会杀死自己）。在医学中，诊断赋予了医生控制权，因为它告诉医生可以如何帮助患者。但是那古老魔法的回声却挥之不去，说出一个疾病名称会让医生觉得自己已经开始掌握问题的真相，事实上，仍有需要再去掌握的东西。医学训练已经使住院医师们相信疾病是存在于人体内的自然种类。病毒感染与细菌感染是两回事，虽然有时会出现相似的症状，两者之间的区别也很难被解释清楚，而医生的工作就是弄清楚它属于哪种疾病。

　　精神病学培训的实践需要塑造了年轻的精神科医生，他们的言行举止表现得就像他们在医院诊断的病症从本质上来说是不同种类的疾病一样。这种情况要求他们必须识别患者的病症，他们也知道可能会识别错误，这会让自己蒙羞。换句话说，这种疾病的识别并不是微不足道的，而是有意义的。医生们被告知，例如，将患者识别为同时患有双相情感障碍及精神分裂症是错误的，但是认为患者患有双相情感障碍或精神分裂症（甚至分裂情感性障碍）则被认为是合理的诊断。[8] 他们将有效信息与经典病例相整合，从而学会识别一整个类别。医生们知道，尽管诊断手册是委员会编写的，但是仍然有一些在精神病学文化中很受尊敬的专家认为基本的诊断是围绕疾病的。他们通过医学培训在医学疾病模型方面获得了深入的学习经验。精神疾病可能比许多医学疾病都更复杂，显然在许多情况下，精神疾病都不太为人所了解。精神疾病中不同诊断类别之间的区别也确实更加模糊，因为没有明确的医学测试可以清楚地区分它们，患者是否有明显的基础症状也确实存疑。然而，由于医院的精神病学训练在认知经验方面强化了精神障碍的疾病模式，年轻的精神科医生们可以迅速地消除精神病学诊断的内在模糊性。

[46]　　格特鲁德一开始对这些分类及分类中相应的疾病列表感到怀疑和棘手，但是一年之后，她仿佛拥有了透视眼，可以直接忽略其他人眼中迷惑的特征，清楚地看出这些疾病。就这样，她变得自信起来，她可以很快就完成入院流程，轻松地应付夜班来电，在讲座中也不再显得紧张不安。某天午餐时，格特鲁德说："你看得越多，就越能够对问题产生一种感觉。你确实是在使用原型做判断，当看过了一定数量的强迫症患者后，就知道要问些什么问题，什么是重要的信息，你要去询问患者的现病史，你还知道当你在汇报这位患者的情况时，其他临床医生会对哪些信息感兴趣。这种知识只能来自与人的反复接触。对于双相情感障碍患者，你知道该问什么：睡眠状态是这个人现状的一个重要参照。你还可以问他们为什么要住院，双相情感障碍患者一般都缺乏洞察力或者判断力（也就是说，他们并不认为自己有病）。这会对你有帮助。从某种程度上来讲，你只需要学习某些——固定样式。好吧，就双相情感障碍的患者而言，这些是我所关注的东西。但是我也在尝试，以我自己的方式做出鉴别诊断（列出该情况下其他可能的诊断）。原型的问题在于，你会忘记可能存在的其他情况。我昨晚收治的患者只有三年的双相情感障碍病史，她48岁，所以说她是在45岁时才患上双相情感障碍的。因此，即使她表现出躁狂的症状，我依然不会完全相信，这与我们所知道的双相情感障碍（通常在35岁之前表现出来）并不一致。这让我觉得

可能患者还存在其他的情况。她的头部有肿瘤吗？她是否患有未知的癌症并且癌症转移到了大脑，这引发了她现在的行为？你会怀疑是否有其他问题，这就是我们所说的鉴别诊断。临床医生非常重视这一点。"

　　该领域还有两个重要事项值得一提。这种促使年轻精神科医生将诊断对象视作不同基础疾病的培训经验，如今只适用于一部分诊断了。1980 年，组委会编写了第一本后精神分析时代的诊断手册（DSM III），希望该手册能够弥合精神科领域内部的差异，从而使领域内所有人都能够接受这本手册。当然，组委会也知道自己正在编写一份革命性文件。因此，组委会努力尊重精神分析学家们的意见，并创建了两种诊断类别，轴 I 和轴 II。（还有其他轴：一般医学状况；心理社会与环境问题，例如离婚或搬迁；总体功能评价。DSM III 的作者们似乎设想了一套连续的内容，以准确地在某个多维度描述的世界中定位患者。大多数情况下，精神科医生都只关心前两个轴的内容。）轴 I 是第一组诊断，被认为更具"生物性"。它是 20 世纪七八十年代涌现的新兴精神病学家们的思想产物。这组诊断包含了精神分裂症、双相情感障碍、重度抑郁症、强 [47] 迫症、惊恐障碍、创伤后应激障碍、解离性障碍以及许多其他的类别。这些应该是"临床综合征"，其背后的想法是，每个人的生活中都或多或少会有这样的紊乱，但有时，它会变得更加"活跃"。轴 II 是第二组诊断，是由精神动力导向的委员提出的。该组内容包含各种类型的人格障碍：自恋型、分裂型、强迫型（与轴 I 中的临床症状不同）、边缘型、反社会型等。这些是长期存在的性格问题，它们不会在某个时刻变得更加活跃（虽然，临床医生对待它们的方式，就好像它们会变得更活跃一样）。这类型的人就是这样，总像一个容易紧张或者情绪激烈的人。有时精神病学家会说，轴 I 中的精神障碍就像是一种状态——你会进入这种状态，也会摆脱这种状态；但是轴 II 中的精神障碍就像是一种特征，类似一个人拥有棕发这样的特征一样。

如今，精神病学研究人员就这些分类是否具有根本区别展开着激烈讨论。当然，有些人格障碍可能与轴Ⅰ中的精神障碍同样致命，因为人格障碍患者也可能陷于自杀的重大风险中。但是——这里要说到社会力量了——只有轴Ⅰ中的诊断需要带着观鸟的敏锐度被认识，将其作为清晰且明确的对象。因为性格障碍意味着长期的、持续的问题，因此大多数医院（或至少他们的保险公司）都坚持把精神专科医院的收治范围限制在符合轴Ⅰ类别的急性期患者中。入院治疗的对象仅限于那些对自己或他人有危险或生活不能自理的患者。在入院说明中，患者的这些状态通常都被归因于轴Ⅰ型精神障碍，治疗也是针对患者的轴Ⅰ型精神障碍而展开的，患者自身的人格障碍或多或少增加着治疗困难（他很戏剧性、易怒、有权威性等），却不会是他患病的原因。无论这些轴Ⅰ型精神障碍（或相关的轴Ⅱ型精神障碍）患者是否真有基础疾病，他们都已经被强有力地制度化为确有其"病"，人格障碍尚不在这样的制度化范围之内。

　　第二个值得注意的情况是，在医生们的学习过程中存在一个主要矛盾，它挑战了这些区别之间的自然属性。精神药理学像是当代精神病学伟大而沉默的主宰者。精神科医生能够开药，其他精神健康专业人员们却并不能这样做；随着精神卫生工作越来越多地被其专业特殊性所定义，越来越多的精神科医生们不得不把更多时间花在开处方上。这是大多数精神病学研究的重点。用于开发、测试和分析精神病理学药物的资金比精神病学其他任何领域的都多，越来越多人参与了精神病理学药物的研究，如今，大部分患者可能只能接触药物治疗，而非精神病学专业的其他治疗。当精神科医生实施药物治疗时，医生的思维方式可以跨越诊断类别，弱化类别中基础疾病相互独立的概念。

[48]

　　精神药物治疗的是症状，而不是疾病。它们解决的是人们的行为方式，而不是病理机制。所以当精神科医生专注于药物治疗时，他们有时会表现得好像症状才是存在于世界上的东西，而诊断类别只是组委会发明出来，并由保险公司具体化的东西而已。医生们说："首先，你要把东西分成大致的类别。你治疗的是心境障碍吗？更多的是焦虑成分还是情感成分？大部分的治疗都围绕精神病谱系与生化抑郁症，或者焦虑与神经症之间的问题。"在第一年轮转结束时，格特鲁德说："首先，我想弄清楚的是，他们是否需要药物治疗。我脑海里在想 DSM 的内容，根据患者主诉，他们可能会走上抑郁之路，或精神病性发作之路，或是焦虑之路。"少数的症状就会构成各种各样的精神疾病，甚至这些症状也并不简单易懂，你无法像看到流鼻涕一样直接地看到，也无法像面对发烧一样客观地测量。这是抑郁带来的灵魂的疲惫，是精神病性发作带来的幻觉性脱节，是心境波动以及焦虑不安，当然，还有更多特别的症状——强迫、冲动、成瘾等——但是抑郁、精神病性发作、心境波动及焦虑是最重要的。然而，它们都是从行为中被推断出来的。抑郁症是由嗜睡、失眠、食欲不振、自杀念头以及一些其他行为中得出的；精神病性发作是从幻觉、离奇的信念等方面推出的。当医生将一个人的表现解读为对现实存在严重且明显扭曲的看法时，他会称对方为"精神病患者"；当医生将一个人的表现解读为有严重且明显的低落心境时，他会称对方为"抑郁症患者"。又可以根据这些症状的不同组合依次推断出各类精神障碍。精神病性发作是精神分裂症、双相情感障碍、妄想症、精神病性抑郁症及其他精神障碍的症状之一。患者被视作有精神病性发作（比如，他告诉医生自己是总统的妹妹），但这本身并不足以使医生诊断他为精神分裂症。抑郁情绪是抑郁症的症状之一，但是它也是双相情感障碍、分裂情感障碍及其他精神障碍的症状之一。药物治疗只是针对症状，而不是疾病本身。

　　由于接受的这种训练，格特鲁德似乎相信精神疾病是患者身体中真 [49] 实且独立的疾病过程。她说要弄清楚患者的情况，就像是眼科医生说要弄清楚患者是否有角膜糜烂一样。与此同时，她最关心的实际问题是开什么药，药物所针对的症状可能存在于多种诊断类别中。因此，格特鲁德表现得好像这些症状都是"真实的"物理过程，而诊断类别只是组委会成员们想出来的标签。这种模糊性源于诊断和药物治疗之间混乱又复杂的交集。

　　药物确实可以帮助医生明确诊断。如果患者看起来似乎不需要药物来治疗一种特定的症状，那么他就不应该被诊断为由该症状主导的相关疾病。例如，心境波动是诊断双相情感障碍的必要条件（但不是充分条件），如果所谓的躁狂及抑郁症状均对锂药物或其他的心境稳定剂没有反应，那么精神科医生就会怀疑该患者患有精神分裂症。如果所谓的精神分裂症患者通过抗焦虑药物得到了有效的治疗，甚至无须药物，其症状都得到了有效缓解，那么精神科医生便会质疑她是否真的患有精神分裂症。例如，有位第一年来做住院医师的精神科医生说："我不相信他是位精神分裂症患者，尽管他可能符合精神分裂症的诊断标准，并在某种程度上是很典型的精神分裂症。但是他的一些背景资料让我怀疑他是否真的是一个偏执型精神分裂症患者，因为他接受过很多不同的药物治疗，但是没有一种药物是抗精神病药物，这让我很好奇。后来他停药了四五年，在这之前他都只吃安定（Valium）。安定而已（安定并非药性很强的药物，也不针对精神病性症状）。"另一位精神科医生谈论另一位患者时说："我不认同给她贴上精神分裂症这个标签。她有自己的伴侣，实际上，那个男人非常想娶她，而他显然是完全理性的，她不用吃药就能搞定这一切。我并不觉得这个标签是合适的。"还有一位二年级住院医师说："你会试着往好了想，先假设他们患有躁郁症，然后给他们开锂药物看看会不会有疗效。除非别无选择，否则我希望能给出一种严重程度更轻的诊断，能有更好的预后效果的诊断。"

　　精神科医生更愿意以药物为基础进行事后诊断，这与其他医学界的情况并没有什么不同。［"服用抗生素，如果皮疹不消失，我们就会知道这不是莱姆病（Lyme）。"］[9]但至少在基础医学上，有些问题可以通过测试和扫描来诊断。在精神病学中，你无法测试疾病，药物也经常不起作用。把这两个事实结合起来看，精神病学的前景就比基础医学更加不明。大多数患者会服用不止一种药物的现实让情况变得更加复杂。他 [50] 们可能会服用三氟拉嗪（Stelazine）或维思通（Risperdal）来治疗精神病性症状；也可能会服用百忧解（Prozac）或阿米替林（Elavil）来治疗抑郁症；或许还会服用苯甲托品（Cogentin）来抵消副作用；曲唑酮（trazodone）是另一种抗抑郁药，用于治疗睡眠相关症状；偶尔还会有氯羟安定用于缓解激动；得理多（Tegretol）被用于治疗心境不稳定。患者入院时可能会带着一份详尽的写满不同药物的清单，这是多位"医生"希望施以既保守又有效的治疗所累积得到的结果。偶尔，会有论文发表出来，提出患者应该停止服用多种药物，这样可以建立患者的"基线"水平，但是更多类似的研究以失败告终，因为一些已经服药多年的患者在没有药物治疗的情况下无法正常工作，而医生也会因为自己的轻率决定被起诉。医院过去常常因为这个而收治长期住院患者。有些医生在如下做法上颇具声誉：他们会让患者停用所有的药物，然后慢慢地让患者逐个重新服用药物，从而弄清楚哪些药物对患者是有效的，哪些是无效的。大多数精神类药物需要几周的时间才能生效，即使是那些能立即促发行为改变的药物（如抗精神病性药物），也需要时间来确定最有效的剂量。但是，在如今几乎成为标准的为期五天的住院治疗时间中，并没有时间让患者先停止服用药物，再逐个复用药物去看是否有效。因此，大多数患者往往继续服用他们正在服用的药物。

此外，虽然主要的精神症状是由抗精神病性药物、抗抑郁药、抗焦虑药（或镇静剂）以及心境稳定剂等药物进行组合治疗的，但药物的组合并不一定就能治疗患者的某些特定症状。不同的身体对同样的化学成分会产生不同的反应，不同药物之间的相互作用也有许多微妙的差别。事实上，我们没有理由相信所有的药物都有效。有时，抑郁症对任何药物都没有反应；所有症状也不止与一种疾病有关。因此，在精神病学中，只有当药物出人意料地起了作用，或者在没有药物治疗的情况下患者也能表现良好时，这种药物反应才会真正地改变诊断结果。药物没有生效，则什么也说明不了。

从药物的角度考虑问题，这可能让精神科医生对诊断本身持犹疑态度，因为最终用药比诊断更加重要，也因为医生实际上做的就是开药。尽管存在种种不确定性，精神药理学还是让年轻的住院医师们感觉自己是个真正的医生。开药让他们觉得自己在通过缓解患者身体疼痛来帮助患者对抗体内的病毒。他们借用动词"使用"来描述自己开处方时所做的事情。精神科医生们表示："如果是老年患者，我会使用成年患者用量的一半或三分之一。""如果患者仍然感到焦虑及抑郁，我会在白天使用低剂量的曲唑酮。""使用"是一个引人注目的动词：当然了，医生从不接触药物。他们只是在一张纸上写几个字，然后交给患者，或者在病历上做个记录。但是医生的这个行为就好比他们拿着手术刀在为患者切除肿瘤，大家对这种隐喻的感知是很根深蒂固的，因而除非精神科医生给患者开了处方药且患者也服用了药物，否则有些保险公司不会为精神科住院患者承保。（我记得有一次我站在门口，听到一位医生恳求患者服药，因为如果他不服药，保险公司就不会为他承保。）沉浸在这个隐喻中时，年轻的精神科医生们便开始确信自己正在应对的是器质性的疾病。

接下来，年轻的精神科医生们会回过头来质疑诊断的类别，因为从某种意义上来说，他们不再需要这些了。在这一点上，挑战这些分类并不是挑战器质性疾病的存在。例如，轮转期结束时，年轻的精神科医生会说"有些人根本不符合这些分类"，他们还常常会声明自己关注的是症状，而不是疾病类别，他们会用"现象学"的思想谈论问题。他们会谈论精神病学的知识以及从自己经验中总结而来的法则，他们会把这些教给自己的学生，但是这些东西都很少出现在专业的官方教材中。正如有位精神科医生说："我的诊断是非常经验化的。当我需要开付费服务或是写病例时，我会遵循 *DSM* 的基本法则，但是有的时候，关于治疗，你必须使用其他方法。"另一位精神科医生说道："你知道，你一直在问我关于 *DSM* 的事，这很有趣……现在，我每小时看三位患者，一个月大概看三百位，我很喜欢这样的工作……我做出诊断、制定治疗计划、实行医疗管理，你知道的，我不认为给患者钉上 *DSM* 中的标签有什么帮助。我发现，在临床中，以症状为导向的方法更加有用，它能让我记住患者整体的综合征，因为精神病性易激惹精神分裂症患者也可以看起来像精神病性躁狂发作，抑郁自杀的患者也可能表现得像精神病患者自杀一样。"这位住院医师继续说道："有的时候，我认为试图重新定义一切会浪费太多时间和精力。有一种想法，一种完备的医疗模型，认为我们如果能够准确地定位慢性偏执型精神分裂症，那么就有了相应的诊断类别，符合该类别的每位患者就会得到相应的治疗，但我不同意这样的思路。如果患者觉得你是在治疗他们的症状，而不仅仅是为了写下这些宣言一样的诊断，他们会更配合你的治疗。" [52]

　　这种复杂性造成的结果之一就是，人类学家可以看到精神科医生们具备双重专业能力，我称此为"基本能力"。经过一年的磨炼，年轻的精神科医生通常可以迅速做出诊断，也对针对主要疾病的相关药物有了深刻的了解。住院总医师在暑期研习营中建议："要学好三种药物。"一位合格的年轻精神科医生如果能够熟悉一种抗精神病药物、一到两种抗抑郁药、一种心境稳定剂，或许再加上一到两种抗焦虑药物，就可以被称为知识渊博且开药合格的精神科医生。这种专业级别的精神科医生，有时表现得仿佛他们所针对的潜在"东西"是疾病，有时又好像这种"东西"是他们借由药物挑出的症状。在组会以及病例讨论中，精神科医生谈论的是精神分裂症、精神病性抑郁症等，当他担心该为患者做些什么时，他谈论的是焦虑、精神病性发作、绝望等症状。

　　十年后（在任何领域，似乎都要花费十年的时间才能获得深入的专业知识），有些精神科医生似乎达到了我所说的诊断和精神药理学的"行家"水平。在某种程度上，这就是医生所说的医学的"艺术"。医院中年长的精神科医生称自己比年轻时更迅速、更敏锐。他们说自己可以更加经济高效地进行决策，很少像以前那样问所有问题，更加侧重于分辨类别的问题，除了 DSM，他们还会根据自己的临床经验来做出解释。"与住院医师们相比，我能够更快地给出假设，有更好的直觉，能够在更短的访谈内获得更多的信息。这样做更加省力，我会更健谈，也更放松一些。我可以把前十五分钟的时间花在 DSM 相关的谈话上，剩下的时间都用来做精神动力学谈话。"他们对药物及其相互作用有着复杂的理解。有位住院医师说 Y 药对 X 先生不起作用，而另一位资深的住院医师则回应说："像他这样易于焦躁的患者很少会这样，你如果再补充一剂 Z 药，就会发现 Y 药对他来说是更有效的。"在某个病房中，有位女性患者承认，她在车祸后变得非常抑郁，甚至说不出话来。有住院医师对资深的医生说，她认为百忧解具有足够的刺激性，对这位患者来说是个很好的治疗药。后者则回答："不是这样的，之所以很多人认为百忧解具有刺激性，是因为它没有镇静作用，但是我认为这位患者有多巴胺方面的问题。你如果想刺激她，应该用一些能刺激神经递质的药物，比如安非他酮（Wellbutrin），或者你也可以试试单胺氧化酶抑制剂。当然也可以尝试使用百忧解，但是我认为你会失败的。"讽刺的观点认为，这门"艺术"就是精神科医生们根据简单的归纳规则来开处方药。正如有位住院医师嘲讽的："我有五位患者，每个人都有一只棕色的眼睛和一只蓝色的眼睛，每个人都对安非他酮（一种非典型抗抑郁药）反应良好。"不那么讽刺的看法则是，医生在看过一千名抑郁症患者过后，可能对这类问题会有敏锐的嗅觉。当然，人们经常表现得好像知道自己在说什么，即使他们并不清楚。当我和精神科医生们在一起时，有些人的

[53]

推论我是完全相信的，有些人给我的感觉则像是在兜售狗皮膏药。

在这个层面上，类别之间的界限就被打破了，诊断出的疾病（症状仅仅是其表面特征）和用药物治疗的症状（诊断仅仅是为了贴上便利的标签）之间的矛盾，往往被从脑知识、精神药理学以及疾病相关的临床经验中产生的更具探索性的子类别取代。像其他高度专业化的知识（心脏病学、肿瘤学，以此观点而论，集邮也是）一样，共识都是会破裂的。不同的资深精神科专家对于他们治疗的是什么疾病以及如何治疗，会有很大的意见分歧。一位专家认为是心境障碍，另一位专家则认为是人格障碍；一位专家认为是解离型精神障碍，另一位专家则认为是表演型精神障碍。从更普遍的意义上说，生物医学领域的鉴定涉及生物学分支中的复杂知识。一位合格的住院医师可以识别抑郁症，知道开什么药、开多大剂量，但是他并不知道抑郁症患者的大脑会产生什么变化，也不知道这些药物如何起作用。这种无知使得抑郁症患者看起来都特别相似，因为这会把抑郁症和疾病之间的关系简单化。精神科医生越老练，抑郁症就越像是一系列神经通路的行为终点，由基因、环境、生活事件、心理动力习性、气质、饮食和运气塑造而成。

当我们意识到自己对药物起作用的方式知之甚少时，这一点就变得尤为明显。神经递质是在两个神经元的突触间传递信息的化学物质。一般来说（根据专家的说法），至少有三种神经递质系统被认为与精神疾病有关：多巴胺系统、去甲肾上腺素系统和血清素系统。多年来，人们用"多巴胺假说"来解释精神分裂症，该假说认为精神病性发作（以及其他相关症状）是由多巴胺功能亢进引发的；心境障碍多由"儿茶酚胺假说"来解释，该假说认为抑郁症是去甲肾上腺素过少的结果；而躁狂则是由于去甲肾上腺素过多；由于百忧解家族会阻止血清素的再摄取，新的抑郁症假说认为抑郁症与血清素有关。但是这些假说现在似乎都不再被接受，因为研究和治疗这些不同症状的新药物都揭示出了更复杂的疾病情况。例如，新的抗精神病药物似乎也与血清素有关，而被旧的抗精神病药物所阻断的多巴胺受体在大脑的认知相关区域中并不常见，人们认为后者与精神分裂症的缺陷有关。事实上，对神经递质和精神药理学了解得愈多，你就愈会发现情况的复杂：你会发现更多种神经递质、更多种受体以及更多的相互依赖性。正如最近的一本教科书解释的那样，神经递质和疾病之间的关系并没有那么简单。[10] 从另一方面来说，我们现在对这些不同的系统已经有了足够的了解，对于精神病学家来说，这是一个万般激动人心的时代，因为他们可以据此去解决很多难题。

许多精神病学出版物都试图填补复杂知识和基本能力之间的沟壑。斯蒂芬·斯塔尔（Stephen Stahl）的《基本精神药理学》（*Essential Psychopharmacology*）就是一个例子。书中围绕主要的几种精神障碍，对目前已知的和假设的神经通路做出了详细描述。书中有很多难以理解的句子，比如这样的句子（见抑郁症章节）："血清素神经元的受体亚型区分进展非常迅速，至少有四大类 5- 羟色胺受体，每种受体都根据药理学或分子特性被进一步分类。5- 羟色胺受体是一个很好的例子，显示出对于神经递质受体的描述是如何不断变化，不断得到修订的。"[11] 对于大多数精神科医生来说，上一次遇到这样的句子还是在医学院里，而且这些词句与他们作为临床医生的日常工作毫无关系。因此，跟文章搭配在一起的是关于突触及其周围活动的有趣小漫画。酶被画成小幽灵，发挥催化、杀菌的作用，或拍打周围的神经递质。斯塔尔解释了与抑郁症相关的各种矛盾的生物学理论，以及每种理论的支持论据及反对论据；他还针对每个可行的假设，解释了药物如何影响其中涉及的每个神经通路（在已知的范围内）。他还指出了这些治疗方法和将这些治疗方法进行组合的生化逻辑之间的区别。各种知识水平的人都可以确切地看懂并且使用这本书（这也是它插入漫画的原因），但有一点很明显：你的知识水平越高，你就越不相信疾病是一个简单的过程，你会更加相信药物治疗能够影响特定的神经通路，这些神经通路通常（但并不总是）与某种非常复杂的疾病的行为表现有关系。

　　精神药理学是一项非凡的事业，它充满了希望和贪婪，还有奇迹。[55]
1994 年，一家制药公司在美国精神医学学会的年会上推出了一种新的抗抑郁药。美国精神医学学会是精神科专业大会，全国会有超过四分之一的执业精神科医生参加。巨大的体育场空间被制药公司们细分成小的展览区域，这些展区大大增加了年会的嘉年华氛围。年会上还有其他参展者——住院治疗中心或新的医疗保健服务机构，但是这些参展者所在的小隔间散发着孤独、烦躁的气息。大型制药公司——普强（Upjohn）、山德士（Sandoz）、迪斯塔（Dista）——租下了像大房子一样宽敞的区域，将里面布置成"药之神殿"，在"神殿"门楣的中央贴上"帕罗西汀"（Paxil）、"阿普唑仑"（Xanax）、"维思通"进行宣传。有些公司想出了复杂的策略来吸引经过的人。那一年，山德士用高科技影像展示了弗洛伊德的生平，而它的隔壁则举办了精神病患者的艺术展览。大多数摊位会给路人发笔，偶尔也会发一些较昂贵的赠品。几年来，我在会上拿到了一把雨伞、威廉·斯蒂伦的抑郁症回忆录；还有各种各样的杯子，其中一个是热敏感杯子，上面有蓝色的条纹，装满热水时，杯子就会褪色，浮现出文字"恐慌从天而降"（Panic comes out of the blue.）①。如果营销成功，公司将获得可观的回报：有 2 000 万人服用百忧解，此外仍然有成千上万人可能需要治疗却还没有得到治疗。有个可靠估测是，精神疾病的终生患病率在所有美国人中为 22%，如果包括酗酒和物质滥用，这一比例会更高。这些疾病大多发生在年轻人的身上，成为慢性病，或反复发作，其中

---

①　out of the blue 为习语，表突如其来，同时 blue 一词双关，既指杯子褪色前呈现的蓝色，又有"忧郁"的意思。

20%—30% 的患者从未得到治疗。[12] 这一市场需求是制造商梦寐以求的。

　　在 1994 年，规模最大、最引人瞩目、迄今最令人难忘的展览是"大脑展位"，这是惠氏制药（Wyeth-Ayerst）针对文拉法辛制剂（Effexor）的营销手段。为展览设计改装过的大众小型巴士上挂着巨大又扁平的大脑以及下垂的脑干，红色的灯光每隔一段时间就会射穿大脑，"文拉法辛"写在不显眼的一边。你可以排队进入大脑展位，体验穿梭大脑内部的旅程。我去了，然后发现自己和另外 11 个人一起待在一个又小又黑的洞里。门关上了，在黑暗中，有个屏幕亮起一张代表脑干内部的图片。为了增加戏剧性，小巴开始颠簸起伏，让我们觉得自己正穿行在崎岖且神秘的地带中。这时我担心的就不是幽闭症了，而是不要发作晕动病。我们会在不同的地方停下来，主要是在神经元突触间隙，间隙周围漂浮着不同颜色的几何形状，它们代表神经递质的活动。那里还提供互动学习的机会，我们面前有一块小板子，上面有按钮，按下可以回应视频中留着胡子的知识渊博的科学家们提出的问题：哪种神经递质通常与抑郁症有关？最新的研究还囊括了哪种神经递质？回到我们的话题上来，文拉法辛针对的是哪种神经递质呢？视频中就问了这些问题。（我注意到，在这些时候，与我同行的人似乎都更倾向于避免自己的晕动病发作，却没有那么关注用小板子作答。）"你应该去看看大脑展位，"在我进入展览区之前，有位精神分析师就这样告诉我，"如果你可以针对大脑展位里的问题给出解释，那么你也可以解释现代精神病学都在研究什么。"

门诊心理治疗

　　"在心理治疗方面开始有所进步，这种感觉就好像是发现自己拥有了额外的一只手，而且它还有用得非常不可思议。你一旦发现了它，就很难单靠原本的双手做事情了。身处社交活动场合时，我会觉得有些尴尬。你在社交活动时会遇到一些边界感有问题的人，这样的人很迷人也很有魅力，你很容易被吸引。但对于现在的我来说，我很难让自己的注意力追随着这些人，我内心的某个部分会注意到现在正在发生的事态以及它为什么会如此，我无法把这部分感知完全关闭。"

厄尔是一个又高又瘦的纽约人，很优雅，也很毒舌。和大多数精神科医生一样，他有人文学科的背景，在他所处的住院医师项目中，大家都认为他是最好的心理治疗师之一。他正在考虑接受分析训练。他说："我现在的思维方式与我在医学上的思维方式非常不同，相比医学，这里能被通用规则解释的情况很少。刚开始的时候，我希望能有一些通用的理论、规则等，但事实上，重要的是了解特定的人。所有的人都有自己的体系，有自己的处事方式，有自己的恐惧和希冀。了解实际状况比了解能不能对患者进行测试的规定更加重要。我注意到的一件事是，我对患者做出的判断远远少于他们认为我会做出的判断。事实的确如此。我现在的兴趣在于理解来访者，而不是对他们做出判断。我对他们了解得越多，就越少对他们做出诊断。你与患者距离越近，分类就越没有帮助，你也会更质疑这些分类。我认为我的分析过程就是带着一些模糊而宝贵的理论来面对患者，并希望他们不会反驳我的理论。然而他们会的，一直会。"

精神动力学取向的思考是一种充满好奇、极具特色的思维方式：具备精神动力学思维和不具备的人之间存在着一道鸿沟，这使他们彼此疏远，其间差异跟进行逻辑思考的人与不进行逻辑思考的人之间一样大。众所周知，精神动力学思维很难被描述。心理治疗师用一系列的隐喻来描述治疗过程——它就是一场舞蹈，一次决斗，一出戏剧，心理治疗师试图用不同的耳朵去倾听，倾听表面之下或言辞背后的东西；它是在剥洋葱，是在剖析心灵，是在刺穿患者身着的盔甲；它还是一种尝试，试 [57]

图看清动机如何转化为行动，患者的每个行为都是在为他的本我服务。

如果说掌握诊断和精神药理学的基本技能就像成为观鸟大师，那么学习心理治疗技术则更像是学习成为一名讲故事的人。有人可能会这样描述弗洛伊德对心理治疗的主要贡献：弗洛伊德"发现"了潜意识，或者至少比其他发现潜意识的人了解得更多，他认为我们所有人的行为都出于自己也无法理解的动机，对此间缘由也不甚了了。[13] 但他更重要的思想遗产则是认为我们可以解码自己的行为和历史，这些是个人情绪的编码，也是潜在的规则，它可以解释为什么有的话会冒犯到一个人，却能逗笑另一个人；为什么有人很享受侵略性，有人却觉得这很可怕。分析师倾听故事，这些故事有关人们谈论他人的方式、感受他人的方式、感受治疗师的方式，还有他们感受自己的方式，分析师听到的不仅仅是患者所表达的内容。诊断医生会去听有关某个诊断的线索，治疗师则会去听有关某种模式的线索，他们倾听的方式大相径庭。

在第一年轮转中的某个时刻，年轻的精神科医生会被分配他们第一个心理治疗的门诊病人。在第二年，也就是他们的门诊年中，住院医师们可以接触到更多的病例，但是只有那些有野心的住院医师——成为一名心理治疗师的野心——才能接到多达十个病例。（那一年，他们的其他患者都是精神药理学门诊的患者。一个住院医师每个月可以看一百多位精神药理学患者，每位患者花 15—20 分钟，同时每个月还能看三位心理治疗患者。）在过去，医院鼓励住院医师们每周见两至三次进行心理治疗的患者，但是现在许多因素不允许他们这样做了。通常，住院医师每周与患者进行一次 45—50 分钟的心理治疗，有时患者会来得少一点（通常是出于经济原因）或者频繁一点（可能每周两次）。针对每位患者或者每两位患者的情况，住院医师会有自己的督导师，督导师通常是自愿贡献时间与医学院建立联系的分析师们。住院医师每周会与督导师进行一次私密的会面来讨论病例。在门诊年中，每个住院医师还会为

患者做团体治疗，通常是两个住院医师一组。一个班的住院医师每周会 [58]
交流一次，这也是他们自己的团体治疗。在我见过的所有住院医师项目
中，每周至少有一个小时是专门针对心理治疗的课程（通常是2—4个
小时）。大多数住院医师也会在轮转期接受心理治疗，有些甚至会接受
精神分析，一部分原因是为了自己的培训，另一部分原因是他们觉得自
己需要。他们进而会分配大量的时间来学习心理治疗，至少在我做田野
调查的时期是这样的。然而，这种培训比诊断和精神药理学的培训更具
有选择性。作为一名精神科住院医师，你必须收治患者并对他们诊断，
那是你的工作。心理治疗培训则包含更多选择，需要你更愿意处理患者
提供的信息，或者探寻患者未提供的东西。

精神科住院医师会学习一种特定的治疗方法——"精神动力学心理
治疗"，它的理论和实践都来源于精神分析。对精神科医生来说，这个
词是指以精神分析思维为导向的心理治疗，患者可能每周来做五次心理
咨询，也可能一个月来一次，他可能躺在沙发上接受咨询，但通常是会
坐在椅子上，与精神科医生面对面交谈。"精神分析"这个术语专门用
于特定的实践：患者进行非常频繁的治疗，他们躺在沙发上，看不到精
神分析师，治疗师都是正在接受精神分析机构培训或者已经完成培训的
人。"精神动力学"一词的使用则更广，它不仅包含了精神分析，还包
含了在感觉和风格上具有精神分析性的思维和实践方式。年轻的精神科
医生们最主要的心理治疗老师就是精神分析师，他们最主要的教材就是
精神分析著作。除此之外，住院医师们还要学习和实践其他类型的心理
治疗——认知行为治疗、伴侣治疗、家庭治疗——但是，总的来说，这
些方法在精神病学培训项目中的知名度和声誉都很低。当我提到心理治
疗时，我的原型就是精神动力学心理治疗。

学习过程本身比这种描述更加实际。在美国文化中，精神分析经常
跟知识分子联系在一起，读弗洛伊德的人通常都很博学。而年轻精神科

医生们所学的精神动力学心理治疗则非常不同，他们所学的专业知识只是间接地与弗洛伊德有关，教材和讲座也只是浮于表面。

　　首先，在大多数情况下，心理治疗的讲座并没有针对人类经验提出整体的理论。有大量的文献针对情感和人类发展，但是讲座并不会讨论它们；讲座也不会探索费尔贝恩（W. R. D. Fairbairn）、温尼科特（D. W. Winnicott）、奥托·费尔切尼（Otto Fenichel）、海因茨·科胡特（Heinz Kohut）、哈利·斯塔克·沙利文（Harry Stack Sullivan）以及奥托·科恩伯格（Otto Kernberg）等人那些难懂的精神分析著作；关于西格蒙德·弗洛伊德以及人类发展的讨论也极其粗略。没有人真的指望年轻的精神科医生读很多书，即使给他们分配了阅读任务，未完成的住院医师们也不会因此受到惩罚，而且人们普遍认为，医院的临床需求优先于住院医师的讲座任务。住院医师们参加的培训主要采取学徒制。我参加了一个为期八周的关于儿童发展问题的研讨会，会上介绍了让·皮亚杰（Jean Piaget）提出的儿童认知发展阶段理论，但是从头到尾都没有充分阐释理论，也没有对其进行批判——尽管该领域有大量的心理学文献——而且，我没有听任何住院医师再提到这一理论。我听了上百场为精神科住院医师举办的讲座，很少有讲座能够像普通的本科生课程那样准备充分的材料，一个小时的讲座，看起来材料准备时间甚至不到一个小时。实际上，这些讲座从来没有全员到齐的时候。

　　就这一点而言，医院也没有把这些讲座看得很重要。第一年培训时，在被传授大量的、严肃的、与真正的心理治疗流程有关的和技能之前，住院医师们就都已经接到了自己的第一位心理治疗患者。医院这样安排，似乎暗示住院医师们无论如何都不会造成太大的伤害，即使教学要点是，在患者陶瓷般易碎的心前，住院医师们实际上就是一头笨拙的熊。有位一年级住院医师对此感到愤怒："我非常焦虑，因为我不知道自己在做什么；我还很愤怒，因为系里在我们上课之前就让我们陷入了

[59]

这样的境地。什么是心理治疗？它是怎么起作用的？心理治疗的基本原则是什么？通过读书和三个月的心理治疗，我有一点了解了，但是了解得并不深，我是真的不知道。我的角色定义很模糊，这让我很是愤怒。"

　　讲座的意义并不在于传授事实或科学知识，而是传授实用技能。讲座讨论的是如何进行治疗，而不是治疗如何起作用（有关精神药理学和诊断的讲座也是如此）。在我参加的暑期研习营系列活动中，心理治疗讲座的内容十分接地气，甚至，在外人看来都有些过于简单了：你要把时钟放在办公室的什么位置？如果你势必在办公室100英尺开外的地方就遇到你的患者，你们是否会在路上说话？你们会谈什么？你们会握手吗？事实证明，当事情发生时，这些细节都非常值得关注。但是这样规矩的教学就仿佛是举办一场没有食物和酒水的晚宴一样，让人想要逃离。

　　当研讨会确实聚焦于文本时，讨论往往围绕如何借用这些思想来理解自己当前的患者，比如我和高级精神科住院医师参加的某门研讨课。在这门课上，文本——梅兰妮·克莱因（Melanie Klein）的《嫉羡与感恩》(*Envy and Gratitude*)——在历史性和内容上所受的重视超过了我在精神病学环境中遇到的任何情况，即便如此，年轻的精神科医生也会零星地用这些想法来解释患者的行为。例如，当全班一起看到克莱因谈"将乳房纳入治疗"时，有位精神科医生惊叹她与她的患者现在就是这样做的。当然，在某种程度上，克莱因是在对婴儿思维进行比喻，心理学研究生可能很难理解克莱因如此比喻的具体含义，临床住院医师则会忽略这个问题，反而能够对比喻进一步拓展。 [60]

　　心理治疗的主要教学内容是每周一小时的一对一"督导"，通常会在实际治疗过后的几天内进行。不像在其他基础医学中那样，心理治疗老师很少能够看到学生的表现。在外科手术中，虽然有"看一、做一、教一"的分割教学方法，但资深外科医生总是在学生手肘边徘徊。大多数情况下，督导师从来不见心理治疗师的患者，很多时候也从不看患者治疗的视频或听治疗的录音。住院医师和督导师在事先约好的时间会面，住院医师告诉督导师治疗的进展，督导师建议下一步该怎么做，这才是普遍情况。督导师定期向管住院培训的教导主任发送对住院医师的评估报告。大家认为住院医师们在此过程中不仅能学到精妙的欺骗艺术，还能另有所获——这种信念直接来源于精神动力学看待世界的方式。

在精神动力学心理治疗中，一个人付给另一个人一笔可观的钱——50—150 美元，有时会更多——以换取与他交谈不到一个小时的特权。这个人可能会连续多年每周重复一次或多次这样的行为。另一个人则是"专家"，他会评论这个人说的话。这种关系的奇怪之处在于，"专家"的目的并不是理解并谈论这个人的言论和想法是否对。心理治疗师都被明确地教导过不要提供建议，不要给人忠告，也不要表现得像个好朋友一样。对于心理治疗中的关系，我们有意不在教学上设立模型，尽管心理治疗中的辅导教学往往比人们认为的要多。

精神动力学疗法的发展源于这样的信念：无论是对专家还是寻求帮助的人来说，我们最深层的动机都是神秘的。因此，治疗无法提供窥探患者灵魂的单向窗口。患者无法看到自身痛苦的真正来源——正如我们戴着太阳镜的时候，便无法看到太阳镜，但是它使我们看到的一切都变暗了——治疗师也知道自己会受到自身人格的限制，即使这样的限制因为训练比患者所受的小很多。相反，治疗被视为两个人之间关系的体现，从中可以推断出患者隐藏的心理本质。弗洛伊德将精神分析师和患者比喻为火车上的乘客。患者坐在窗边，描述着路过的风景，但并不知道哪些内容是其中的重点。精神分析师知道重点是什么，但是他蒙着眼睛坐在旁边，必须从患者说话的方式中推断出风景的真实面貌。治疗师还需要解释他和患者之间的关系，以此作为理解患者的手段，尽管双方

[61]

非常明白，任何一方都无法完全了解对方的想法和感受。

　　精神动力学督导师认为，由于我们都会受自我影响，年轻的精神科医生无可避免地会透露出他们内心关于与患者关系的假设，尤其是处于心理治疗培训初期的住院医师。对此，督导师会把关注点放在住院医师的不安全感和盲点上，因为我们对别人的无法理解在很大程度上要归结于自身情感防御机制的坚硬外壳。换句话说，督导的重点其实在于住院医师本身。这就是为什么手写的笔记——"过程笔记"，即谈话结束时写在草稿纸上的涂鸦对话——在这样的文化中，被督导师认为与视频录制同样有帮助。

　　督导师主要是倾听住院医师的思考方式和回应方式。他试图理解一位住院医师如何呈现自己，以及，处在一段可能被其他人以意想不到的方式解读的对话中，她会有怎样的假设。有位督导师告诉我，他把督导当作只有其中一方在场的伴侣咨询。不仅如此，有位督导师还试图通过住院医师的描述来解释患者的真实情况。但即使讨论的焦点是患者，督导师的重点也往往集中在住院医师身上。1992 年，我旁观了督导，我与一位住院医师及她的两位不同的督导师一起度过了夏天。宝拉每次着手心理治疗都花几个小时做笔记（她非常认真），每次督导时，她都会带一叠纸过来，把它们通读一遍，督导师会针对她说的给出评论，还会建议她是否应该换个方式说这些内容。

　　其中有一份督导记录的部分内容如下。在治疗期间，患者和治疗师（即住院医师）讨论了患者在超市看到治疗师时内心的愤怒，因为患者声称治疗师看到了自己但是转身走开了，但是治疗师却说她没有看到患者。住院医师把这些笔记读给了她的督导师：

　　　　患者："你误解我了。"
　　　　治疗师："我并没有，你说了很多有伤害性的话。"

患者："我没有。"

[62]　　治疗师："很难意识到你可能伤害别人。受伤时，你也许会用贬低他人的方式来让自己感觉好一些。"

患者："没有，我从来不贬低任何人。"

（督导师对此评论："你很年轻，你拥有所有自己想要的东西。"宝拉没有对此给出回应，她继续读笔记。）

治疗师："在关系中，你认为任何人都不该受到伤害。"

患者："是的，是这样的。"

治疗师："这就是为什么你如此孤独。一段不伤人的关系往往要经过长时间的等待。"

患者："我孤独？"

治疗师："是的。"

患者："你说得有道理——但是这是人与人之间化学反应的问题。"

（宝拉此时对督导补充说："我们每一次的深入讨论，结果总是会走向化学反应。"）

患者："就像山姆一样。"

治疗师："关于山姆，有没有什么特定的事情困扰着你？"

患者："是的。"（她列出了这些事情。）

治疗师："那关于我呢？"

患者："没有，我们之间只是化学反应。"

治疗师："胡说，我认为你称之为化学反应只是因为你感到不舒服。"

患者："这只是提醒我，当我来到这里，我看到了一位年轻人，她生活中经历的事情是我没有的。"

（督导师没有说话，尽管这证实了他早些时候的评论。）

患者："我并不是想转移话题，但是我在想，你为什么会认为我在伤害你。人们总是误解我，他们过去常认为我自命清高。我其实很害羞的。"

督导师："这里的潜台词是，她在超市里很害羞，这也解释了为什么在超市她没有走过来。她并不自命清高，也不咄咄逼人——她只是逃避而已。你如果感到没那么困扰，更热情一些，就可以解释给她听，并对她说，'我真希望我当时看到你了，那样你就不会感到被拒绝了。我如果看到了你，一定会把你介绍给我丈夫认识。'"

宝拉："她永远不把事情直接说出来，从来不承认某件事。我只能这么做。"

[63]

督导师："她很直接地说你困扰了她，以及她做不到的事情你做到了。她对此进行了暗示，仿佛你们只是两个女生坐在一起闲聊。"

宝拉："她问过我是否可以在室外进行心理治疗。"

督导师："讨论比直接做更重要。"

宝拉："对她来说，在治疗中，做才是关键。"

督导师："问题是跟你一起做。你表现出来了这么多她没有的东西。她在走下坡路，起步也较晚，第一次尝试就搞砸了。你来了，穿着粉红色的衣服，甚至，她看到你的笑容就能想到你过着她幻想的生活。你很幸运，但是她认为你不值得拥有这样的生活。她会如何解释这一点呢？生活对她来说是不公平的，生活对你来说太容易了，你甚至不需要像她一样努力表现得友好。"

宝拉："要如何让她感觉舒服点呢？"

督导师："你可以为在超市发生的事情道歉。"

宝拉："但是我已经那样做过了。我真的认为她需要我陪她一起吃午饭或者在学校里散步。我只是想让她承认自己的攻击性。"

督导师："很好，但是你如果意识到她的问题是嫉妒心理，而不是与她之前的治疗师做比较，就会采取不同的做法了。这里你似乎显得对自己反思不够，没想到有人会嫉妒你。"

督导师说得很清楚，这位住院医师听不到患者嫉妒她的声音。为了成为一名更好的治疗师，她必须学会倾听患者可能对她产生的所有想法。但是现在她无法听清患者的声音，因为她自己的人格特征蒙住了她的耳朵。虽然治疗时的对话是根据治疗师的回忆写下来的，但是这并不影响督导师的分析。正如弗洛伊德在谈到梦境时所说，追忆和准确的记忆一样有用，因为无意识的东西在复述时并不会被有意识地移除。我们无论撒谎还是坦诚，都一样生动地展现了自己的样子。

[64]

督导师往往都会给予支持，这位督导师也是。然而，督导的过程可能是极其痛苦的。在这些治疗期间，宝拉还不到 30 岁，那时的她正处于孤独和沮丧之中（因为家里发生了一些事情）。几年后，我回顾我的笔记时，猛然发现，当我们相遇时，我便已经知道她自我感觉很不好，我在我的笔记本里记录下了她不好的感觉。然而，不知怎么的，当我们交流暑期培训时，当我跟她谈论心理治疗是什么样时，当我和她一起经历督导时，我无法把她看成一个因为沮丧而在患者面前显得僵硬和尴尬的人。尽管她决心做一名优秀的治疗师，但看到她一周又一周地暴露自己，我还是觉得这太痛苦了，我忍受不了，我无法像她的督导师一样如此清楚地看透她，虽然我坐在那里，在笔记中记录着督导过程。我想这可能是线索，说明了在最仁慈的督导下，住院医师所体会的羞耻。很显然，宝拉经历督导就像鞭子打在晒伤的皮肤上一样。在这次交流过后不久，那位患者就退出了治疗。

如果治疗师帮助不到患者，无论这对患者意味着什么，患者通常都会离开。因为看门诊不像写研究生论文，在门诊中，患者是独立的个体，他们会根据你的技能水平选择是否找你看病（住院部就不存在这种情况）。这种经验可以作为培训训练的力量，直到我自己做心理治疗我才明白这一点。为了提升技能，我报名成为当地一家诊所的志愿者。我有八位患者，在一年多的时间里，其中的一位患者每周来咨询一次，有三位患者每周来咨询两次，住院医师们的督导师同样为我提供督导。

我的第二位患者是一位粗鲁而又悲惨的男人。他从一开始就不怎么尊重女性——他的女朋友刚刚把他给甩了。当他打电话给诊所预约心理咨询的时候，他对咨询的标价表示了抗议并要求降价。他被分配给了我，因为我是个正在接受培训的人类学家，训练也不是为了学位，所以我也能够接受降价（每次咨询报价为 10 美元，皆由诊所获得）。这位患者虽然毫不怀疑医院给了他廉价服务，但还是决定来见我。在咨询的第一个小时内，他大声地告诉我，他认为我可能不够聪明，所以无法去医学院，他认为我太年轻了，无法给他任何帮助。他还告诉我，等我长大了，我应该有一些自己的名片。在经过了几次咨询之后，他抱怨我无法让他的女朋友跟他和好，然后他几个月都没有再来进行心理咨询。正如他们所说，这位患者并不是心理治疗的理想人选。然而，当他放弃治疗的时候，我感到糟糕透了；当他八个月之后重新决定回来参与治疗的时候，我又深受安慰。（因为我教学日程安排的问题，我把他转介给了其他的治疗师。） ［65］

住院医师们接收到的患者中，很少有人是理想的心理治疗人选，因此，产生被患者抛弃的感觉是非常普遍的。学生治疗师在进入诊所时，都希望接到与自己契合的患者并与之开展长期的心理治疗，结果却是，他们可能要一直与吸毒成瘾者和重罪罪犯谈论自尊问题。（在那些允许受训者以极低的费用接收患者的诊所中，有更多未犯罪、有工作、状态还不错的患者愿意来看学生治疗师，前提是这几乎不花钱。）即便如此，学生们学到的也是留住患者比理解理论更加重要。在私人执业中，精神科医生只有留住患者才能够有收入。这就是为什么有两种弗洛伊德思想：一个是学者和知识分子学习的弗洛伊德思想，认真探索心灵的抽象画像，并针对弗洛伊德提出的认识论问题进行争论；另一种是临床医生的弗洛伊德思想，有时并不会被细细研读，但是很具有启发性，帮助临床医生站在患者的角度思考问题。

临床医生们所学习的弗洛伊德思想，就是通过精神动力学心理治疗的培训，更加意识到自己共情的方式。共情是一种自然的人性流露。当你看到有人哭，你会感觉到悲伤；当你看到有人笑，你的一天也会跟着明朗起来。当然，当你更能觉察到自己的同理心时，你就会发现同理心有多么受你是什么样的人的限制——这涉及你看待别人的方式，你归类别人的方式；涉及你自己的过去，以及你的焦虑、希望、恐惧和矛盾。精神分析学家罗伊·沙弗（Roy Schafer）在他的著作《分析的态度》（*The Analytic Attitude*）中剖析了治疗师的同理心，该书详细阐释了精神分析治疗师的工作方式。沙弗并没有假设分析师对患者有一个清楚明晰的认识，也没有假设分析理论——指知识分子式的弗洛伊德思想——总能提供准确且可靠的见解。他看到的是，患者试图向治疗师描述自己，而治疗师也共情了患者。也就是说，治疗师一心想要理解患者的感受与想法，并在这个过程中间接体验了患者的一些感受和想法。沙弗指出，治疗师的共情感受与患者的感受并不完全相同。首先，治疗师可能会在脑海中建立许多关于"患者是谁"的模型，所有模型可能都基于治疗师脑海中的"数据库"和患者所说过的话。在咨询场景中，治疗师和患者都对自己的角色有所感知。双方都有"第二自我"：患者表现出的自己比其大多数同事们想象的要更加悲惨，治疗师表现得则比其大多数同事

们认为的他要更有能力。事实上，沙弗说，分析者和被分析者的第二自 [66]
我之间的关系是"虚构的"。双方一同创造了这种虚构的关系。这种关
系是他们自己的叙述，也是关于他们彼此的故事。沙弗说，这就是精神
分析作为心理治疗的作用。治疗师无法确切地体会到患者的感受，因为
他对患者的感知来自于先前的经验和自己的独特理解，总是与患者的感
受存有微妙差异，更是因为患者在咨询室的表现和精神分析之外的生活
中有细微不同。当患者照着分析之镜时，他看到的并不是他以为的自己
的直接镜像，而是某种不同的东西。[14] 沙弗说，这给了患者一些可能性，
令他感到自由。

　　住院医师的心理治疗培训的首要课程之一，就是了解患者感想和
治疗师感想之间的差异，以及双方对于彼此的看法。例如，苏珊娜一
开始震惊于精神障碍患者并不总是对她的帮助怀有感激之心，他们有
可能把她当作敌人。她是个典型的"好姑娘"，总是对人很友好，乐
于助人，就像是 20 世纪末那个到处充满傲慢的世界里的琼·克莉
弗①。第一年轮转结束时，苏珊娜认为自己的主要问题是太"敏感"
了。她把自己的问题称为"过度介入"："这些精神障碍患者可以注
意和解读其他普通患者无法察觉的信息，他们能直接瞄准你的不安
全感。有位患者，我们把她送进医院以后，她每天都在对我说'我
恨你，因为你把我困在医院里。'对我来说，这是一件令人崩溃的
事情。我非常关心别人，有时比他们自己还要关心他们，我本不必
如此。"

　　在第二年轮转结束时，苏珊娜觉得自己是一名更加称职的治疗师
了。她之前认为自己知道自己在做什么，现在为此感到可笑："从个人

---

① 美国电视剧《留给海狸》（Leave It to Beaver）中的母亲角色，她是一个传统的家庭主
　妇，通常被认为是乐于助人、善解人意的典型代表。

成长的角度来说，今年是不可思议的一年。我有时会觉得很好笑，因为在去年年底，也就是我轮转的第一年，我接到了所谓的心理治疗患者。这简直是个笑话！我根本不知道我自己在做些什么。我记得有位年轻的女人，她结了婚，刚生完孩子，在性生活方面有些问题。当时的我只能一周又一周地坐在那里，不知道该说些什么，非常不知所措。（苏珊娜处于未婚状态，那时又刚跟男朋友分手。）她每周都会来咨询，我简直无法理解。听到这些亲密的事情，我不知道该说什么，也不知道该做什么，不知道我该扮演什么样的角色，我只觉得我还没有做好准备，我上过的那些讲座课程不足以支撑我坐在咨询室里面对一位饱受折磨的来访者，我不觉得我可以帮助来访者们洞察自身的境遇并做出改变。

[67] 　　"当我理解的越来越多之后，我可以知道患者为什么会回来继续接受治疗，如果他觉得自己被理解了，那么他就会回来，因为他有了收获。我还学会了降低自己的期望，把自己放在来访者的位置上，他们就能够感到被理解了。有时候他们会觉得，也许你是这世界上唯一一个可以和他们一起坐在一个房间里的人。

　　"如果要比喻的话，有时我仿佛在与患者共舞，他们在我周围迈着舞步，而我试图在舞池里跟上他们的脚步。有时我们会朝着同一个方向跳去，有时我们却会一起摔倒。在某一周的治疗中，一位患者突然攻击我，我感觉他好像把怒气都一股脑砸向了我，这让我震惊。然后我对自己说，等一下，这只是移情（"转移"自另一情境），因为我知道自己没有做任何冒犯他的事情。果不其然，愤怒和受伤与他对自己母亲的感受有关，被投射了出来。那时我并没有与他正面交锋，因为他太难过了，无法理解我的解释，而且他很生气。几周以后，我们疏通了这件事情。但是我想说的是，对我来说，更重要的是我在治疗期间退了一步。我意识到了这点。我认为现在的我对于世界的看法很特别，而且一定程度上来说，充满条理。"

能够意识到患者对治疗师的曲解，就像在心理治疗中获得了驾照。这个故事表明这位年轻的治疗师开始了她真正的治疗，因为她能够辨别患者正在经历的和她自己的经验。我们都知道，有时候有人对我们表现出愤怒，其实是因为他在生老板的气，但是我们大多数人还是会以生气回应。治疗师则试图处于同时记两本账的状态中，他们试着与患者进行深入的情感交流，却不出于自己的需求做出回应，被打击后，他们并不反击，被伤害后也不表达痛苦，他们尽量不以同样的方式回应。精神动力学便以这样"特别而清醒"的方式感知世界：我们每个人都创造了自己生活的世界，我们总是透过铸造的玻璃来看这个世界，在很多时候，当人们对我们感到愤怒的时候，我们并不是他们愤怒的根源，我们只是他们自己产生的、自我承受的、具有伤害性的怒火的载体。

住院医师的轮转期结束后，苏珊娜解释道，在此期间，她学会了不掺杂自己需求（对患者的羞辱感到愤怒），但是仍然能够运用她的自我意识来理解患者："精神病学拿走了我的保护层，我发现自己要直面如此多的丑陋，我必须学会包容它们，让它们真实地呈现。我无法消除自己的痛苦，但是，如果小心翼翼地处理，它们会变得非常有用。例如，我认为自己从来没有真正学会如何处理自己的愤怒，而我在许多女性患者的身上看到了这一点。这对我非常有用，因为我知道她们的处境，我知道问题出在哪里。一开始我会想，我能给她们带来什么，我也还没有解决这个问题。但我与她们不在同一条船上，我无法设身处地为她们着想。我可能经历过类似的事情，却又不尽相同，我可以保持这种距离。你可以说，'当他对你这么说的时候，我敢打赌你很生气'，然后她们的脸上就会出现如释重负的表情！她们可能会说，'你怎么知道的？我甚至想刺伤他'。所以，你可以运用你的经验来帮助患者。" [68]

年轻的精神科医生反复说，他们在心理治疗中学到的是别除自身参与、超越想要一个美好公平的世界、想要守护个人荣耀、想要成为一个善良的人的自我需求，以此来解释他人。也就是说，他们越来越能把彼此之间的关系理解成两个复杂个体相互作用的结果，通过自己的轮廓，更加细致地解释对方的行为，就好像通过海岸线的特征预测海浪的速度和高度一样。他们说，他们学会了利用自己的经验去理解别人，而不是根据自己的反应来采取行动，这些反应也只是他们进一步理解他人的工具。

为了做到这一点，年轻的精神科医生（或学生治疗师）需要构建患者和自身的自我意识模型："我知道我实际上没有做什么冒犯他的事情……（他的愤怒）与他对母亲的感觉有关。"他们发展这些模型的方式是无休止地讨论人以及他们背后的动机：他们内心的恐惧、他们的欲望、他们的梦想、他们的尴尬、他们的困惑。医生们学会了从各种不同的角度去解释一件事情，他们还对他人似乎偶尔处于的平行时空有了更加敏锐的感觉，这让故事变得更有趣。这些都与学习诊断的过程不一样。学习诊断是学会从患者的叙述中提炼出疾病，学会看到各种各样的患者所拥有的共同的标签。在精神动力学中，医生们很少能够抽象地学习和记住这些模型（尽管有些模型是可以的，例如俄狄浦斯情结，它概括了男孩与母亲的分离，以及对父亲的认同）。大多数时间，模型仍然是具体的，例如有些患者在某个时间做的事情与几个月后所做的仍然相似。在大多数情况下，这些模型关乎动机，由于对动机更清晰的关注，年轻的精神科医生也越来越会编故事。

以汤姆为例，他先是在内科工作了几年，成为住院医师的时间比同龄人稍晚。他是个坦率的人，务实且善于抓重点。他会在周六的时候跟孩子们一起打球，他很少看小说。他认为应该在自己的领域潜心研究，[69] 但事实并非如此。在他作为住院医师的头几个月里，他对做心理治疗感到懊丧："坦白地说，无论何种心理治疗，我都表现得很糟糕。我的意思是，我基本都愿意尝试着做出诊断，也愿意为患者开药。但如果只是坐在那里为别人进行心理治疗，我掌握得还不够。事实上，我什么都不知道。"他发现自己喜欢这里的患者，这个发现让他感到安心。在做住院医师之前，他曾梦到跟疯子们关在一起。"但是真正令人惊讶的是，我真的很喜欢这些患者，"他说，"不管这些人有多疯狂，我还是很同情他们。与患者之间的这种关系让我感觉良好。"

那年年底，汤姆说他最大的问题之一是共情太多。理解患者的痛苦让自己也痛苦不堪："这对我来说是很难过的事情。人们日复一日地来找你，向你倾诉所有的痛苦，向你敞开心扉，他们的痛苦是如此撕心裂肺。当一个人并不是精神病患者，但是他又生活在这么多痛苦之中时，你真的能感觉到这些。精神病学只是把这些糟糕的情绪都揭露出来，你会觉得精疲力竭。"与此同时，汤姆清楚地表示，他觉得自己已经更善于理解他的心理治疗患者："很难说你是如何知道你正在与什么样的人交谈的，这无关这个人的某个问题，抑或他某个身体或情绪特征，这是许多细节的结合。我想，今年我变得更加感性和敏感了。"在最后一年，汤姆说他不再相信传统技巧了。他认为一个好的治疗师只有在不试图帮助别人的时候才最能够帮到别人。他说，心理治疗是有效的，因为他看到心理治疗对他起了作用，尽管有一些宏大的理论，但心理治疗的有效性却并不是因为这些理论。他说，这个过程中，重要的是患者愿意说出埋藏在心底的"大秘密"，这也是患者无法正常生活的原因。他说，他认为作为一名治疗师，当下做了什么并不重要，重要的是"坐在那里，给他们指引，帮助他们探索自己"。

当汤姆对自己所做的事情的感知变得更加简单和具体时，他对动机的把握也变得更加敏锐了。他说："去年，我有一位女性患者，她是个大块头。她真的是个很好的人，风趣机智，从来不会爽约。治疗过程非常顺利。她的整个故事在一定程度上表明了我的心理治疗有多么缺乏严密性。一旦她的抑郁症状消退了（这是非常医学的说法），我就开始试图探索她的童年经历（这首先是医学中必需的信息，其次也是心理治疗中的必需信息）。她看出我对自己正在做的事情感到了不安。

[70]

"然后，我们开始咨询后，我搬了办公室。当她看到这间办公室非常荒凉的时候，她就带来了一株植物，那株植物实在是有些病恹恹。我对她说：'你不能带礼物来咨询，我也不会照顾植物，它们会死掉的。我甚至不会给它们浇水，我连给植物浇水都做不好。'她回答我说：'没问题的。'她就把植物留在那里了。我认为，连我自己都没有意识到，我大概是想让这株植物在她面前死掉，以此来折磨她。每周我们都会开这样的玩笑，因为我真的从没有给这株植物浇过水。老实说，当她不在这里的时候，我真的完全忘记了浇水这件事。于是，她指责我虐待植物。

"现在，我有另一位患者，她很年轻，也很迷人。其实我认为她并没有那么充满魅力，但是我把跟她的心理治疗录了下来，我的督导师显然认为她很吸引人。他说这是移情。实际上，他只是说了句'天啊'。然后，这位患者每周都会评论那株植物。我从没告诉她这是别人给我的，我只是说：'我从来不给它浇水，我一点都不在乎它。'她说：'好吧，我把它带回家吧，我会让它活起来的。'我说：'不，你不能这样做。'某次治疗结束，她在离开的时候还是带走了这株植物。之后的某一周，她带着复活的植物回来，把它还给了我——她心爱的治疗师。这其实没什么，但是我必须向另一位认为我是虐待狂的患者解释这件事。我从一开始就不该接受这株植物。"

"我们是名副其实讲故事的人。"有位住院医师说道。以心理治疗为导向的精神科医生们有一种非常出众的能力，就是对故事的记忆力。这在精神动力学临床医生的病例汇报或者研讨中尤为凸显。在其他的案例汇报中，汇报会辅以大量的数据及一些理论框架。然而，在学术环境中，听众倾向于关注理论，会记住汇报所提出的理论主张，往往带着问题对此继续探讨,却常常记不住演讲者在汇报中讲到的实际数据。在精神动力学的环境中,临床医生们则不太关注理论论点(演讲者针对某某人的某某论点的重新论证)。相反,他们会谈论患者,记得大量的细节,这些细节在局外人看来数量惊人:比如一位 40 岁的患者曾经在哪里上学,她的母亲在毕业典礼上有什么样的举动,她的父亲对她说了什么。有位第一年参加培训的住院医师说:"过去我很难记住患者发生了什么事,后来,精神科急诊室的负责人告诉我,要记住这些故事,每个人都有自己的故事。在那之后,我开始记住患者们的故事。"

医生们记忆故事都遵循一定的形式。象棋高手与非棋手的区别就在于他们的脑海中有成千上万的棋盘布局。有实验显示,象棋高手记忆下棋的棋盘模式时,会比非棋手所记的更加准确——他们还可能联想到充分利用棋局的走法,甚至特定的某场比赛。但是,对于随机图像或随机重新排列的棋盘,象棋高手却并不比非棋手记忆得更好。[15] 学术型心理学家认为,专业水平在很大程度上取决于围绕专业的知识数量和知识的组织结构——他们称之为"领域",如国际象棋、芭蕾、阿兹特克、精神病学以及任何其他专业领域。许多人认为,在某个领域工作十年后,一个人确实(如治疗师所言)可以称得上拥有最高专业水平。专家们的记忆似乎取决于他们对于重要模式的感知能力(认知学家们称之为"图式"),他们在专业领域的巨大知识存储能使他们在该领域进行战略性规划,并预测未来潜在的发展趋势。[16]

心理治疗师的记忆则是一本关于叙述模式的词典,用来理解患者每一时刻的经历,以及他们在特定治疗和长程治疗中遇到的事情。这种记忆与棋手关于棋盘的记忆一样复杂。一场象棋比赛由一系列模式组成,正如对我们生命的精神动力学理解,每种模式都与过去有某种因果关系,但又不完全由过去决定。像生命一样,每一场象棋比赛都是独一无二的;但也像生命一样,象棋比赛会从一个模式切换到另一个模式(比

[71]

赛中一场棋局到另一场棋局，正如生命中一次事件到另一次事件），这些模式会出现在许多其他场比赛中，出现在许多其他生命中。像熟练的治疗师一样，熟练棋手的专长在于，他们比未受过训练的人更容易记住和识别这些模式，也更加能够根据这些模式来预见未来并制定策略。

　　这些模式可以描述为"情绪—动机—行为捆绑模式"。我指的是一种情绪（比如愤怒）与动机（她很好，她不认为自己恨她的患者）的相互作用，导致了某些行为（她对自己的患者感到很愤怒，但是她不允许自己认识到这种愤怒，并且在心理治疗期间，因为某些原因，她无法听到患者的需求）。年轻的精神科医生会对这些模式的细节组块细分，这些细节可能会以不同的方式组合出现，或者在新的患者身上以新的形式出现。（认知学家用"组块"这个词来形容人们记住事物细节的方式，人们会用一个中心概念对事物归类，就像铁屑被磁铁吸引一样。）对"情绪—动机—行为捆绑模式"的识别是很复杂的，因为专家把自己的情感反馈从他试图解释的关系中抽离出来，这本身就很奇怪。这就是为什么成为心理治疗师需要如此长的时间，而成为一名称职的诊断专家（但不是精神药理学专家）则更容易一些。在心理治疗中，有更多的模式以更[72]复杂的方式相互关联。从某种重大意义上来说，你如果没有达到专家级水平，就不是一位称职的心理治疗师。与诊断和精神药理学不同，心理治疗没有公开的、明确的门槛，也没有基本能力之说。

　　当心理治疗师讲故事的时候，他们会试图找出故事中的"情绪—动机—行为捆绑模式"，以此来解释（如他们所理解的）故事中的人物关系。故事讲得好（具有说服性）表明了心理治疗师的专业性。例如，几个月来，我每周五都会去见一位心理治疗方向的住院医师，我会一边录音一边与她聊天。当我认识她的时候，她是门诊部的住院总医师。对于这样一个天生害羞，甚至会向不喜欢的人妥协的人来说，住院总医师的责任让她非常紧张，一年内，她就瘦了10磅，并开始吸烟。在那一年里，我们讨论了心理治疗，她如何学会做心理治疗，分析是什么感觉——在我们谈话的时候，她刚刚开始能够进行心理分析——以及对她自己在做的事情，她是如何理解的。从这段谈话摘录中，我们可以看出她如何讲述人与人之间的关系、人们为什么这样做以及他们的感受如何：

> 她是个忧虑不安的女人。她极度抑郁，长期有自杀倾向。当她来我办公室的时候，她的表现已经不能用"啜泣"来描述了，整栋大楼的人都会被她嚎走。附属医院里的每个人都知道在周五下午三点，有位患者会来我的办公室做治疗。在这个过程中，她一直半真半假地告诉我她如何像母亲一样地爱着我。有次，她突然间又有点振作了，决定去找份工作。她开始服用百忧解，每天吃三片，随之表现也好了起来。我们从危机管理讨论到她对事物的感受、对人的反应，以及是什么伤害了她。我们会讨论她在治疗时的感受，而不是她这周的自杀倾向。后来我去度假了，当我回来后，我试着与她讨论她对我去度假有何想法。她说，是的，她很想我，但是你知道吗，她表示她很理解我必须去度假。顺便一提，她告诉我她把百忧解冲进马桶里了，说我俩之间没有什么可以探讨的，因为我无法帮助她，她的生活太绝望了。接下来的那一周，她取消了她的心理治疗。我试图提起这件事，但是她完全没有对我生气，我对她很重要，所有这些积极正面的东西都对她很重要。而我所做的，是坐在那开始冲她发火。在某种程度上，我意识到了我有多么生气，还意识到我可能冒犯了她，我觉得我必须承认这一点。但是她取消了接下来的心理治疗。我的愤怒令我明白，她非常地生气和受伤，但是她无法向我表达。显而易见，她没有意识到这些，

[73]

不过总的来说她让我感觉到了，我们中的一个人对此有所觉察并且可以为此做一些什么。我最初的反应是，不，我并不是真的有这样的感觉，因为这是不对的，我怎么能对又友善又可怜的患者生气呢，她处于巨大的痛苦中，很显然需要我的帮助。我总不可能现在想要掐死她吧？所以，首先你努力假装这种愤怒会消失，或者它并不存在，当这种否认不起作用时，你希望开始意识到它，如果能够舒适应对自己及自己的情绪，你就可以发现它并正视它了。

我认为一名二年级住院医师已经学会了走出去，让自己的情绪真正地向患者坦露，无论做何反应，都能真实地表达和反馈，因为住院医师不再感到受威胁了。我认为我比一两年前的我更能投入到心理治疗中了，因为我知道我可以关掉这些不安全感了。我知道我能够掌控自己和我的生活，如果我让自己生气，抑或让自己亲近患者，我也不会在访谈过程中失控。过去，我很不情愿这样做。督导师们会问，你害怕的是什么？我越让自己坦然面对，就越能利用所获得的信息，我会潜入患者的幻想，还会好奇，这种幻想的特征是怎样的？这些告诉我患者之所在。不过威胁在于我的情绪外露了。可以更肯定地讲，无论患者说什么或是做什么，都不会影响我的生活，我也不会对此不安或是愤怒。

说到这里，我想插个故事。有对夫妻来做心理治疗，大体上是因为妻子受不了她丈夫的工作狂状态。她觉得自己的丈夫花太多时间在工作上，太努力了，丈夫不会回家陪她，情感上也不给她回应。丈夫不会这个，不会那个，不会各种事情。在治疗期间，我坐在其中，这同样也是我的生活，我不知道如何帮助自己，也不知道如何帮助他们，我在组会中表达了我的观点。我阐述了事实，但基本上我在告诉小组负责人，我无法接这个案例。首先，我与这个案例关联太深；其次，我还没有想出如何应对这个案例，或许更有经验或更睿智的治疗师比较合适。在我自己的生活中，我也还没有找到解决方法。负责人却认为这件事非常迷人，非常精彩，他说："这太棒了，我认为这正是你需要接这个案例的理由。你有如此多的类似经历，你也可以用这些去真正地帮助到他们。"我说："在我的家庭生活中，我已经花了一年半的时间来进行斗争，我们所做的就是互相冲对方大喊大叫。"他说："相信我。"这对夫妻接受了五次伴侣心理治疗，六个月以后他们寄了一张明信片给我，告诉我他们的婚姻从未像现在这样美好。我也不知道自己做了些什么。

[74]

　　分析——我现在正进行到第二周——确实是退行性的。我触摸到了我孩提时的感觉，这是从未有过的。之前在面对面的心理治疗中，我一直在努力疏通所有的这些东西，但没有奏效。而现在，这些以前看起来无法疏通的事情都被疏通了。整个经历就像是处在黑暗中的我开了灯。这些灯并不是同时被打开的，但是你渐渐地能够在黑暗中看清楚形状，你可以更进入你自己。同时，当你自己找到灯的开关时，你可以回到咨询室告诉别人，这样一来别人也可以为自己开灯了。

　　我认为，我经验越丰富，就越能够明白自己在做什么。这种感觉就像，当有人问你怎么去一家餐馆，你不会真的绘制出地图；我想说的是，我知道如何去那里，我知道看到一间房子的时候要转弯，却无法说那家餐馆就在这条街上。这大概就是我的感觉。

在这里，感受就是原因。它们与动机纠缠在一起，与人们复杂的希望、恐惧和梦想纠缠在一起，在这样的纠缠中，它们共同导致了某种行为。大多数情况下，治疗师所说的感受是消极的。这很好理解，因为消极的感受往往最能够给人造成困扰（"我没有意识到自己在生她的气，但是我在炉子上煮燕麦片当早餐的时候，你知道吗，我把它给忘了，她的锅也毁了"）。治疗师在故事中经常做的就是从患者一系列的情绪—动机—行为捆绑模式中抓住一种感觉。例如，在住院医师对那位"忧虑不安的女人"的论述中，这位"好女孩"患者非常痛苦（有人后来推断说，她也可能是愤怒），她让整栋楼的人都知道自己的痛苦，同时她又深爱着治疗师，想要取悦治疗师，所以努力使生活重回正轨。治疗师继续说，当自己去度假时，患者生气但又不想承认，这中间的矛盾导致她冲走了自己的药物，她服用这些药物只是为了取悦治疗师。接着，治疗师讲述了患者自己不承认的愤怒如何让治疗师也愤怒起来，以及治疗师是如何在一定程度上意识到这一点，并且试图"抓住"它的，但并没有完全成功，然后，患者感到了受伤和愤怒，取消了接下来的治疗。这引

[75]   发了一场对于无法表达的愤怒的讨论，这样的愤怒最终导致了治疗师的焦虑，她发现自己也难以承认自己的愤怒。"不敢承认的强烈情绪"这一重要的主题主导着叙述，但治疗师还推断出多个较小的模式，将它们拼凑成一个有关某人生活片段的连贯故事。就这个故事来看，很明显，治疗师已经遇到了许多难以识别自己愤怒的人。他们都不同于这个女人——每个人都是独一无二的——然而，听这位治疗师的谈论就像是在看一位棋手辨认棋盘位置，她会本能地看清目前的局势以及下一步该做些什么。

这位治疗师的谈话中还有一些其他并不罕见的特点。第一，虽然好的精神动力学住院医师会使用专业术语，例如"退行""移情""内化"等，但至少在我的经验中，语言很少能够主导对话，对话往往都是用常见的词来组织的。第二，他们会使用大量的比喻来表示思考和感受的过

程。这位住院医师用空间隐喻来表示情感浓烈的事件——比如"形状"事件——她还用接触类隐喻来表示她理解自己情绪的能力：她"触摸"或者"进入"自己。[17] 所有人都会这样做，但是这样的对话往往更注重感觉，所以隐喻的性质非常显著。当她谈到她作为一名治疗师所做的事情时，这些隐喻尤为引人注目。一次又一次，她利用空间和接触类隐喻指出她所做的事情，但她仍觉得不足以用语言表达她的实践细节。即使是最熟练和最资深的治疗师，出现这种感觉也很常见。一般来说，他们很难用言语表达出他们所做的事情。第三，许多治疗师都会讲自己的故事，并利用患者的故事来理解自己的经验。这位治疗师就是这样做的，例如涉及督导及伴侣治疗的叙事：受到威胁时无法在治疗中做到倾听的住院医师，缺席了家庭生活、使得妻子感到沮丧的工作狂丈夫。这些故事很有趣，因为它们提醒着医生，必须记住患者才是那个患病的人。最后，她和许多其他医生一样，认为自己所学的东西本质上是良善的，同时也需要勇气。

对于年轻的精神科医生来说，尤其是对以心理治疗为导向的医生，这种描述感受的语言渗透他们的生活。"两位来访者？不是吧，他们让我想起了我所有的童年焦虑。"他们被鼓励去谈论对患者、老师以及彼此的感受，他们认为关系最重要的特征就是谈论感受。住院医师们被告知过心理治疗中那些充沛的情感，他们自己也体验过。他们被告知情绪 [76] 是心理治疗的中心，这可能是对的，只有当患者在情感上参与其中时，心理治疗才会被"接受"；患者可以听到一种声音50次，但是只有情感脆弱的时候才能理解它。他们被告知理解他人就是理解情绪，他们会使用情感丰沛的语言，这种语言在外行人看来似乎有点奇怪。

住院医师们深深地沉浸在彼此的生活中。尽管生物医学越来越被重视，但经过机构的培养，年轻的精神科医生们还是形成了某种期望，他们期望与彼此产生密切的联系。我的田野笔记里满是这种充沛的感受，比如阿普利尔对斑比的感受，这种感受使克里斯焦虑，那么斑比又是如何理解克里斯的焦虑的；比如斑比是如何理解阿普利尔对自己的感受的，以及针对爱德华医生对这种理解的督导，大卫又是如何理解的，这些是住院医师与同伴之间持续又被过度诠释的相互依存感。随着精神科医生，尤其是年轻的精神科医生开始测试他们的精神动力学知识，他们对社交距离的标准预期就消失了。如果在一对一的社交互动中不谈论自己的感受和他们的个人情况，那么你就是不合格的心理治疗师。精神科医生的观察警觉性更加强调了这一点，这也意味着精神科医生能够更加迅速地注意到焦虑或痛苦，而且更有可能询问其背后的含义（这使得精神科医生与非精神科医生一起吃饭的氛围变得活跃起来）。

　　有位住院医师与男朋友分手了，她说："分手后能够有一群精神科医生的帮助，这真的很好，他们真的很能理解我。"即便不是和大多数，她也很有可能与班上许多精神科医生详细谈论了她的分手故事。年轻的精神科医生彼此之间会谈论自己的经历，在涉及私事时，他们是我见过最健谈的人，他们谈论私人问题到一种可能会让自己觉得被侵犯的程度。"我们非常、非常地亲密，"当谈到另一位住院医师的时候苏珊娜说道，"去年，我们在同一科室相识，我们甚至在一个小组。他很信任我，我也很信任他。我们一起度过了艰难的时光。他与女朋友的关系出现了问题，我与男朋友的关系也出现了问题。我们都非常支持对方。为此，我去看了心理治疗师，所以我有了可以倾诉的对象，但是他没有，他还是一直来找我。我认为他也需要去找心理治疗师，但是他没有，他一直来找我倾诉。我必须一定程度上退出了，我很爱这个人，我也很在乎他，他的问题开始让我感到难以负荷，我也开始觉得自己在被利用。"

　　班上的其他同学都在谈论他们两个到底是谁在暗恋谁？他为什么要如此频繁地找她聊天？她为什么要忍受如此不对等的交流呢？如果他去做心理治疗，她是否能看出他的改变呢？她去做心理治疗，他又是否能看出她的转变呢？他们的治疗师是怎么样的，治疗能力如何？

有人可能会说，这些年轻人之所以会选择精神病学领域的职业，是因为他们喜欢谈论感受，对很多人来说，这可能是真的，但并不是所有人都是这样的。而且无论个人动机是什么，心理治疗训练塑造的文化都如此充满力量，社会需求无法避免。住院医师们对彼此非常了解，他们一起工作，一起出去玩，一起成长，他们还一起参加团体治疗。大多数住院医师参加了"T 组"①治疗或者培训团体，每周一个小时，由专业的团体治疗专家主持。我访谈的住院医师被明确要求参与一年的团体治疗，但是，大多数的团体治疗会在他们整个的住院医师培训阶段持续进行。他们从来不允许我参加他们的团体治疗，因为内容都太私密了，但是我经常会听说他们身上发生的事。在这些治疗过程中，每天一起工作的人们会谈论他们私密的弱点以及对彼此的幻想。治疗经常会在眼泪和愤怒中结束，而后他们又会立刻与同一批人进行工作上的互动。

在"T 组"中，对话充满精神动力学意味。有位住院医师说道："在团体治疗中会发生很多的事情，这很奇怪，因为我们都知道这一点。我对弗雷德有一种移情的感觉，因为我觉得他就像我的父亲，我把感情投射到了他的身上。我也把这些告诉他了。我发现自己有这样的情况，我向他描述了我的感受，但是，15 秒之后我又这样做了。"这样的讨论在团体治疗中一定特别难忘——我从不同的人那里都听说了这件事情——因为当时，在培训第二年结束的时候，这两个人正在竞争住院总医师的职位，这是个相当具有威望的行政职位。有位住院医师说道："放下警惕，向一个我公开与之竞争的人承认自己的弱点，这让我很担心，因为

---

① 训练小组（training group，T-group），亦称"人际关系小组"或"敏感性训练小组"，是以正常人群为对象的发展性咨询小组，旨在通过互动与交流来增强个人的自我察觉和人际关系技巧。

当我应该参与竞争且表现得强大时，我却在表现自己的脆弱。此外，我的脑海中还有一种想法，这就像是我向与我共事的各位都承认了我有某种程度的心理病态，大家会怎么想我？"然而，开放就是竞争力，因为这是一种精神动力学的竞争，这好像在说："我了解我自己，你却害怕你自己，你拒绝承认自己的弱点。"另一位住院医师在谈到"T 组"的第一次团体治疗时表现得非常恼火。在团体治疗中，艾格尼丝——在团体 [78] 治疗中迅速被认为最具有精神动力学敏锐性的住院医师——被要求第一个分享自己的生活（一开始，他们要轮流分享），通过选择非常私人化的分享，她提高了分享的要求，掌控了团体治疗。

　　当年轻的精神科医生们闲聊时，他们正在学习如何工作。他们至少和我们其他人一样爱管闲事和好奇。与我们不同的是，他们从闲聊八卦中得到了专业知识，他们得到了关于行为、动机和情绪的一个个小小的集合。对他们的发展而言，闲聊可能与他们接受督导同样重要。我发现，在讨论不受欢迎的住院医师时，闲聊的非正式焦点集中于他们如何在情感上达成一致，这一点特别引人注意。住院医师们会剖析那些不受欢迎的住院医师们，他们知道自己不应该真的去评判其他住院医师，他们也认为这些不受欢迎的住院医师可能会和自己很像，但是他们又无法忍受这些人。他们真的很想弄清楚，是什么让自己对这些人如此抓狂。以下是我的谈话节选：

　　　　我并不是很清楚，我知道的就是，他明显过得很艰难。在他的成长中，父母都不在身边，他也没有继母之类的陪伴在旁，在那段时间，佛罗里达又是毒品中心，我想他可能会有很多的问题。我知道他接受了很多的治疗，但是我假定他说的都是真的，我也只是希望这次比以前能够有所改善，我希望他走在正确的方向上。我认为，在很多时候，他都是有良心的，他对自己的所作所为也感到抱歉，这似乎并不能阻止他再做类似的事情。不过，我要说的是，他确实给我们的生活增添了不少活力，为我们去年那种无聊的社交生活带来了许多火花。我们确实在一定程度上需要他。

例如，我和安妮有过矛盾，我的确是从自己的角度去理解她的。我明白解决问题的唯一方法是坦诚相待而非怀恨在心。我还没有告诉她，为什么我觉得她做了这样的事情。很多时候，在我看来，她相当自恋，她有的时候真的会径直从你眼前走过。所以当她从我面前经过时，我会叫住她，告诉她我站在这里，告诉她这些是我在意的事情。这也是为什么如果她有所改变，我会感到很欣慰，她也对此做出了回应。我没有对她说，你很自恋，你根本不考虑别人。很显然这样事情不会往好的方向发展。

我认为戴安娜是个异类分子。她很浮夸，也很歇斯底里，我的意思是，她非常戏剧化，在她的描述中，一切都是极端的。人们会认为她奇特而古怪。所以她是个边缘人，那时候还没有被贴上异类的标签。后来，她做出的一些引起愤怒的激进行为使她被该群体中一些有号召力的成员疏远，这些有号召力的成员还到处散布她的消息，所以每个人都对他们表示同情，而更加远离她，于是，戴安娜就变成了异类分子。为了融入群体，她必须抛弃那些奇怪的行为。我认为，这就像让一个人长出两只右臂一样，她根本不可能改变自己的行为，她必须经过五年的精神分析才能改变自己的防御模式和行为。当人们聚在一起谈论住院医师的难处时，他们谈论的就是戴安娜。他们所有的担忧都是合理的，但他们没有谈到更重要的事情，比如照顾不想变好的人有多么困难，照顾永远无法正常生活的人又有多么

[79]

困难，这些都是很难的事情。所以我们用戴安娜作为一种表达方式，来表达焦虑、沮丧等一系列感受，作为宣泄。

这些叙述显示了年轻治疗师对话中的许多特征：技术性语言、空间隐喻（尽管缺少个人反思，也没有接触类隐喻）、对感受的识别以及情感—动机—行为模式的序列。他们补充说，尽管他们接受了所有的培训，也非常理性，他们还是需要不遗余力地弄清楚，为什么，一方面有些同龄人表现得如此糟糕，另一方面其他住院医师还是不够成熟，难以应对这些事情。

有心理学头脑的人一直在创建这样宏大而又具体的模型，精神科住院医师（以及其他一些参加培训的人）在构建这些模型的时候有两个辅助来源。第一个是精神动力学理论，它提供了大量的局部抽象模型来解释人类的行为。住院医师从他们的老师、同伴那里学习这些理论，偶尔也会从书本上学习到。理论模型表明，如果某人表现出一组特定的行为，那么他们的行为模式是这样的，动机和情绪又是那样的。例如，在著作《天才儿童的悲剧》（*The Drama of the Gifted Child*）中，分析师爱丽丝·米勒（Alice Miller）描述了一些非常成功的人，他们并没有人们想象中的那种充满安全感和自信。在他们看来，成功似乎是空洞的，失败却是有纪念意义的。他们虽然受到了许多人的妒忌和羡慕，但是感到的是空虚，是被抛弃，是沮丧。这些人会争取更多的成功来抑制这些感觉，却无济于事。米勒称此症状为"自恋"。在她的描述中，自恋的人会学着去取悦别人，以此获得别人的爱来作为回报。这就是他们如此成功的原因，也是他们的成功对他们来说毫无意义的原因。这种模型阐明了这些患者的动机，进而解释了治疗的重点，说明了治疗要如何帮助他们理解和重塑自身的动机。年轻的精神科医生读了这本书，然后用这个模型来解释他们认识的人，或者甚至解释他们自己。（米勒评论说，许

[80]

多在儿童时代富有见地、直觉敏锐的孩子，在成长过程中会做一名负责的好孩子来照顾父母的感受，他们在成年后成了心理治疗师。他们在早期对父母的感受和需求有着浓厚兴趣，他们就是这样利用了个人兴趣。）不同文本提供的模型并不都是相互补充的，有时完全矛盾。（一个著名的案例就是阴茎嫉妒情结①。有些精神分析流派的作家认为，女性行事的动机之一是阴茎嫉妒，其他人则不这样认为。）一般来说，精神科住院医师（或精神科临床医生）并不担心这些矛盾，而且，他们通常也不认为自己的任务是在不同模型间仲裁。他们会利用这些模型来了解患者，这些模型于他们而言就像是铁锹和修剪花园的剪刀，意义在于有用或是没用，而不像方程式，要考虑是对的或是错的。

模型的第二个来源是特权，这种特权不仅在于可以获得比平均水平更高范围的人类体验（包括严重的抑郁症和精神障碍，这是外行人很少能够看到和认识到的），还包括可以获得一些私人的感受和故事。到毕业的时候，精神科住院医师们不仅已经见过了上百位严重精神紊乱的患者，还听过成百上千的细节，这些细节详细地描述了幻想、行为、欲望、挫败等等，而大多数人只在小说和其他极少数现实中的人身上看到过这些细节。这些模型不再是抽象模型，它们是具体的故事：身处治疗中的患者连续三个月都在讲自己寻常的生活，某天却突然哭了起来；某位患者突然退出了治疗，四个月后又打电话回来；企业家之子如何被他父亲巨大的成功所压制，但又不得不因为父亲衰老了而去照顾他。这就像年轻的精神科医生在一次又一次地面对棋局，他们看到别人的生活

① 阴茎嫉妒（penis envy）源于弗洛伊德的精神分析理论，认为女孩在性心理发展期会有意识或无意识地因为自己与男性在生理上的差异而产生委屈、自卑，甚至嫉妒的心理。这种"嫉妒"不仅是对生理特征的羡慕，更暗示着对权力社会地位的渴望，该理论认为这种感受会影响女性的性格形成及其成年后的关系模式等。现今也会用于因自身生理构造产生自卑的男孩身上。

在自己眼前徐徐展开，然后针对不同的情景寻找不同的应对策略。这些特权也让精神科医生能够对自己说："啊，虽然这是你对你哥哥死亡的反应，但并不是所有人都会有这样的反应。你的反应很独特，它也告诉了我关于你的一些事情，因为我看到过人们对不同问题的相似反应，我也看到过人们对相似问题的不同反应。"

　　这种学习过程可能有助于大多数的年轻精神科医生更准确地感知他人的情绪。[18] 至少，这个过程可以帮助住院医师区分情绪以及它们在不同环境中的角色。我认为，这个过程还能让住院医师更敏锐地感知到情绪，我的证据简单且具有观察性。我认为，在这个世界上生活了这么多[81] 年，随着时间的推移，善良的、以精神动力学为导向的住院医师们会变得更加直觉化。在他们与人的会面中，他们似乎能够在短时间内以听起来非常真实的方式总结出这个人的经历。有些住院医师会被认为是"巫师"，他们能够与患者交谈，施展令人惊叹的共情技巧，让对方觉得住院医师已经深深地理解了他们。即便如此，这种理解无疑也是以一种独特的方式形成的：一个人的行为有很多可能的解释，在这些解释之中，治疗师选择了其中一种，而且，由于没有人对自己生活的解释是单一的，所以患者被理解的感觉本质上产生于他自己观点与治疗师观点之间的沟通协商。还有一点，我必须说的是，有些精神科医生从来不会吸取教训。在培训初期，有些住院医师在精神动力学领域是不得要领的，当他们轮转结束后，他们还是老样子。

　　"这是个令人焦虑的职业。"另一位住院医师在他第一年轮转结束时说道。在我整理我的手稿和笔记时，我发现心理治疗似乎有不同的模式和阶段。首要的，也是最常见的，就是被拒绝感和缺陷感，同时混杂着精神药理学更容易掌握的认知。在他们大部分的轮转时间里，所有精神科住院医师都会在一定程度上感受到自己的缺陷。他们怎么会没有缺陷感呢？有位二年级住院医师，他对心理治疗持怀疑态度，但是在他的期望中，一位优秀的精神科医生也应该是一位优秀的治疗师，他说："我感觉自己就像个江湖骗子。实际上，每周都会有人来找我做心理治疗，我却并不知道自己在做什么。我的督导师安慰说需要花费十年的时间才能如鱼得水地进行心理治疗。我会想，十年？十年？在我住院医师轮转结束之后，我没有想要继续做精神分析，但是我试图变得自信起来。我想，别跟我说这些废话。但是每个人都告诉我需要十年。所以，现在我感觉好多了，但是我仍然在精神药理学方面更有安全感；而在心理治疗方面，安全感就少很多。我对此深感困扰。做一个称职的精神药理学医生比一个称职的心理治疗师更加简单。患者们似乎都没有好转，或者患者们停止了治疗，我感觉很糟糕。我很焦虑，因为，尽管我知道我需要花费十年的时间，但是面对一个新的督导师的时候，我还是会害羞，觉得自己很愚蠢。"

住院医师必须投入到心理治疗中去才能够在实践中感到轻松，这导致了他们轻微的偏执状态。如果住院医师认识到有新的看待事物的方式，自己却无法站在这样的角度，他会觉得每个人都在对自己指指点点。当然，他是对的。资深精神科医生们会开会讨论住院医师们的情况和他们正在做的事情，这些讨论大多关乎住院医师们的个性，以及他们 [82] 是否能够成为精神科医生。"他们会开会讨论，"菲尔在他轮转第二年里说，"他们会讨论我们，我很肯定他们认为我太爱交际，太外向了，这很不公平，我无法忍受这些。"

菲尔被认为是一位还算有天赋的治疗师，但是他并不是一个非常智慧的人，他在培训过程中也感到了不自在。到了培训第二年年初，他已经显露出了作为猎物的防备姿态。他说："在我成为精神科医生之前，我在潜意识层面是无辜的，但是现在，我在潜意识层面上是有罪的。这一年我过得很艰难，我认为精神科培训比其他领域的培训都要难。就我自己，我对个人职业身份、胜任工作的才智、成为一名精神科医生的能力有过很多的自我怀疑，不确定自己是否具备这些素质。在心脏病学中，如果有人有某种心律失常，那么只对应一种特定的治疗方法，如果这种治疗方法不起作用，那么也会有一种特定的替代治疗方法。而在精神病学中，首先，没有任何像心律失常这样具体的诊断，但是你又必须在某种层面上做出恰当的临床评估。如果你忽视了一些细节，那么你又会被召唤过去接受批评，你就不得不问自己，我为什么会忽视这些细节？这很有可能与我内心深处的某些细节有关，所以我必须认真地自我分析，才能明白为什么忽视了这些细节。

"在精神病学中是没有任何借口的，你做的每件事情都有原因，在精神科医生的心里，环境因素是不存在的。资深精神科医生总是把目光放在你身上，并对你评判。有一天，轮到我值夜班，我从晚上十一点睡到凌晨三点半，早上六点我又睡了一觉，但是不知为何，我的手表没有叫醒我，因此我签到晚了，但是'我的手表没有叫醒我'这个借口毫无意义。由于某种原因，我错过了时间：潜意识的动因导致我的手表没有叫醒我。这是可以理解的，任何一位精神科医生都会说这是可以理解的。我的潜意识是有罪的，它不想让我参与早上的签到。"

学习过程的最后一步是培养掌控感。人们似乎能够感知到谁能成为优秀的治疗师，尽管可能从没看过专家们的工作，这也说明了这个职业的一些有趣之处。很显然，住院医师和资深精神科医生们对于谁有可能成为优秀的治疗师有明确的看法，这些判断通常相当一致。毕竟，用自身去理解另一个人的自我的能力并不是一种神秘的品质，而是人类直觉的一部分，有些人天生就有，而心理治疗师更是会锻炼自己这样的直觉，即使他们通常就属于这类人。令人感到奇怪的是，磨炼的过程会让人觉得自己正变得不自然。它改变了心理治疗师看待并思考他人的方式，以及他们对人做出反应的方式。有的时候，优秀的心理治疗师会说

[83]

他们一直拥有自己现在所学的技能，但是有技巧地使用这些技能彻底改变了他们。至少他们自己是这么认为的。

在生物医学和精神动力学两种方法中，一个人所学的东西会影响他看待问题的方式。医院的精神科医生（或者更具生物医学思想的精神科医生）学着记忆模式，并开始以一种粗糙却有效的方式使用它们。他们学着从疾病角度思考，并像鸟类观察者识别不同的鸟一样迅速而令人信服地识别这些疾病。对他们来说，患者的问题在于患有某种疾病，作为一名优秀的精神科医生需要从这种疾病的角度来看待患者。在他们看来，患病和健康有着明显的区别。门诊部的精神科医生（或者精神动力学方向的精神科医生）则学着去构建出患者的复杂生活。他们围绕患者与他人相处的方式、致使患者自我伤害的情绪和潜意识动机等方面来思考。在他们那里，健康和患病之间并没有明确的界限，患者的问题在于他与他人的互动出了错，而成为一名优秀的精神科医生则需要理解这是怎么发生的，以及为什么。生物医学和精神动力学方法都把人类的痛苦这种复杂的混乱简单化，以便能够做出应对。在这个过程中，两种方法各自将痛苦的患者构造成了不一样的人。

第二章

伤害之箭

　　了解患者的问题只是精神科医生学会与患者建立关系的一部分，另一部分是要学会对患者有所感受，并学会判断谁对谁来说是一个风险因素。不幸的是，医学培训中的残酷经历往往会让年轻的医生，包括年轻的精神科医生，认定患者对医生来说是伤害的来源。在心理治疗培训中，伤害之箭会指向另一个方向。当然，实际情况要比这复杂得多。但是很多关于医院的经历会让年轻的精神科医生感到与患者分离和疏远，心理治疗门诊则会让他们产生更纠缠、更亲密的参与感。

住院部

医学院培训

　　当我还是实习生的时候，有天早上我去查房，听到有位同学在讨论他前一晚值班的事情。他说："哦，有个女人走了进来，我们做了如此这样那样的事，但所幸，她在早上去世了。"令我震惊的是，我理解他的感受：如果她还活着，他就多一人要照顾了。

——住院医师

　　就像上述情形，患者通常被视为威胁医生安危的存在，这也是我们国家医疗教育的结果。精神科医生最初在现代医院内部实习。他们是医生。在五年的时间里，无论在医学院还是实习期间，他们都要即刻直面躯体，这些躯体往往有其可怖之处。与我们不同，他们要直面衰老的生命，直面破裂的血管、松弛的肌肉。他们会看到身体垮掉，还会看到躯 [85] 体在车祸中支离破碎，被癌症侵蚀。在医学院，准医生们会解剖尸体的腹股沟和大脑。年轻的医学生在约会时看到的不仅仅是桌子对面帅气的脸庞，她还能看到对方健壮的由肌肉、静脉和神经组成的脖颈，她自己曾经切割、固定并研究过这类的模拟物。五年来，这些年轻人切除死肉，做心脏按压，协助手术，缝合伤口，进行皮下注射，并记住身体的每个部位，最终，他们每三个夜晚要有一晚睡在医院，这些培训强度太大，很少有人能想象到任何其他的训练会有如此高的强度。

　　这样的经历似乎永远改变了医学生。至少，精神科住院医师从医学院和实习医院出来时，几乎还处于一种震惊的状态，他们谈论医学院的方式就好像人类学家谈论自己在遥远的、未开化的田野中度过的岁月一般。没有去过那里的人不可能理解这种感觉，而因为他去过那里，所以他会变成某个团体的一部分，而其他未去过的人是无法加入这个团体的。这种感觉曾经很困扰我，因为我永远无法理解精神科医生的感觉，除非我去医学院，并竭力完成实习。有位住院医师甚至说，他理应得到一笔丰厚的薪水，因为医疗培训太痛苦了，30 年高薪的临床工作也不足以弥补他这五年的痛苦。但我开始相信，在医学训练中，对自己的认识会发生不可逆转的变化。从某种程度上说，确实如此，如果一个人没有过连续工作一整夜后再去急诊室为垂死的患者抽血，他是不会真正理解这种感受的。有位在土耳其进行了田野调查，随后在医学院扮演观察员兼教师的人类学家同意这样的看法：“在医学院，不仅是语言跟土耳其语和英语不同，而且开始呈现出来的世界维度——人体、病理学、医疗方案等复杂的细节，也与我日常生活的世界非常不同，其间差异远超我在其他领域研究中所经历的。"[1] 我认为，使医学培训与其他职前培训经验（法学院、研究生院，这些地方所需的学习时间可能也很长）有所不同的关键在于，在医学上，医学生的无知或错误可能会成为一个人当场死亡的原因。当然，实际上这种情况是少数。学生们会接受充分的督导，医院的急诊处理也非常周到，学生们的无知（通常）不会造成太大伤害。然而，大多数人读医学院是为了成为一名医生：治愈患者，拯救垂死之人。特别是现在，当 20 世纪 80 年代的金融暴利在医疗改革的热浪中逐渐消退时，人们开始涌入医学院学习如何治好疾病。学生们[86] 在医学院学到的最重要的一课就是他们肩负着生命的责任，而第二重要的是，他们无法负起全部的责任，他们永远无法学到自己设想中的那么多，也无法像自己本应该的那样有用。

这种无力感和责任感之间痛苦的拉扯，是医学中首要的，也是最为明显的情感状态，社会学家称之为"不确定性训练"。[2] 医学生要学习大量的知识，与他们本科时代不同的是，本科时他们读书是为了一个体面的成绩，而现在，医学院的文化告诉他们，掌握这些知识并不是为了自己的荣誉——大多数医学院并不会给学生打分——而是因为他们需要这些知识来做好自己的工作。你不能对患者说："对不起，那天我没有去上课。"这只会成为一个幼稚的笑话。住院医师说，他们付出了巨大的努力来记忆这些医学知识，他们也震惊地认识到自己的局限。有位精神科住院医师告诉我，他把人体的解剖结构写在数百张索引卡片上，把它们都钉在墙上，考试前，他会紧张地一边踱来踱去，一边死记硬背卡片上的内容。后来，他通过了考试，大多数医学生都能通过考试。然而，他们还是会意识到自己的不足。没有人能够掌握如此庞大的解剖细节，况且，在人们所掌握的关于疾病的各类知识中，对于描绘、记录以及如何克服身体的衰退，我们也知之甚少。[3]

医学生们很快便学会了超然。在解剖实验室里，这样的心理需求似乎第一次变得明显起来，学生们要花三个月到一年的时间解剖一具被甲醛浸泡过的尸体，并识别其不同的部位。据在解剖实验室里研究学习过程的社会学家报告，从实验的前几周开始，乃至在之后的整个过程中，医学生们都会讲一些"尸体故事"，其中一些学生会在实验室之外的地方开恐怖的玩笑，比如，用一只断手递钱给公交车司机之类的。对于公交车司机们想象出来的恐怖画面，医学院的学生们会捧腹大笑，笑声也彰显了他们在这方面的耐受性。这位社会学家观察了医学生前六个月的培训，在此期间，他观察了解剖实验室、医学生们对当地医院垂死患者的探访，以及在精神科访谈中出现的首位意外死亡的受访者。大多数学生拼命不让别人知道这些经历对他们来说有多么艰难，他们中的大多数人都努力寻求一种"斯多葛主义伦理"，这种伦理基于如下公式：情感主义等于软弱，等于缺乏科学客观性。社会学家说，寂静之幕笼罩在了与尸体相关的经历之上：医学生们都不想让别人知道这些尸体影响到了他们，即使有很多证据证明，他们确实会被影响到。（他们中的大部分人都惊恐地拒绝将自己的身体捐献给医学院的解剖实验室。）"解剖人体 [87] 是成为医生的情感能力考验，其重要性不亚于医学院入学要求中的高均绩或优异的入学考试分数。"[4]然而，要知道，对于医学生情感能力的真正考验在他们的实习战场中，大多数医学生似乎都非常害怕无法维持自己的超然。

　　疾病理论放大了他们的超然。医学生深刻意识到，要把人的身体看作有机体，而不是某个人。有位医学生在访谈中说："在谈话中，我发现我自己……我会开始想，你知道吗，如果我拿手术刀在你这里划一刀，那会是什么样子？"有位身处解剖实验室的人类学家说："偶尔，我走在大街上的时候，我会发现自己只是一具具躯体中的一具，而不是一个个人中的一个人。"[5]医生们被教导的，也是他们比其他专业人士更深刻理解的，即我们是身体的产物，他们也非常痛苦地明白身体的发展历程就是我们的生命。当医学生解剖人体的时候，教学目的是让他们能够说出且了解人体中的每个部分，把我们所看到的一团团黏糊糊的东西变成人体图谱。当他们记住身体进程中的微小细节时，他们同样会把对疾病的恐惧情感转化成科学性的实体。这样的转变使疾病中的人与痛苦消失了。[6]

因此，对于年轻的医生来说，他们所爱之人患病是非常奇怪且令人沮丧的。我有两位精神科医生朋友，他们倾听家人的担忧，在电话里诊断出癌症已经转移，然后看着他们死去，在此期间，我的朋友一直引导着家人做检测、咨询医生以及接受化疗，但是这些最终都无济于事。我们大多数人面对疾病时都身处医院，伴随着消毒剂味的喧嚣，这些仿佛能够带来隐隐的安慰。我们相信——至少我们希望——现代医生们只要足够努力，就可以治愈任何疾病。医生们很少抱有现代医学所向披靡的幻想。他们知道如何问关于身体本身的问题。"这是一个深刻的转变，"有位住院医师悲伤地说，"我记得我有个朋友从欧洲打来电话，说他病得很重。我没有顺着我朋友的话说，没有去感受在国外生病这件事情是多么糟糕，我反而开始询问各种临床问题，非常详细、谨慎。我知道的太多了，看到的也太多了，这使我无法再像从前一样在情感上给予他支持。"她是医生，她的朋友是患者，患者并不是朋友。她解释道："我会把注意力集中在事件上。我会把事件当作一种现象，而不是发生在我妈妈身上的事情。"对于一位年轻的医生来说，家庭疾病变成了一种令人烦恼的"复式记账"。新医生们足够了解主治医生所做的事情，他们并非一无所知，因此，一位年轻的医生可能会发现，自己在母亲去世这件事情当中扮演着一个重要的能动角色，他知道母亲需要他人的意见，知道母亲应该联系谁，也知道医生的保证是空洞的安慰还是真的在给予建议。然而，他越是保持冷静以便了解专家的看法和治疗方案，他在母亲的生命旅程中参与得就越少。他是医生，母亲是患者，他需要距离感来

[88]

维持自己的判断力。但是，他又是她的孩子，而她生命垂危。

　　这是一种疾病模型，在该模型中，身体是无意识的，人类的意图和个性也从身体中消失了，就像照片上的人物被太阳晒得发白一样。在医学院，学生们学到的是，疾病根源于身体，医生的工作就是通过身体功能失调来定位疼痛的根源，并对此治疗。在医学院的最后两年被称为"临床年"，当医学生们完成讲座以及实验室课程后，他们就会像听话的影子一样跟在医生身后四处游荡病房，他们的主要任务是学习如何记录并呈现某个"案例"的突出事实，以及患者的患病经历。这个过程被称为"收集病史"，其中还包括"鉴别诊断"。这是一项按议程编写叙事性历史的练习：在患者表述的模糊故事中识别可能是疾病征兆的特定症状，"收集病史"意味着收集可用的信息，并以一种使疾病潜在征兆明确的方式呈现出来；"鉴别诊断"意味着确定症状可能指向哪些疾病，以及其合理性的可能顺序。对一个人的叙述已经成了对身体的个案研究。"当你参加医学培训计划的时候，你治疗的是问题，而不是患者，"有位精神科住院医师不无苦涩地说，"你要把患者的脸庞从眼前拿走，把患者作为疾病，那才是你看问题的方式。比如，你治疗的不是琼斯先生，而是这个房间里的心脏病发作，或是胃肠道出血，或是随便什么疾病。"

　　医学院的英雄主义是用解决方案来应对患者抱怨的难题（比如他的肝脏问题），即诊断出患者抱怨的问题是何种疾病导致。医学生在医院里进行短期实习（通常一到两个月），以初学者的身份学习医学方面（精神科、妇产科、外科等）的专业知识。通常，他们会被分派几位患者来"锻炼"：他们要与对方交谈，找到做医生的感觉，学习如何收集病史。称职的医学生会在查房时汇报患者的情况，并接受指正。也就是说，当科室医生们聚在一起讨论患者的时候，医学生会按标准流程描述自己的患者，列出证明特定疾病存在（诊断）的症状史，同时也列出其 ［89］

他合理解释的可能性，在进一步确定诊断之前，这些可能性必须予以排除。一个称职的医学生会说，自己知道该如何像医生一样思考——尽管是以一种不太成熟的方式，而一个卓越的医学生会通过更加仔细地阅读实验结果，或者在期刊中比前辈们更加深入地研究某个课题，来解决令资深医生们都困惑的问题。他们对问题的解释都具有一样的结构：有个隐藏的生物学问题需要加以推断。

医学生们的这一课往往是在羞愧和耻辱中学会的。查房时，资深医生会打断住院医师的案例汇报并转向医学生，要求她对充血性心力衰竭做出解释。这些出人意料的公开考核在精神病学领域并不像在其他医学领域那么普遍，但是学生们还是会觉得这样的事情可能发生，当医生们这样做时，学生们会安静下来，变得无比僵硬。医学生们生活在对当众丢脸的恐惧和恶毒的羞辱中——"如果你毕业了，那我只愿上帝保佑医学界！"——这样的情况时常发生，这足以让医学生们的焦虑情绪高涨。在医学回忆录的描述中，医学院几年的训练时期充满了令人畏缩的尴尬和令人窒息的无能为力感。几乎不需要什么真实的羞辱，医学生们就会有这样的状态，因为他们强烈地意识到，医生对于患者的生命健康负有最终责任。

在医疗责任中，对疾病做出正确的推断是医生的工作。现代医学中，我们已经掌握了非常多的知识，但还是有很多是我们不知道的，这些干预措施——手术、化疗、细胞杀灭、激素药物等——可能对身体造成巨大的伤害，那么正确识别疾病就至关重要了。尽管如此，在许多情况中，仍然没有血液检测或扫描可用以证实医生的推测，因此，医学生在医学院学到的最后的，也是强有力的一课是，经验比书本知识更加重要，重要的是患者是否好转。"不良结果"是对患者死亡的委婉说法，优秀的医生有很多这样的经验。然而，他成为一名好医生的原因是，他很少犯同样的错误——络绎不绝的患者给了他临床经验，这使得他能够准确地解释患者的症状，通过患者病情的好转，医生也能够获得声誉。医生具有自主性，同时又负有责任，对医生来说，重要的是他最终能够获得经验，成为专家。医生们非常讨厌将治疗的主动权交到保险公司的手上。

（示例）上帝之家法则

[90]

患者是染疾之人。

患者总是能伤你更深。

唯一轻松的任务是死亡任务。

提供医疗服务是尽可能多地不做任何事情。

——塞缪尔·谢姆（Samuel Shem）《上帝之家》（*The House of God*）（第 420 页）

该书是一部关于医学实习的黑色幽默式的叙述。几位住院医师在谈到这本书时不禁说："当我在医学院读到它时，我觉得它很荒谬，也很极端，但是在我开始实习后，我发现这本书说得其实很委婉。"

实习

在医学院学习了四年之后，医学生们要进行一年高强度的实习。据人类学家所知，医生离开实习岗位时，他需要学会两个重要的课程。

首先，到了年底，医生会感觉自己像个医生了，他能做腰椎穿刺、输血和心脏复苏，他可以对"患者处于死亡边缘"这样的警报做出响应，挽救患者的生命。他觉得自己是个称职的医生了。

其次，患者成了敌人。在许多医院，实习生每周会在医院里度过一百多个小时，他们大概早上 7 点到医院，晚上 7 点离开；第二天早上

7 点到达，再下一天晚上 7 点离开（不是当晚，而是再过一天的晚上）。然后他们会重复这个过程：一晚上休息，一晚上保持清醒地工作，第三个晚上则会疲惫不堪地昏睡过去（现在，有些医院已经将时间表做了人性化改善，因为有个著名的诉讼控告睡眠不足的实习生在无意中害死了一位患者）。实习生做的往往是令人反感的工作，他们的手经常接触患病的、垂死的身体，经常是老年的身体，混合着血液、粪便和痰。他们会留在医院，直到工作完成。患者直接制造了他们的工作量，使他们疲惫不堪、劳累过度、痛苦万分。

即使实习结束，入院流程的办理也经常被他们称为"当头一棒"。病房的工作人员——实习生和住院医师——轮流来为患者办理入院。在精神病学中，取决于医院和医生的专业水平，入院流程通常花费一到三个小时。这意味着，如果你是"下一个"值班的人，但并非值夜班，根据你们组不成文的规定（夜班医生负责为下午五点以后来医院的患者办理入院），那么，当接到护士在下午四点半打来的电话（电话里说，突然有位患者要办理入院）时，你就有两个选择：你可以假装患者还没有到医院，那么夜班医生，也就是你的八个同学之一，会恨你；你也可以把入院流程做完，那么晚上的约会、晚餐或者电影你就要再一次迟到两[91]个小时。在医学中，如果患者被安排了做检查或者情况需要进一步咨询，入院流程可能要耗费更长时间。像医学院一样，实习的基本困难在于工作量太大。在进入医学院学习的前几年，要面对的内容都在书籍和图表中，而在实习期间，工作对象则变成了患者。而且，其中大部分工作都是恶心、枯燥却又必不可少的：做脊椎穿刺、抽血。患者可能患艾滋病，可能因精神错乱而大喊大叫，或者患者带有传染性疾病。正如其中一位住院医师说的："在实习期间，工作太忙了，以致你会开始讨厌患者、怨恨患者。工作太困难了，我甚至希望我的患者是昏迷的，这样你就不需要去问他们的病史，只需要检查他们的实验室数据就足够了。"

有时，情况会变得更糟。我有一位精神科朋友，她在实习期间被分配到艾滋病防治科室，这种情况并不太常见。可想而知，她在抽血方面还是个新手。在她到科室不久，她为一位患者拔针的时候，不小心把针扎进了自己的手指。当时她想立即离开病房，然而，她却因此昏死过去了。最终她并没有被感染，但是她把那段尚不知晓情况的昏暗时期形容为奇怪的、存在主义的荒漠。她选择医学，部分原因是她喜欢，部分原因是她觉得这让她有安全感，但现在，因为选择医学，她却以为自己要死掉了。

> 那天清晨，当我走进（医院），我从健康明亮的 7 月进入了充满病态霓虹灯的医院，走廊上散发着季节性恶臭，我也变得沮丧起来。我经过了"黄男"（一位有致命肝病的捷克患者）的房间，外面放着标有"危险—污染"的袋子，里面装满了血迹斑斑的床单、毛巾、手术服以及设备。房间里到处都是血……伦特（另一位实习生）跟我们说了关于交叉输血的事情，就是把旧的血液从一根静脉中抽出来，再将新的血液注入另一根静脉："事情进展得非常顺利，我从腹股沟位置取出了针，准备把它插进最后一个血袋中，这时，那位长得像海豚一样的护士——西莉亚，把另一根针从'黄男'的肚子中拔出来，然后……针就这样扎进了我的手里。"
>
> 接下来就是一片死寂，伦特似乎要死掉了。[7]

在《上帝之家》中，伦特当然没有死掉。但是在这部别人一直向我提起的经典讽刺小说中，作者并没有传达出实习过程的全部血腥画面——那些过度劳累的场景、可怖的老年人身体和某些更加可怕的疾病，以及在死亡面前鲜活又野性的医生护士之间的性爱。与住院医师们相处了多年，在医院那被过度擦洗的走廊穿行了多次之后，我意识到，小说中那些看起来很过火的部分其实是一种仁慈。

[92]　　残酷的制度孕育出冷酷无情的幸存者。医学领域有一种大男子主义文化，从一个残酷的阶级传承到另一个残酷的阶级。那些熬过了不眠之夜、熬过了艰难岁月的人，常常把坚韧视为一种美德，同时，他们还说服自己，那些虐待会让后辈走在正确的道路上。实习医生在医院里的地位是最低的，只比医学生高一点，而且他们只实习一年，所以他们往往是医务人员中最可有可无也最容易受欺负的人。《上帝之家》的主人公哀叹道："我说我也爱她，但这是撒谎，因为他们摧毁了我身上与爱有关的某些美好的东西。甚至在她关门之前，我就已经睡着了。"[8]接连有住院医师告诉我，在实习生抽血遇到困难时护士会拒绝给予帮助，或者护士会要求实习生必须在三小时后回来更新医嘱签名，这样实习生就无法签一回字就回去睡觉。护士以此来惩罚实习生（但住院医师告诉我，护士并不会对自己欣赏的实习生这样）。他们还告诉我，资深医生轻视初级医生，初级医生轻视住院医生，而所有人都羞辱实习生。"不了解实习，你就无法了解医生，"有位一年级住院医师激烈地说，"我痛恨这样，这太可怕了。你知道《上帝之家》这本书吗？情况就像书里写的那样，我发誓。"

所有这一切——责任、等级制度、自主性、对患者产生怨恨的诱因、关于该做什么和不该做什么抱有的令人恐惧的不确定性——带来的后果，是成长中的医生会被某种文化标准所评判，这样的评判甚至比对技术能力的评判更加重要。学生会犯错误，年轻的医生第一次做体检或腰椎穿刺时也会犯错误。技术失误（给药剂量）和判断失误（是否给药以及患者是否真的患病）都是缺乏经验导致的错误。真正重要的是，你要表现出从经验中学习的意愿，以及随之而来的对患者的尊重（无论你多么痛恨他们使你错过了那天晚上的电影），还有对经验的尊重。有位人类学家针对外科手术中的错误做了研究，他把自己的研究命名为"原谅与铭记"（*Forgive and Remember*）。他认为，原谅与铭记是外科手术的道德准则。错误可以被原谅的，只要不再重复出现，只要年轻的外科医生认识到自己犯了错误，并且表明自己希望继续学习。毕竟不幸的事故确实是会发生的。一位患者在入院和出院的时候都表现出了符合溃疡诊断的所有标准症状，结果却是患上了一种奇怪的食道癌并因此而死。一位性侵受害者说自己腹部有刀伤，结果她背部也有刀伤，在腹部被缝合时，她因背部流血过多而死。医院里经常发生可怕的事情。不可原谅的错误是一位医生犯了与自己水平不相符的错误。[9]

　　通常，这种文化精神会成为一种深刻的传统力量。当然，在任何领　　[93]域看起来符合该学科赞许的正面形象都有所助益，脱帽提问便是这样一种礼仪和风格。在大学里，不管是文科还是理科，对这样的形象假设都不陌生。然而，学术界有清晰而明确的理解，认为科学家和学者的水平是根据其学术成果来被评判的，他们的年龄和经验只可能为他们带来一些没有权威性的虚张声势的资历。反过来，医生们被灌输了一种强烈的信念，那就是他们要有医生的风采，看起来像一位医生是非常重要的，医生们还认为，那些更有经验的人通常都是对的。由此可见，医生职业的传统力量巨大，影响着一年级医学生们的衣着和举止。我去过的每一家医院都有一个不成文的着装规定，医生们穿得看起来都很像，但是他们非常明显地与护士不同，这在不需要穿制服的精神科尤为明显。大多数护士都随意又舒适地穿着运动鞋和运动衫，医生们的着装则迎合主流权威。从印尼休闲时尚风到阿玛尼和领结，医院的本土文化各不相同，但是医生们的标记总是清晰可见的。"通过你的穿着，我就可以看出你是不是一名医生。"有天晚上，一位患者说。他说的时候并没有看我，而是看着与我一起值夜班的女人。我不记得我当时穿了什么，但是我记得那时我突然意识到，为了融入那家医院的医生群体，我必须穿亚麻衣服和高跟鞋。与衣服一样，医生的风格也是如此：年龄和经验会带来极富魅力的权威，这让医生们希望看起来有医生的样子，那些违反标准的人会被群体边缘化。

年轻的精神科医生在实习期结束时能够清楚地感受到医生和患者的区别：患者是使医生身体疲惫、遭受危险和羞辱的根源，医生则因自己的角色而具有优越性及权威性。我的一个朋友是精神科的住院总医师，她要参与对下一批住院医师的选拔。她指出，她的任务就是专门寻找那些不会只吸收特定信息的人："当我寻找好的住院医师时，我看重的最重要特征是开放性思维：他们不会很快下判断，他们也很谦逊；在形成自己的意见之前，他们能够静静地倾听，他们必须让人们的声音能够被听到。不管怎么说，这确实是优秀临床医生需要具备的一类品质。除此之外，临床医生的其他特质也很重要：要有责任心，要有满足患者需求的能力，而不是只满足自己。我寻找的就是这些东西。同时，他们还需要拥有与各种各样的人融洽相处的能力，有与人自然相处的能力。他们需要具备宽容心、责任感及舒适感。

"一旦住院医师们来到医院，你就想要鼓励他们学习拥有'良好的临床判断'，这是一种难以用言语描绘的技能，其最主要的特点是能够[94]　利用患者过去的经历来预测他们未来的行为。如果医生都对患者的病史充耳不闻，医学就会遭殃。有时候，人们会无缘无故地预约一大堆测试；有时他们不会做昂贵的测试，但是那些测试恰恰是他们应该做的。你必须用心倾听，因为患者们不会直截了当地讲出自己的故事。

"这就是精神科医生被认为是好医生的原因之一，因为他们确实会用心倾听。倾听还能帮患者省钱。有一次，我们有位患者试图自杀，因为作为一名音乐家，她无法继续演奏乐器了。她之前被告知是心境疲劳。她来到科室，我们认真地听她讲话，仔细倾听后，你会觉得她这是重症肌无力（一种神经功能受损导致肌肉衰弱的疾病），事实也确实如此。如果一开始，医生认真听了她的话，这位患者就可以避免经历自杀未遂后昂贵的 ICU（重症监护病房）之旅。这就是医生的工作，这太重要了。"

住院总医师选择未来的住院医师时，她寻求的是那些完好保持着人文主义精神在实习中幸存下来的人。

尽管如此，医院的精神病学培训仍然要求人们保持对情感的超然，这在医学院学习和实习过程中都是非常重要的一课。例如，基本活动令人感到琐碎：为患者办理入院、开处方药、每日查房、填写表格；精神药理学的讲座囊括了医学院讲座呈现的各类知识风格；住院医师们要记住药物清单及其副作用，同时还需要了解它们的作用机制，就像他们在学生时代记忆身体部位及其机理一样。精神科医院的环境也重现了医学生实习时的医疗环境：医院的走廊、熙熙攘攘的急诊室、病房、查房、组会。医生的角色与实习时也相差无几：应当做出一个相对合理的诊断，不管怎样，不能在查房中被人呵叱；还需要开出合理的药物。

实习经历也延续了医生对患者的敌意。在一个没有为无家可归者提供充分设施的城市医疗系统中，我尤为深切地体会到这一点。在富人区，有家退伍军人管理医院（Veterans Administration Hospital），医院坐落在公交沿线的一片优雅的区域，还有一家大型城市医院坐落在市中心。每天晚上，住院医生们会有排班，他们要负责从下午五点到第二天早上七点的精神科值班，值班结束后他们将继续第二天的工作。在我的田野调查期间，住院医师们一般每周要值不止一次夜班。

在医院系统中，值夜班的主要负担是，有许多有慢性病又无处可去 [95] 的患者——他们中的大多数还会存在药物滥用或酗酒的情况——会试图说服值夜班的医生，从而入院获得免费的床位过夜。特别是在退伍军人医院，这些人会在夜晚某个奇怪的时间点出现于急诊室（公共汽车整夜都有），声称他们脑海里有个声音，他们感觉自己有自杀倾向，必须住院，否则便会自杀。"让我最震惊的是，"有位一年级的住院医师说，"有这么多患者把退伍军人管理医院看作自己的家。这非常令人沮丧，我一次又一次地遇到这种情况。如果我处在一个没有那么多人觊觎某些东西的环境之中，我会更相信别人。在这个系统中，你经常听到'自杀'，但这些人并不都是真的想要自杀。你会因此变得怀疑一切。"这些患者一般都是体重 200 磅的大块头男人，通常都蓬头垢面、不修边幅。警卫人员本应搜查这些人是否带有武器，但是他们一般都太忙了。住院医师——很可能是一位 27 岁的小个子女性住院医师——会把这样的患者带到走廊尽头的访谈室，远离急诊室的开放等候区。原则上，住院医师可以请警卫守在门外，但是，他们很难找到警卫，而且警卫们往往都不配合，警卫还会认为这样的要求显示出他们非常软弱无能。因此，住院医师将独自面对一个可能很危险的大块头男人。住院医师知道，这个人可能会不顾一切地想要一张干净的床过夜。如果住院医师基于这个男人自己宣称的自杀倾向而将他收治入院，他在医院睡了一觉，酒醒了，早上起来精神振奋，那么，这位患者所在的医疗小组组长很可能会训斥住院医师。但如果住院医师拒绝给这位患者办理入院，则可能要承担被这位患者咒骂的风险，患者甚至可能会愤怒地扑向住院医师。

除此之外，住院医师还面临着患者可能真的有自杀倾向的风险。当我在退伍军人管理医院的时候，有位住院医师在经历了一年这样的情况之后，厌倦了被患者的谎言操纵，拒绝为这样的患者办理入院。然而，有位患者确实有自杀倾向。因此，她受到了严厉的斥责，整个住院部都知道了她所犯的错误。之后的几个月里，她都觉得非常丢脸。资深医生告诉初级医生，只要患者有任何可疑之处，他们都必须收治这位患者。但这些只是冷冰冰的话语，住院医师非常清楚地知道，如果收治不当，那么自己在第二天早上就会显得非常可笑。因此，住院医师是守门人，守护着理想之地——一张温暖的床，但他们还是房子的仆人和下属，这幢房子由严厉的主人管理着。毫不奇怪，住院医师们还要花很多时间来担心如何保护自己。有位一年级住院医师说："当我对陌生人进行评估的时候，我会看这个人是否安全，他是会跟我说话还是会直接跳过栏杆试图自杀，又或者会掐住我的喉咙，因为他觉得我像恶魔或者像他妈妈。然后，我想知道的是，他是否只是在浪费我的时间？他是否只是需要我给他填一份残疾人表格？他是个怪人还是真的陷入了困境？天啊，这些骗人的家伙真的很厉害，他们真的可以愚弄到你。" [96]

一天晚上，我与一位住院医师一起值夜班，她是一位穿高跟鞋的娇小女人，比较善良，富有同情心。晚上，在我们开始值班几个小时后，我们得到消息，有一位患者在急诊室等着见我。患者是个瘦弱的中年男人，衣衫褴褛、邋里邋遢，在一番交谈后，我们看出来他真正想要的是一个睡觉的地方。他说自己需要"戒毒"——他正在从可卡因中逐渐清醒过来，但是他并不符合退伍军人管理医院物质滥用科的入院标准，即使符合要求，他也不能如此突然地被收治入院。住院医师对患者说了对不起，便去给镇上的各个收容所打电话，但是都没有空位。大约过了半小时——在此期间，她可能还有其他任务要处理——她回到咨询室，告诉这个男人，没有地方可以接纳他。

起初他并不理解。他一直说："我梦见了一块石头，如果石头一直在这里，我就无法控制我自己。"后来，因为显然这位温柔的住院医师不会让他住院，这位患者便猛地向前扑去，想要打她（幸运的是，他躺在一张有侧边栏的床上，侧边栏阻止了他）。住院医师并不惊讶，她退后一步，镇定了一下自己，礼貌地叫来了警卫。这时，患者又叫又打，他扯下腰带，开始用腰带捶打自己的手腕。四名警卫跑进来把他按在床上，其他人去找皮制束缚带，他们要把他绑在栏杆上。现在他可以被收治入院了：他符合对自己或对他人构成危险这一条标准。那位住院医师看起来很冷静，但是后来，当我们走进一间私人办公室，我问她是否还好时，她突然大哭了起来。

有时，患者是被迫入院的。患者被警察带进来，因为他在街上为自己的兄弟比尔·克林顿助选。患者对医生大喊大叫，威胁要起诉他们。事实上，患者在被收治入院之后把医生告上法庭的事情并不罕见。如果患者已经被收治入院了，她便可以要求开庭审理。如果她能证明自己可以照顾好自己——她有足够的能力坐公交车，知道自己是谁，知道自己在哪里，如果她还声称自己没有伤害自己或是伤害他人的计划（各州法律有异），那么，无论她多么努力地保护自己免受并不存在的中央情报局特工的迫害，医院都无法留她住院。如果她精神病发作，法院拒绝释放她，那么她可能在所有人面前诅咒医生。她可能会在医护人员开会的时候躺在地上，用高跟鞋狠狠踩地毯，尖叫着说布朗医生讨厌她。像我们所有人一样，年轻的医生也想要因为自己的工作而获得赞赏。当其他患者感谢医生救了自己的命时，这些患者却并不能让他们产生温暖、自豪的感觉。

医院的住院医师必须努力保持自己的同情心，才能对抗在这种条件下滋生的"愤世嫉俗"——不是因为医院的环境，而是因为城市没有提供充足的庇护所和残疾人服务，还因为患者不会感恩医生的帮助，他们往往无法在医院里恢复到理想状态就必须出院。第一年的时候，住院医师会在退伍军人管理科待九个月，那里进出的都是慢性病患者。他们所见的是生物医学模式——大多数住院患者住院时长不足，无法进行精神动力学治疗，而且据说，大部分患者没有足够的能力接受精神动力学治疗，新来的住院医师主要责任则是写入院记录、出院记录以及开药。大多数情况下，他们都会重开上次诊疗时开的处方。在医院里，患者会"遵守"处方（也就是说，他们通常会将药丸吞下），但是他们在医院外就经常停止服药。尤其是抗精神病药物，它们经常会产生让人难受的副作用：你会感到发痒，或者无法安静下来，又或者你的身体无法像以

[97]

前那样活动自如。[10] 因此，许多患者出院后都会停药，但随后他们会病情加重，失去自理能力，然后会回到医院，重新适应药物治疗，病情好转，出院，停药，病情失控，这就仿佛一个枯燥的、毫无人格可言又令人恼火的循环。

"你可以让一位不吃药的精神分裂症患者在医院里有所好转，这很令人满意。但是，如果他一遍又一遍重复这样的过程，如果他在医院之外从不吃药，那就很令人懊恼了。同样，如果你对一个有自杀倾向的人说'好吧，我无法治疗你，因为你喝得太多了'，这也是非常令人失望的。"慢性病患者经常在他们的妄想或抑郁变得难以忍受时重新回到医院。有位住院医师告诉我，他在主病区时曾对这些疾病无情的本质深感沮丧，这些他曾与一位护士交谈过。护士告诉他，为了应对这些患者，她每隔几年就会离开病房一段时间，她说她上次离开了医院一年，当她再次回来，她已经不认识其他护士了，所有的住院医生也都换了，但是她知道每位患者的名字。

第一年，住院医师们还需要去日间精神科急诊工作一个月。急诊总是挤满了人，其中有许多人都是过来补药的。在这里，住院医师们被要求能够在没有所谓督导的情况下检查患者的症状，并开处方药。为了达到这个要求，住院医师们要挨个盘点患者的叙述，以此来确定患者的症状和处方需求。他们的目标是要摸清等候室里排队的每位患者的情况。那间急诊室诞生了我最喜欢的精神病学轶事之一。有位强硬又高效的住院医师，之前是位保镖，他迎来了一位患者，一位衣衫褴褛的年轻人，我猜这位年轻人应该是睡在桥下。年轻人被诊断为患有精神分裂症，他还报告说自己用完了自己的抗精神病药物。这位住院医师便开始在病历上迅速地记录，不断询问一些关于精神病发作的问题，以检查这位年轻人停药期间是否有精神病性症状："你觉得我可以读懂你的想法吗？""不。""你觉得你可以读懂我的想法吗？""不。""你有没有从

[98]

收音机或电视中收到过什么信息？""没有。""你认为自己有什么超能力吗？""不。""你最近对宇宙有什么想法吗？""嗯。既然你提到它了，我一直在看史蒂芬·霍金写的关于时间本质的书，我觉得他错了。即使，"他继续说，"时间就像是三维气球的表面在四维空间中的拓展，我认为时间也是有起点的，霍金却说时间是没有起点的。"医生看着他，就好像他长出了翅膀一样，然后给他开了抗精神病药物。

资深医生或许可以做些什么来减少年轻精神科医生在第一年中非常明显的犬儒心态和疏离感，然而，医学中严格的、要靠自己"挺过去"的氛围会大大减少资深医生对年轻医生的培养。住院医师与资深医生的关系充满谨慎和不信任（偶尔也会被极端地、不切实际地理想化）。大多数住院医师都会痛苦地抱怨没有人愿意指导他们，资深医生则会耸耸肩说，住院医师对接受指导不感兴趣。在一位杰出的、知名的医生身上，我看到了这种蔑视文化，这让我非常震惊。这位医生管理着一整个科室（在另一个医疗系统中），一年级住院医师们要在那里轮转。我是与班上两个最聪明，但也最害羞的住院医师一起来的，其中一位非常渴望做研究，渴望和这位资深医生一起工作。他很难见到这位资深的医生，后者太忙了，很少有时间能够待在科室里。事实上，资深的精神科医生在科室里花的时间极少，他们也很少有时间和这些新手诊断、治疗的患者交谈。住院医师们发觉，他们在组会上介绍患者的情况后，是社工和心理治疗师建议他们如何开展适当的药物治疗。他们继而向资深医生提出，是否可以有更多的督导，并减少会议的次数。资深医生召集科室里所有的医护人员开会，大概 30 人，他们大多数人都比住院医师们年长。他让[99]住院医师们表达自己的观点，然后他在房间内走来走去，逐个询问其他医护人员对住院医师观点的意见。大多数人都认为这些住院医师缺乏经验、傲慢、令人迷惑。这位资深医生接着转向住院医师们，问他们是否能为科室想出什么建设性意见。住院医师们坐在那里，默不作声，资深医生温和地笑着问他们，如果什么都不愿意说，为什么要给科室带来这么多麻烦。六个月后，那位研究型住院医师转到另一个项目中去了。

在这样的环境中生存所需的韧性与生物医学产生了某种关联。从基础医学中继承下来的生物医学精神病学与做实事有关，与行为和干预有关，与医生应该具备的处事方式有关。总结自己的最后一年时，一位住院医师说道："从基础医学来到这个不同的领域，第一年基本围绕着药物的瓶瓶罐罐、生物医药。从实习经历来看，其实没有感到很陌生。"对年轻的精神科医生来说，精神病学和基础医学之间的差异是越来越明显的——精神类疾病需要很长时间才能有所改善，与基础医学相比，精神障碍很少有干预措施，患者也并不总是会感谢医生给予的帮助——生物医学方法成为精神科医生坚持自己医生身份的一种方式。正如另一位住院医师在第一年轮转结束时所说："从生物医学到精神动力学分析都属于精神病学的范畴，但是，要成为一名优秀的精神分析治疗师，你不需要去医学院。"当住院医师开始接受精神病学培训时，他们最担心的是失去自己的医疗技能。他们会自豪地谈论自己如何保持着这些技能，谈论自己依然能够处理心脏骤停或进行紧急护理。督导师与住院医师谈论精神科医生开处方药以让自己感觉像个医生。他们会讲一些年轻医生实施治疗的事情，年轻的医生会为不能看起来像个医生而紧张，于是给不需要安眠药的患者开安眠药。

事实上，关于精神药理学的常见评论之一是，精神科医生开处方药是为了避免在心理治疗中与患者产生尴尬的亲密关系。当然，这是20世纪70年代末资深精神分析学家提出的指控，他们针对的是第一批以生物学为导向的年轻精神科医生。但即使是现在，它仍然是一个强有力的批评。有位住院医师对我说，她批评了一群精神科医生，她认为他们太坚定地要向一流的医务人员证明自己的强硬态度："在那家医院里，神经科的医生再也不要求精神科会诊了，因为精神科医生总是给精神运

[100] 动性癫痫患者开得理多，神经科医生则认为患者需要家庭治疗及康复护理。"有时，年轻的精神科医生会从生物医学角度解释情感距离，他们认为这实际上是生物医学取向吸引人的地方之一。例如，有住院医师告诉我，他不喜欢心理治疗的亲密感和情感上的近距离，在住院医师轮转快结束时，他解释说，生物精神病学吸引他的是"与患者保持舒适距离的能力。当我开处方药的时候，我不需要与患者建立真实的亲近的关系"。

这种偏见在生物医学和心理治疗领域产生了一种性别刻板印象。生物精神病学被认为是男性化领域，是男性医生做的，而精神动力学精神病学是女性的工作。当你问男性资深精神分析师，别人如何回应他们所做的事情时，他们会告诉你，其他人认为男人对感受有兴趣是件很奇怪的事情。年轻的精神科医生指出，班级里的女性往往对心理治疗更感兴趣，毕竟，普遍的文化都为女性谈论情绪做好了准备。督导师们遗憾地表示，精神病学领域有越来越多的女性，心理治疗正日益成为女性的游戏。不知道这些事实是否证实了这一点，但是，这种观念成为了文化的一个显著特征。"对我来说，生物精神病学看起来更男性化，"有位住院医师承认道，"如果你是一个男人，进入心理治疗领域是相当困难的，人们会认为你是个懦夫。"

在精神药理学中，治疗意味着药物，而不是医患关系，这是使它具有"男子气概"的原因之一。（还有个原因是，精神药理学与硬科学的联系更为紧密。）当药物起作用的时候，它们会在几周内迅速地产生效果。有一位住院医师，他刚开始进入医学院的时候对弗洛伊德和精神分析感兴趣，但是在他住院医师轮转的最后一年，他是班上更热衷生物医学的住院医师之一。他说："我第一次来到这里的时候，我的心理治疗门诊患者是一位边缘型人格患者，25年来，没有人能够帮助他。我的住院患者都是些躁狂患者，他们反复住院，服用抗精神病药物和锂药物，两周以后，他们就完全改变了，变成了正常人。我有一位极其躁狂的女患者，她在安静的房间里疯狂地乱抓空气，她还会对着墙说话。在来住院之前，她是一名教师。不到一个月，她就摆脱了这种状态。某一天的晚些时候，她走过来问：'我在房间里做什么？我表现得怎么样？'她看起来像一位完全正常的学校老师，就像我以前的老师一样。不到一周，她就重新回去教书了。在那个病房里，有的患者想要自杀，沮丧地离开这个世界。我们给他们开百忧解，三周之内，他们看起来就与我们其他人无异了。"

而且，药物可以直接起作用（除非它没有作用），可以迅速减轻患者的痛苦，给人极大的满足感。毕业的时候，有位住院医师谈到他的诊断和精神药理学技巧："我很满意自己拥有的这些技巧。这是人们有点看不上的东西，因为它有点像食谱，但是当你看到大量的患者，他们很显然需要药物治疗，你给他们开了药，两周以后他们带着巨大的感激回来找你，因为他们的生活恢复了正常运作，这令人感觉良好。"有位一年级住院医师说："自己能帮助到人，这让我觉得非常欣慰。一段时间的治疗过后，他们会说：'小伙子，那天我是真的失控了。现在我感觉好多了。那天我失控了，因为我没有服药，我不知道发生了什么，很高兴你帮了我。'"（相比之下，这位住院医师在几分钟之后谈到心理治疗时说："我从没有与患者有过长程的、持续的、亲密的关系，我不知道我是否喜欢这种关系，这让我觉得害怕，因为我觉得自己没有能力维持这样的关系。不知道为什么，感觉如果我这样做的话，就像是放弃了自己所有的科学性技能。"）有位二年级住院医师解释说："我认为使用药物是一件有意思的事，我可以开出正确的药以及药物组合，我也知道会发生什么。"还有一位即将毕业的住院医师表示："当我用药物让患者从急性焦虑中解脱出来时，我感到很满足。"心理治疗是一个缓慢又困难的过程，年轻的精神科医生对这个往往不擅长。即使他们擅长，心理治疗也不总是有用的。快速精通一项技能会让你非常满足，就算你的其他

[101]

技能还很生疏。

在诊断层面（"自杀型双相情感障碍"）、身体层面［"精神病发作需要更多氟哌啶醇（Haldol）"］以及个人层面，患者是被分开的。尽管如此，即使面对最难搞的患者，住院医师也都是富有同情心的，或者他们会逐渐变得具有同情心，许多住院医师都倡导医疗大爱。但是，医院精神病学的社会化过程让年轻的精神科医生预见到，伤害是从患者到医生的，而不是反过来。在医院里，至少在住院医师轮转的最初几年里，他们与患者接触产生的主要情绪之一是恐惧。他们害怕诊断错误，害怕早上被大声批评，也许还有一种普遍存在的对疯子的恐惧；此外，还有对人身安全受到威胁的基本的恐惧，以及对人身安全受到威胁感到的不满。"值夜班"对医生是有伤害的。医生们整晚无法入睡，或者可能整晚只睡几个小时，这让他们筋疲力尽，脾气暴躁。值夜班的时候，年轻医生面对的是充满控制欲和欺骗性的危险患者（急诊室是最危险的工作场所之一）。在市中心的医院和退伍军人管理医院比城市外的精英医院更容易产生这种恐惧。然而，精神病发作是不遵守阶级礼仪规则的。在精英医院中，患者也可能是危险的，而且他们肯定也是不领情的。当年轻的精神科医生学会做出诊断和开处方药时，他们就知道患者是可以伤害医生的，他们也学会了保持距离。

［102］

门诊心理治疗

当年轻精神科医生学习心理治疗的时候，他们明白了医生也是能够伤害到患者的。心理治疗老师会教授心理治疗的要求，要求治疗师与患者建立亲密关系，容忍患者的需求，尽可能地回应患者的情感需要，同时让自己免受焦虑和烦恼的干扰。他们谈到心理治疗对个人的侵入性，事实上，学习实践心理治疗意味着年轻的治疗师必须学会容忍关于他们自己的可能令人尴尬和羞耻的信息。心理治疗老师还指出了患者感知治疗师的方式，以及治疗师如何看待患者，非常明显，双方都扭曲了彼此之间的关系，但是避免根据这种扭曲行事是治疗师的责任。他们还谈及心理治疗关系中信任的必要性，以及这种信任的脆弱和强大。他们谈论真正理解他人的困难，反复强调人们误解他人的方式。事实上，心理治疗培训的全部意义以及它的基本立场，就是让受训者不要伤害到患者。这在心理治疗中是非常困难的。

从某种意义上说，这也是治疗的目标。目前，人们还不清楚是什么导致了心理治疗中改变的发生，但年轻的治疗师知道，仅仅向患者解释他们身上发生了什么并不足以使其发生改变。事实上，真相只能使我们中的少数人获得自由。因此，理解患者，通过患者的情绪—动机—行为模式向患者解释他的行为，这些本身并没有用，因为患者可能听不进去，无法理解治疗师想要对他们说的话。治疗的目标是让治疗师能够利用自己对患者的了解与患者建立关系，让患者感到足够的安全，足够的信任，明白治疗师想要表达的意思。对于能够做到这一点的治疗师来说，他必须能够根据患者而非自己的需求对患者做出回应；他必须能够倾听患者所说的内容，又避免陷入自己的尴尬、恐惧和欲望之中。正如一位督导师对我说的："当患者说'你是法西斯主义者'时，治疗师要问'为什么我是法西斯主义者'。向患者解释自己不是法西斯主义者只是满足了治疗师自己的需求，去理解为什么自己看起来像法西斯主义者才是关注了患者的需求。"

因此，对于心理治疗专业的学生来说，第一堂艰难的课程就是学习自我参与感是如何不可避免地阻止你尽可能清晰地倾听患者在说什么的。在督导中，年轻的治疗师要面临这样一个事实，即他们在世界上的行为习惯构建了他们对世界的看法，而且，住院医师认为客观真实的事情

[103]

可以让敏锐的观察者了解更多关于住院医师自身的尴尬冲突，而并非关于患者。"实际上，所有的督导，如果它有任何好处的话，"一位督导师对我说，"好处就是解决被督导者最棘手的问题。例如，如果我无法忍受患者不喜欢我，我会不断努力让自己变得有趣和迷人。但如果我在督导中陈述这个过程，会有人花上三分钟的时间跟我讨论'你为什么不让这位患者告诉你他对你有多生气'。"对我而言，这样的顿悟发生在我的第一位督导师对我说"你之前这样做过的，你听她说话，却没有感觉到她尽力想要隐藏的感受"的那个时刻。这感觉就好像在梦里，你给上百位学生上课，突然意识到自己穿着睡衣。当时，关于患者不想告诉我的事情，我也因为太急于解释而未能给予注意。

有次我们谈论年轻的精神科医生，我们谈论他们是如何认识到自己作为公正无偏见的听众是多么不合格，他们自己多深刻地塑造了自己认为是客观的世界，厄尔回忆道："我记得我们有过这样的大会，所有的患者和医护人员会围坐成一个大圈。有位患者，苏珊，她被诊断为边缘型人格障碍，她在医院待了一段时间。有一次，会议接近尾声的时候——请注意，这是我在这家医院的首次轮转——她开始尖叫：'我恨这个地方，太可怕了，你们像对待囚犯一样对待我，我是因为生病了才在这里，因为我妈妈把事情搞砸了，她是个婊子。'她尖叫着控诉血腥的谋杀。我看着科主任，他很放松地说：'好吧，你现在可以把声音降低吗？'每个人都表现得仿佛这只是一件正常的事情，我却无法忍受。会议结束后，我说：'这是我经历过的最可怕的事情。'我还没有意识到他们并不这样想，科主任问我：'是什么让你觉得不舒服？'我心想：'哦，得了吧，你肯定明白的。'我回答他：'怎么会有人能忍受这种事？'护士说：'这没什么。'科主任把我带到楼上，和我一起坐了一会儿，他说：'你为什么觉得这件事让你这么难受呢？'我很震惊，因为我是这里唯一一个感觉到难受的人，这有可能是我的问题。我和他聊了一会儿，我突然想到，这位患者长得很像我姐姐，我们在家吃晚饭的时候，我姐姐经常大喊大叫，还会冲回自己的房间。我们都得坐在那里，希望她能感觉好一点，并且不要打我们，诸如此类。我非常震惊自己做出了这种联想，这也是我最开始的联想之一，它向我解释了什么是移情。"

"移情"这个术语是指我们根据自己隐藏的情感期望，不断地对这 [104] 个世界进行的再创造。它是精神分析心理治疗的核心术语，但是，像其他强有力的术语一样，它描述不止一种现象。"小移情"（transference）是我们每天的日常移情，我们无时无刻不在移情，把自己的过去和气质当滤镜看别人。史密斯认为博格斯是一位善良的老人，而琼斯则将博格斯视为权威力量，这与博格斯的关系不大，而跟史密斯和琼斯与各自的父亲、叔叔、祖父之间的经历更相关。从这个意义上来说，移情非常令人担忧，因为作为一名治疗师，开始清楚地感知到其他人对这个世界有所曲解的时候，你很难不担心自己也无法看清任何事情，没有人能够直接地感知到这个世界，客观只是一种闪烁的幻想。当你开始意识到，你其实在以自己的方式看待他人，这一点是你根深蒂固的需求，适应患者的需求就开始像遥远的梦幻。

"大移情"（Transference）是指在治疗中，这些需求变得更为强烈，难以抗拒。"大移情"唤起了由治疗关系本身产生的强烈情感：患者会全情投入治疗，对治疗师在业余时间做什么，真正喜欢什么，以及治疗师与家人的关系保持无尽的好奇。精神分析来访者通常会认为分析师是他生命中最重要的人。当我在接受治疗时，我认为这种依恋是"绿野仙踪"现象 ①。对我来说，我的治疗师会变成一个漂浮的脑袋，陪着我，无

---

① 《绿野仙踪》是美国作家弗兰克·鲍姆创作的童话，讲述了女孩桃乐丝在奥兹国的冒险，其中奥兹国的巫师是一个强大而神秘的存在。这里用"绿野仙踪"现象形容心理治疗中患者对治疗师强烈的情感依恋，患者将治疗师视为理想化的、无所不能的向导。

论我走到哪里，无论是深夜还是清晨，我都会跟他聊天，我与他的谈话远远超出了治疗的时间。精神分析学家经常将这些强烈的感受解释为童年经历的重演，但它们的强烈程度可能是由于治疗关系中奇怪的不对等。无论如何，"大移情"都揭示了心理治疗中那些完全的、令人无法抗拒的情绪化。当治疗效果良好时，它是一种强大的、亲密的体验。

　　从一开始，年轻的精神科医生就知道治疗师在造成伤害和形成治愈方面具有同样的巨大力量，因为他们中的大多数人都有深切的亲身体会，知道治疗师无意中做了一些残酷的事情时，患者会产生强烈的感觉。人们常说，学习心理治疗，不仅要做心理治疗，还要沉浸其中。大多数对心理治疗感兴趣的年轻治疗师会在住院医师时期接受心理治疗，当接受心理治疗并沉浸其中时，他们很快就会看到患者在治疗师面前是多么地脆弱，多么地依赖治疗师以及需要治疗师帮助；他们还会体会到，患者如何仔细观察自己的治疗师，从中寻找关于治疗师的爱或恨的蛛丝马迹。学生治疗师接受治疗就像在复杂迷幻的镜厅里照镜子，这使得他们的脆弱比普通患者更为明显。"我第一次来的时候，"厄尔说，"我的治疗师问我：'为什么你对心理治疗感兴趣？'我说：'好吧，你知道的，我正处于培训阶段，我听很多人说，他们的治疗师是他们最棒的督导师。'我的治疗师把我的话扔回到了我的脸上，他说：'哦，我很开心你为了培训来进行心理治疗。'好吧，这就显示出了防御机制。"

　　大多数接受治疗的非精神科医生都有非常私人的心理治疗经历。治疗师与他们的圈子并无交集。通常，他们不会告诉别人自己在做治疗，即使他们说了，最多也只是无休止地评论治疗师对他们说的话，还有他们什么时候做了治疗。他们的治疗师是他们私人的、神圣的、完美的智慧源泉。

　　对于年轻的精神科医生来说，接受治疗的经历并不是这样的。尤其当精神科是一个小型科室时，就像我曾经工作的城镇一样，大多数住院

[105]

医师只能从同一个优秀小组中选择治疗师来督导他们的心理治疗。这两种角色无法重叠：你可能无法让你的治疗师做你的督导师，因此，你一定会与不止一位资深精神科医生建立亲密的关系。在我工作的城镇中，大多数住院医师都知道他们的治疗师还会为其他至少一位住院医师提供心理治疗，也知道对方是谁；还知道他们的治疗师是其他住院医师的督导师，是谁的督导师他们也是知道的。他们把这些关系称为"关系网"：他们认识彼此的督导师、治疗师和咨询师，当他们参加住院医师团体治疗时，他们可能会发现他们的团体治疗负责人是自己分析师的丈夫，或者他们的督导师可能也在督导自己的治疗师。另一方面，他们的前辈多年来也生活在一个关系网密布的世界里，但是对彼此之间的密切了解并不总能够让他们变得友好起来。小城镇中以精神动力学为导向的社会很可能会比其他任何机构都更能重建美国早期小城镇那种社会式的强制亲密关系，就像在塞勒姆（Salem）① 的人们一样，他们的世界也有自己的压力。

　　因此，除了心理治疗经历中的日常亲密关系之外，还有一个秘密的闲言碎语世界，内容往往关于医院那些资深精神科医生做出的各种令人唏嘘的行为。很多住院医师都跟我说过他们的治疗师或督导师跟他们谈论过的资深同事们。这种不正当的流言蜚语在精神分析机构中更加明显，分析师每周要与自己的学生来访者会面四次，其间他们有很多时间对学生的督导师和课程负责人展开讨论。正统分析理论认为，分析师应该默默倾听来访者含泪讲出的故事，保密，且不做评论。但与我交谈过的人都说并没有遇到过这种情况。有几个人还谈道，当他们在咨询室里谈论的不检点行为流入了公共领域时，他们会觉得很愤怒。有人告诉 ［106］

---

① 美国马萨诸塞州城市，17 世纪曾发生塞勒姆女巫审判案，一个人不论贫富，是农民或商人，均有可能受到指控，数不胜数的人被指控为女巫，该审判导致 20 多名无辜之人被处以死刑。

我，他在咨询室里做出的一番评论传到了学生评估会议上，这导致他差点在精神分析培训中被除名（在早期，受训者的首席评估员是自己的分析师，因此成功通过培训的候选人往往不愿意在分析中批评他们的培训，这不足为奇）。我曾经参加过一个关于分析督导的研讨会，在会上，有位正在接受培训的分析师谈到她与自己督导师的相处困境，谈到她坚信自己表现得很糟糕，以及她的分析师后来告诉她，他与她的督导师谈过了，她的督导师认为她很好。不出所料，有些听众对这种违反保密原则的行为表示愤慨，尽管对分析师来说，在原则和善良之间更坚持原则是非常残忍的，这些轻率的行为也破坏了治疗中立和完美私密性的理想状态。

与此同时，每位住院医师都不得不面对这样一个事实：他向自己的治疗师倾诉内心最尴尬、最苦恼的想法，将治疗师认作神圣的存在，但是当他们遇到自己认识的人谈论自己的治疗师时，会发现在别人眼里自己的治疗师可能并没有那么完美。我记得我曾和一位女士共进午餐，我们吃得很愉快，其间畅聊了我们的朋友和我们所参加的活动。当我们回到诊所的时候，她问我谁是我的新督导师，我回答她以后，她脸色苍白，我意识到我的新督导师是她的治疗师。她感到非常尴尬，因为我以一种更轻松的方式认识了她的治疗师，我可以直接称呼他的名字，和他共进午餐。而我开始回顾我做过的评论，反思如果我说的话在咨询室传播开来，我是否会尴尬。我还与另一位住院医师共进了晚餐，她谈到她讨厌自己新来的患者，这位患者为了展示自己的专业技能给了她一些文章读。她说，她不得不去问她的督导师，自己是否真的有必要读这些文章。随后，她告诉了我她的督导师是谁——我听完很想打她，因为那是我的治疗师，我知道他会给出建议，因为在我与他会面的时候，我已经向他展示了我的第一本书。在我对治疗感到焦虑的状态下，我听到这位朋友说，我的天赋可能让我的治疗师感到厌烦。这种事经常发生。甚至还有一种巧妙的礼仪可以处理这种尴尬：比较敏感的住院医师（他们几乎都在接受心理治疗或心理分析）会了解朋友正在谁那里接受治疗，在朋友面前，他们绝不会随便提到这个名字。

比起意识到你的治疗师只是个普通人以及会被其他人分享，更令人沮丧的是，你会看到治疗师技术中固有的不真诚。年轻的治疗师会逐渐明白，患者对他们的感觉和他们对自己的治疗师所产生的感觉一样强烈。这令他们害怕，因为他们认为自己不像自己的治疗师那样有能力且值得信任，然后他们会开始怀疑，是否所有的患者都盲目地相信治疗师；他们会怀疑，自己的治疗师是否也是无能的，就如他们认为自己是无能的那样。住院医师很难信任自己的治疗师，因为住院医师不会将自己所相信的一切都告诉患者。他们知道，自己说一些不完全诚实的话能够让患者感觉好一些（例如，当患者想知道自己病得有多严重时），他们也知道，治疗师的想法会随着时间改变。他们在第一个月不经意间对患者说的话，到第六个月时他们可能已忘记或者忽略了，然而，这些话却像咒语一样伴随着患者。那么，年轻的治疗师如何才能信任自己的治疗师呢？当然，所有年轻医生在看到医学的缺陷时，都会对自己的医生产生怀疑。根据我的经验，大多数医生都坚信自己绝不会在实习的医院接受手术，无论是哪家医院。正是开始看到精神动力学精神病学的缺陷时，他们才会少有地体会到如此强烈的感觉，才会少有地感受到如此闪耀的理想。[107]

"这非常困难，因为我正在捋清楚事情的脉络，"厄尔说，"我在寻找他所做事情背后的机制，因为他呈现出来的是光鲜的外表，他对我说的很少，解释的也很少，我想看看他用的是什么样的策略，他做了什么样的决策，他的处事模式是怎样的，为什么他选择现在做这些事情。一个小时以后，他做出了一个声明，让我们回到了谈话的原点。我很清楚他在做什么，因为我每天都在这样做。他希望结局不会让我痛苦。我很难不知道真相，很难不知道他真正在想的是什么，很难不知道他因为认为我还没做好准备，所以未给我的解释是什么。"这种双重视角的认知立场——我相信我的治疗师，也明白这些是我应该用来使患者相信我的技巧——就像人类学家所经历的，人类学家入乡随俗，同时试图反思不加思考地过当地人的生活是什么样的。人类学家每次会这样持续一到两年，心理治疗师则将其发展为一种精神特质。

　　相比不是精神科医生的其他人，年轻的精神科医生看到的更多是治疗师人性的一面、有缺陷的一面，以及工作中专业的一面（大多数人将自己的治疗师理想化为不乱方寸的英雄），但是他仍会深深地信任自己的治疗师，可能会比非精神科医生更信任。精神病学文化中的心理治疗会让你知晓，信任自己的治疗师（尽管他有缺点）是你自己精神动力技能的标志。"你会开始告诉每个人自己正在进行心理治疗，"一位资深住院医师解释道，"你会跟他们讲你的治疗师，以及治疗师所说的话。你后来会发现，你任何事都不想再告诉任何人，然后当有人提到他的名字时，你会脸红，会感到尴尬，这只是因为他知道得太多了，他知道的这些东西你从未想过告诉任何人。"这些感觉是非常强烈的。如果不是这样，如果你没有说你在治疗过程中哭了，你的住院医师同事们会好奇你是不是有哪里出了问题（尤其当你是位女性的时候，但即使你是位男性，情况也是如此）。我经常和女住院医师讨论自己如何从哭了半小时的治疗中走出来，然后我再去和自己的患者一起进行治疗（在这些过程中，你需要用到防水睫毛膏）。在闲聊中，在谈话中，在闲言碎语中，我们会谈论治疗师为我们做了什么，以及我们的治疗师朋友为他们的来访者做了什么，或者没做什么。如果住院医师没有接受心理治疗，那是因为她害怕治疗——害怕治疗中的亲密关系，害怕了解自己的不幸。对于精神科住院医师来说，意识到自己的愤怒和痛苦是好事。有些住院医师认为，自己能够参与治疗说明自己情况还好——在精神科做住院医

［108］

师，决定参与心理治疗是健康的标志——在我和他们的谈话中，有时他们会降低声音变得诡秘起来，问我："你还在科恩博士那里做治疗吗？"

最终，年轻的精神科医生所掌握的知识只是使该领域的基本准则更加清晰：我们深刻地塑造着自己的世界，我们撞向治疗师人格这堵坚硬的墙壁，却发现它是由我们自己建造起来的。[11] 这也是接待患者的巨大优势之一，患者会认为自己对治疗师的反应是自然的，就像任何一个正常人对粗鲁或友爱的言辞所做出的反应一样；而治疗师发现，大多数人觉得自己会像一位正常人一样做出反应，实际上，他们的行为却大相径庭。有位患者认为，你如果问她是否因为你即将去度假而心烦意乱，这会显得你很奇怪也很自恋；当你问另一位患者同样的问题时，她会大哭，因为她感动于你的好意——除非得到你的允许，否则她绝不会开口提这个问题。

"这很奇怪，"厄尔说，"你开始把你对这个人的感觉从这个人身上分离出来，你意识到，这个人只是你这些感觉的一个无辜旁观者，他不小心踏入了你的生活而已。对我来说，最重要的是，这种意识并不会妨碍我产生这些感觉。不管我对移情过程了解多少，这些感觉都一样强烈、不可避免。确实让我好奇的是，我应当是在再现自己早期的客体关系，再现我对父母的感觉。因为这些经历让我觉得我的父母也是旁观者。这些不是关于父亲的感觉，而是我因为父亲而涌现的感觉，这关乎我们所处的境地，而他碰巧是在这个境地中出现的人。有些人会说，自己的父亲是这样对自己的，他们可能把很多事情都归咎于自己的父母，或者认为他们应该为此负责。我不能这样做，因为我理解这些事情是如何演变成现在这样的。我的父亲只是在恰好的时间出现了，接下来发生的事情，实际上与我的个性、他的个性以及我们所处环境之间动态的相互作用有关。这是很多患者在治疗过程中得出的结论。他们一定程度上放下了对父母的责备，转而开始接受造成这些经历的情况。但是，因

[109]

为我对移情和投射的理解，我认为这种接受更早地发生在我的身上。"
["投射"（projection）即你把自己的感受"影射"（project）到别的人身
上，比如生气，因此，你可能感觉很愤怒，但你并没有意识到自己的愤
怒，而是觉得你的朋友在对你生气。]

心理治疗带来的生动启示是，最终我们要为自己的感受负责，其他
人是我们个人戏剧的旁观者。成为自己的旁观者——看到我们自己——
是一项非常艰巨的任务，但它对有效治疗至关重要。治疗师有时会"失
明"，被自己的烦恼所困扰，被自己无意识的需求和期望所驱使。所有
人都是这样。治疗师至少更有机会了解到自己的盲区，这样他就可以尝
试观察它们。但是，在医生至上的世界里，看到自己盲区的机会来之不
易，看到自己盲区这件事还令他们羞耻。年轻的精神科医生会害怕自己
说错话、做错事，因为（他害怕）自己太自恋、太情绪化、太过分。通
常，当我问住院医师，他们是否认为心理治疗有效时，他们说，他们从
自己参与心理治疗的经历中知道它有效，但并不是从自己实施的心理治
疗中知道的，因为他们觉得自己与患者的相处太尴尬，太笨拙了。

他们知道治疗为何有效，这也只是增强了他们的紧张感。在医学
院，他们已经接受了"医生应该立即为患者生命负责"这一教诲，这种
责任依靠事实性知识：医生必须具备相应的智力和记忆力，了解诊断标
准，能选择有效的干预措施。在早期，这种模式或多或少被用来解释治
疗的效果。弗洛伊德的理论虽然一直很复杂，但其作品很大程度上似乎
在说明是充满智慧的洞察力起了作用。分析师能够理解患者的联想和行
为，并通过一系列的解释把理解呈现给患者。从解释中，患者学会了理
解分析师话中隐含的假设，借助这种新的理解，患者有了改变。精神分
析之所以有效，是因为分析师能够为患者提供知识。

在过去的 20 年里，精神分析师越来越多地将注意力转向分析师所
处的关系之中，而不是他知道的东西。在 20 世纪 50 年代，一位名叫海

[110]

因茨·科胡特（Heinz Kohut）的精神分析师用晦涩难懂的术语撰写了有关"自我客体"的文章和书籍，相比之下，很多精神分析话语就显得简单多了。然而，他的工作彻底改变了美国的精神分析，因为，他从本质上认为是治疗关系使得治疗起了作用。科胡特声称，许多精神分析患者都有着情感匮乏的背景，他们不被允许表现出真实的情感，而是被迫活在父母的需求之下，如此，孩子们会变成自恋的成年人，无法与他人产生共鸣，因为没有人真正共情过他们。治疗师的工作实际上是重新养育他们，让他们体验信任和坚定的感情，从这种经历中，患者会把自己重塑为更自信的成年人。简单地说，在弗洛伊德的模型中，治疗师的工作是解释患者的无意识冲突，在科胡特的"自我心理学"中，治疗师的工作是通过治疗中的关系来修复患者的情感缺陷。治疗师所做的至少与他的知识一样重要，移情则变成了一个更加复杂且沉重的概念。在这个概念中，并不是所有的感受都只是与过去有关。[12]"我们并不像弗洛伊德学派人应有的那样生硬刻板，"有位分析师在午餐的时候向我吐露心声，"只是我们并不打算对此说什么。"

　　然而，从一位年轻的精神科医生的角度来看，现代精神分析的变化已经使人们深切认识到，当治疗师遇到患者时，他必须卸下完备的理论盾牌。在 20 世纪 60 年代，一个年轻的、受到惊吓的治疗师可能通过把自己视为科学家来增强自己的信心，他可以躲在信念的背后，相信自己能成为一名科学家，并正在搜集相关数据；他可以保护自己，借助知识权威的幻想避免亲密感。现如今，这种保护性幻想已经不那么容易实现了。精神科医生的心理治疗不再被认为是受过理论训练的科学的头脑与有需求的患者之间的接触，而是两个灵魂赤裸裸的情感相遇。

　　事实上，有很多令人担心的地方。局外人很难理解治疗关系中的强烈情感。住院医师会有爱他的患者，也会有讨厌他的患者，甚至还有一些人威胁他，要在他去度假时自杀。许多患者对着他的面巾纸哭个不

[111]

停，有时他要成箱地买面巾纸。当他在接受心理治疗时，也会不停地哭泣并且为此道歉，然后哭得更凶。年轻的治疗师们常常被自己和患者的感受力震撼，他们中的一些人会根据分析师住在哪里来决定自己住在哪里——"我的分析师不愿意搬到旧金山（这位住院医师计划在轮转结束时搬家）。好吧，我喜欢这个城市，即使它不是旧金山。所以现在我要留下来。"或者，正如一位住院医师对其分析师更加简单的评价："上帝啊，我喜欢他。"

　　治疗师要学习如何不伤害患者，学习如何构建一种患者不受治疗师限制的关系，这创造了一个充满矛盾的世界。这种训练塑造了生硬的、奇特的世界观，它呈现了治疗师必然的无能，他们无法满足这个职业不切实际的需求，即不带欲望或记忆地倾听（在这里我借用了这个说法），这是几乎不可能完成的困难任务，他们也无法保持完美的共情和客观上的亲密感。以心理治疗为导向的精神科医生非常重视诚实，然而，治疗师往往是不诚实的，因为他们总是对其他人抱有假设，却又不让自己因为这些假设而有所行动。他们在心理上很含蓄，他们重视模糊性，这种模糊性是由于他们看到了太多复杂性，反而无法确定任何事情。他们重视情感的开放性，抱有一种敏感的倾听意愿，很多人称之为"在场"，但与其说这是一种情感的存在，不如说这是一种情感的储备，一种与直截了当非常不同的回应能力。他们还重视对人类的丰富理解，但是他们经常把人进行分类。因此，即将毕业的住院医师抱怨自己无法再读小说了，他会立即看出劳伦斯·达雷尔（Lawrence Durrell）笔下的贾斯汀有边缘型人格障碍，而艾米莉·勃朗特（Emily Brontë）笔下的凯瑟琳·欧肖具有表演型特质，这样一来，小说就失去了它们的神秘感。这个世界崇尚诚实的情感表达，但许多精神科医生都不愿意向他们的同事透露自己的情况，因为他们害怕同事会对他们进行解读（以及羞辱）。这个世界也钦佩那些勇于诚实的人，他们理解自己的痛苦，能够表达出人类情感中复杂的矛盾——治疗师必须鼓励这种诚实和理解，因此就显得含蓄、具有操纵性，还很安静。正如厄尔所观察到的："最奇怪的事情是摆脱你的社交习惯。我的风格就是像在鸡尾酒会上一样，积极参与，为社交互动润滑添趣。但现在我必须学着不这样做，不要点头，不要本能地同意，而是后退一步说：'你在问这个问题，这很重要，你为什么会这样问？问题的背后是什么？'这真的是一种很反常的行为，因为在社会中，你被教导要与别人合作，但是作为一名精神科医生，为了给患者创造空间去发现一些事情，你又要学会抵抗，还要引起他们的不适感。这就是为什么精神病学家令人感到奇怪，因为他们会抛却所有这些。他们会停下来思考。"

与"移情"相对应的是"反移情"（counter transference），这个术语 [112] 指的是治疗师对患者的感觉方式（移情指的是患者对治疗师的感觉方式）。对于与治疗最为相关的疾病的诊断，它的有趣之处在于，反移情这项技能并不是通过疾病模型，而是通过互动模型来传授的。人格障碍的诊断借助治疗师与患者互动中的感受方式通过反移情被非正式地教授。识别这些感受让治疗师获得信息，而忽视它们则会在治疗关系中引起混乱，也会损害患者的康复能力。

在心理治疗中，诊断并不非常重要，至少精神科的住院医师们所学到的是这样。当我问一位二年级住院医师，在进行治疗的时候，诊断是否重要，她看着我，仿佛我说了一些很愚蠢的话，然后她突然说："不重要，那是浪费时间，也很荒唐。心理治疗中没有诊断。"她继续说："我们都知道边缘型人格给人的感觉是怎样的，但是诊断标准与这些感觉毫不相关。如果他们患有精神分裂症，你要给他们开处方药；如果他们是边缘型人格，你要怎么做呢？"在长期治疗中，对住院医师来说，唯一重要的前辈就是她的督导师，督导师会试图以一种跨越诊断界限的方式与患者交流，同时也以这种方式从整体上考虑普遍的人，或是特定的一个人。我很少——我倾向于说从来没有——听说过一位以精神动力学为导向的精神科医生在督导过程中讨论诊断类别。（有段时间，有位临床心理学家是我的督导师，她确实比精神科医生更善于诊断，但部分原因是她的学术兴趣包括了人格障碍。）

　　然而，有些诊断的主要治疗方法是心理治疗（尽管医生通常也会开具药物治疗）。人格障碍被描述为长期存在的性格障碍。在诊断手册中，它们被与其他的严重精神障碍（如精神分裂症和抑郁症）区分开来，后者可能会变成急性精神障碍。这些急性精神障碍被称为轴 I 型精神障碍，人格障碍则被定义为轴 II 型精神障碍。人格障碍分为三类：焦虑／恐惧型、戏剧化型、奇异／古怪型。焦虑／恐惧型人格障碍包括回避型、依赖型和强迫型人格障碍，戏剧化型人格障碍包括表演型、自恋型、反社会型和边缘型人格障碍，奇异／古怪型人格障碍包括偏执型、分裂型以及分裂样人格障碍。就像轴 I 型诊断（精神分裂症、抑郁症、精神病性抑郁症、双相情感障碍、强迫症等），每种人格障碍都由一系列特定的标准定义，患者必须满足特定数量的诊断标准才能被确诊。但是，人格障碍本身并不被认为是收治患者住院的有效原因（它们不会变成"急性疾病"），因此，住院医师并不需要记住它们的诊断标准，也不会像对轴 I 型精神障碍那样建立疾病的原型。住院医师很少需要为患者写入院记录，以阐述患者符合轴 II 型精神障碍的官方诊断标准。医院的入院表格会由负责检查患者是否必须入院的医护人员来确认，在入院表格中，未能显示该患者符合轴 I 型精神障碍的诊断可能会导致患者被拒绝入院。轴 II 型精神障碍的诊断本身通常都不符合入院条件，即使临床医生认为患者具有自毁倾向的愤怒情绪是由边缘型人格障碍带来的，他也会同时列出轴 I 型精神障碍中的"重度抑郁障碍"以及轴 II 型精神障碍中的"边缘型人格障碍"，通常，他在入院记录中会更系统地记录轴 I 型精神

[113]

障碍中的抑郁症，而不是轴 II 型精神障碍中的边缘型人格障碍。获取门诊心理治疗的机会并不像住院那样受疾病状态限制，门诊患者的收治表格也不需要像住院要求的那样提供诊断证据。因此，住院医师对人格障碍的诊断标准并没有那么重视，而且，相比其他常见的诊断，大部分住院医师对人格障碍诊断内容的认识更为模糊。

这些类别是通过患者带给医生的感受被教授的。例如，"边缘型人格障碍"类别常常对应一位愤怒且难相处的女人——几乎总是女性——她身处紧张、不确定的关系中，倾向于以自杀来寻求帮助。在一家门诊诊所中，"边缘"这个类别是通过"绞肉机"一般的感觉来教授的：住院总医师向其他人解释说，如果你跟患者说话，感到内脏正在变成汉堡里面的肉（你感到害怕，你觉得自己被某个不可预测的人操纵了，尽管如此，你还是喜欢她），那位患者很可能就患有边缘型人格障碍。这种内在的感觉被作为一种诊断工具，某种程度上绕过了人们通常强调的"符合标准"。当我在门诊会议上介绍其中一位患者时，在我做出诊断之前，组长打断了我，问道："你能描述一下这位女士的经历吗？"我小心翼翼地说："好吧，她很生气，没有连贯的自我认同感，她内心很空虚。"——我一条条列出边缘型人格障碍的诊断标准——组长笑着打断了我，说道："不，你这是作弊。她给人的感觉是什么样子的？"如果我在介绍一位精神分裂症患者，那么组长可能会花时间关注诊断标准。[114]但我现在介绍的并不是精神分裂症患者。我解释说，在谈话中，我感觉到她非常需要我，这让我受宠若惊，并且我还有些害怕她对于这个世界的愤怒。"当你有这样的感觉，"组长说，"就该想一想'边缘型人格障碍'了。"

当住院医师在住院部第一次遇到人格障碍这个类别的时候，这些类别通常作为一种补充解释来说明为什么患者拒绝服用处方药。而且，人格障碍只是以一般概念的形式在患者尴尬和烦恼的阴影之下被提及，其中并不会涉及特定的诊断类别。在住院医师轮转的第一年中，有一个常见的表达是"轴 II 型精神障碍的味道"。初级住院医师会汇报自己新收治入院的患者，他诊断患者为抑郁症，可能有继发性物质滥用——换句话说，他是个瘾君子，然后住院医师会放下笔记说道："但是，你知道吗，他真的有轴 II 那味儿。"这表明，这位住院医师并不信任这位患者，他可能不喜欢这位患者，也可能不太相信这位患者告诉他的这一切信息。（我记得有一次，某个因抑郁症入院的患者在入院访谈中声称自己患有艾滋病，但是测试结果却显示呈阴性，这一点被视为他具有轴 II 型精神障碍特征的有力证据，医生觉得他具有操纵性和欺骗性。）住院医师还有可能会说，她刚刚与患者进行了谈话，她给对方下了恐慌症的诊断："这个人确实有些奇怪，我说不清楚具体哪里奇怪，可能他患有轴 II 型精神障碍。"

对新来的精神科医生来说，人格障碍在他们学说闲话时变成了一种侮辱性描述。如果你的同事不做自己的工作，你就必须完成这些工作，而他们可能怀孕了；可能整夜给班上其他人打电话；可能对你过度解读，可能在你的汇报会议上晚到，并吸引其他人所有的注意。新来的住院医师学会了将这些不讨人喜欢的特征描述为人格障碍：其他住院医师是自恋型、强迫型、歇斯底里型以及边缘型人格。他们开始称，轴 II 型精神障碍的患者是一群从系统中得到想要得到的一切的人，他们把住院医师视为达到这一目的的一种手段。这些患者是凶狠的暴徒，（住院医师认为）他们来到这里是因为他们想要一张处方去街头买他们的毒品。我记得在一次入院谈话中，有位患者第一次来门诊看精神科医生，当这位患者开始不停地谈论他的上一位医生如何给他开阿普唑仑（一种类似安定的镇静剂），以及它对他有多大帮助的时候，医生看起来越来越冷漠。患者离开后，我问医生发生了什么事情。住院医师说："这家伙有问题，他想要滥用处方药物。"住院医师称这样的患者具有"反社会型人格障碍"。除了边缘型人格障碍，反社会型人格障碍是住院医师们常用的另一种主要的人格障碍。我对这个诊断的简短回忆是，反社会型人格障碍患者是男性罪犯，而边缘型人格障碍是在有极端虐待的家庭中长大的女性。[13] 人格障碍患者是你不喜欢、不信任也不想要接到的患者。

你不喜欢他们，一部分是源于某种无法消除的感觉，你觉得他们在道德上有错，他们本可以选择不这样。这就是精神疾病互动模型的内在危险，相信某人有能力改变他的行为，而这种相信可能导致你责怪他的所作所为。让我引用一位住院医师的话，他清楚地表达了我从别人那里听到的委婉说法："我更尊重轴 I 型精神障碍，我对此感觉更好。如果患者真的感到抑郁，并具备所有神经植物性症状，你会认为他们确实是因为这个诊断而来的医院。同样的，如果他们患有躁狂，并具有典型的精神病性症状——这是令人振奋的事情。你会想，哦，他们有了确凿的诊断，你可以用药物治疗，你也信任他们。他们是在基因层面患有这样糟糕的疾病。相反，轴 II 型精神障碍几乎像是一种侮辱，你会将更多的责任归咎于人本身，即使这不是真的。在轴 II 型精神障碍中，我认为可能有一些基因层面的联系，但其中可能还与很多早期的儿童经历有关。这不是患者的错，但你就是会对他们感觉更糟。"

在精神动力学心理治疗中，治疗首先包括帮助患者为自己的行为承担责任，然后对行为做出改变。治疗可能基于这样一个前提：对于这种致其行为上适应不良的情况，患者自己无法负责——比如冷漠或酗酒的父母——但是它必须基于一种信念，那就是从这些环境中发展出来的适应不良的行为都是在患者有意识或无意识的控制之下发生的。这便是与生物疾病模型的主要区别，当精神分裂症被视为一种疾病的时候，我们假定患者无法控制自己的症状。从精神动力学的互动模型来看，患者的症状更像是患者的一部分，更多的是他自我意图的一部分，是很难被概念化为疾病的。住院医师们很容易不顾这种复杂性，直接产生愤怒的情绪，认为人格障碍患者在有意制造混乱。正如一位医生所解释的："在精神病病房，医护人员对患者所患的病以及治疗方法达成了一致。人们不会真正地评判一个人，好像他做错了事情。但是在人格障碍病房，人们确实会评判患者。（有些医院设立了病房，用于收治因自杀未遂入院的患者，他们最重要的问题似乎是人格障碍，而非抑郁症状，但是，他们的入院记录仍然可能写上有自杀倾向的抑郁症，以此为依据证明收治其入院的合理性。）我虽然对此并不怎么感兴趣，但是确实感觉那些患者表现出了更多的个人意志。他们没有出现幻觉，他们只是把椅子从房间这头扔到了那头，像是在蓄意破坏。它可能是被无意识的需求所驱动，从这个意义上来说，它不是由患者所选择的。但无论如何，他们的疾病都比具有明显精神病性症状的人更有问题。当一个人有明显的精神病发作症状时，医护人员不会争论这位患者是否自己导致了自己的困难。"正如另一位医生评论有轴 I 型精神障碍的患者时说："他们有实实在在的诊断，你可以对他们进行药物治疗。"

[116]

　　然而，虽然人格障碍可能会让精神科医生很愤怒，但这种愤怒也会让他内疚。大部分住院医师都表示，自己很难共情人格障碍患者，因为总感觉这些患者有更多选择，但是医生们羞于承认这种想法。有位女医生说，她对人格障碍患者有"更糟的感觉"，一年以后她尴尬地解释说，她没有这种感觉了。另一位住院医师说："不知道为什么，你认为他们应该做得更好，人格障碍是他们的错，你要对自己说'挺直腰杆'。与他们相处很困难，尤其是与有边缘型人格的人，你觉得他们是故意迫害你。这就是我的感觉，但是我无法在理智上捍卫这一点。"格特鲁德从自己在门诊轮转的那一年开始，就专注于学习成为一名优秀的心理治疗师。在分析师为他们班举办的心理治疗研讨会中，她想要汇报自己患者的情况，她渴望接收心理治疗患者。后来，她轮转到一个以收治边缘型人格障碍而闻名的病房。她接收了一位患者，这位患者会一直等到格特鲁德组会开始，然后徘徊在会议室外面的走廊上，开始大喊她有多么恨格特鲁德。如果格特鲁德是一位经验丰富的治疗师，那么这件事（也许）不会太困扰她。但事实上，她倍感羞辱，病房其他的医护人员也看到了她的羞辱，他们会讨论她的故事，讨论内容并不围绕患者的愤怒，而是关于格特鲁德自己对这段经历的厌恶所产生的羞耻感。

这类患者是最难治疗的，边缘型人格障碍患者会引起争吵和混乱。患者通常告诉一些医护人员，他们是自己所知道的最好、最出色的医生、护士、心理治疗师，等等，其他人都是她不喜欢的。除非医护人员管理得当，否则就会出现"分裂"：有些被患者称为"出色"的医护人员会认为她是一个可爱的女人，她可能被其他工作人员误解，被他们恶劣对待了，这些医护人员都太刻薄了。之后，"好"医护人员遇到"坏"医护人员，就会有一些情况发生。患者会在医生离开当地去过周末时威胁说要自杀，医生离开的时候他们也确实会这样做。至少，患者可能会试图自 [117] 杀，这样的行为会将患者重新送回医院。有时，很不幸地，患者真自杀了，那么医生就必须与诉讼及自己的内疚做斗争。这些患者靠强烈的不稳定性深深吸引着医生，医生们有时认为自己可以拯救患者，同时又害怕他们某一天自杀身亡。这些患者通常都受过严重虐待，并被过度性化，往往富有诱人的魅力，可爱的亲和力，会令人彻底沦陷。1987 年，罗伯特·瓦尔丁格（Robert Waldinger）和约翰·冈德森（John Gunderson）出版了一本书，《边缘型人格障碍患者的有效心理治疗：个案研究》（*Effective Psychotherapy with Borderline Patients: Case Studies*），书中详细介绍了六个案例，研究了心理治疗对改变边缘型人格障碍患者的行为的作用（答案是，在很长一段时间内进行大量的治疗会产生作用）。这些个案研究是匿名撰写的。其中一位作者已婚，有孩子，他提到了一位患者，他说在自己的人生中，他从未与其他任何人有过如此紧密的关系。

正是因为患者很有吸引力、令人兴奋，还很危险，所以对精神科医生来说，边缘型人格障碍患者像 30 年前的精神分裂症患者：一位难对付、难相处的患者，也是这位患者使她成为了精神科医生。为这些患者提供好的心理治疗——帮助他们营造安全感，帮助他们坦率表达，并以他们能够听进去和学习的方式与之交谈，需要医生拥有不基于自己的爱、恨或愤怒做出行为的能力，这也要求医生能够识别自己的以及患者的这些情绪。年轻的精神科医生害怕这些患者，但是为这些患者提供治疗时，他们也感到自豪。有一次我在访谈一位住院总医师时，有一位新来的二年级住院医师走了进来，她主要是为了获得一些支持，但同时也是为了炫耀。她说，她有一位（主要）住在人格障碍病房的患者激怒了医护人员。"边缘型，当然了。"住院总医师说。"当然。"她回复道。她说，这位患者谈论自己所遭受的可怕的性虐待，并给其他人看了据说是她哥哥寄给她的照片，照片的背面潦草地写着污言秽语。"一旦她让病房陷入歇斯底里的状态，她就去睡觉了，她真的致命，"年轻的住院医师继续兴奋地说，"她囤积了一些三环类抗抑郁药（如果服用过量，这些老一代抗抑郁药可能会要了你的命），并将它们藏起来，结果它们被发现了，也许这是个偶然。医院可能不会让她出院，但是病房的医护人员都非常想让她出院。在星期天，她打包了行李，他们甚至没有通知我。所以她出院了，还在我的门上放了纸条，告诉我我有多棒。"住院总医师咯咯地笑了："你已经身陷其中了。大多数住院医师都不会接受这样的患者。你认为琼斯（住院总医师不太喜欢的一位督导师）会收治这样[118]的患者吗？""不会，但是朱迪斯（另一位督导师）可能会。我会和朱迪斯一起，花一个小时处理这件事。"说完她就离开了。

　　和医学一样，年轻的精神科医生学习心理治疗时，负责任和不完美同时存在。在心理治疗中，他们所学到的是，精神科医生有责任了解个人感受如何塑造自己与患者的互动，治疗的有效性也取决于治疗师的自我意识

（以及患者的自我意识），而治疗师永远不会像自己理想状态中那样拥有足够的自我意识。一个边缘型人格障碍患者之所以如此引人注目，是因为治疗师如果能够被吸引到患者强烈的情感世界中，并且依然能够把自己的感受作为为治疗服务的工具，那么就胜任了一个几近不可能完成的任务，也就是成为自己的旁观者，至少他已经足以为患者提供帮助了。在此之前，他所学的只是他可能会伤害患者而非帮助患者。

　　但是在医疗环境中，年轻的医生学会了对医院里的患者心怀畏惧和怨恨（或多或少带有偶然因素）。他们工作的环境使这成为必然，而这些情况在心理治疗中不太明显。也就是说，边缘型人格障碍患者和其他难相处的患者可能会让年轻的治疗师害怕、愤恨，对患者产生提防心理。但是，这些患者的攻击，对年轻医生而言，并不像在实习期及之后在精神科值夜班时遭遇的那么严重。此外，心理治疗教学坚持认为，医生可能是对患者造成伤害的来源，而生物医学的教学并不这么认为。住院医师们在心理治疗中了解到，伤害之箭会从医生飞向患者，而不是从患者飞向医生。在某种程度上，最开始的诊断训练和经历令医生感到恐惧和疲惫，在相当长的一段时间内几乎总是如此——他们关于收治患者入院工作的情感经历表明，精神科医生需要对患者有所防范。反过来，在某种程度上，早期的心理治疗培训经历被认为会伤害他人，也几乎总是如此——更多的心理治疗经验表明，精神科医生需要保护他的患者。这些都是强有力的反应。预料到需要保护自己的精神科医生与感受到患者需要保护的精神科医生，会对截然不同的线索保持警惕。

第三章

文化及其矛盾

人们会嘲笑文化给他们制造的矛盾，嘲笑其中的悖谬、愚蠢、浅薄，还嘲笑自己在不可能的条件下依旧去完成必须完成之事的尝试。与此同时，他们的习惯适应着这些矛盾，使他们尽可能地忍受并合理化这些矛盾。治疗精神障碍患者几乎就是一项不可能完成的任务。治疗者面对压力和需求可能会在战壕狂笑^① 的氛围中陷入崩溃。虽然，根据疾病的类型，他们会以不同的方式笑着去适应。解释性模式令心理治疗导向或生物医学导向的精神科医生以不同的方式评估患者，并对患者的情绪和反应抱有不同的预期。与之类似，疾病的心理治疗互动模型和生物医学模型对科室生活产生了不同的影响。使用不同的模型开展治疗，改变了医护人员开玩笑的方式，改变了医生与护士的关系，甚至改变了对科室最终想要达到的目标的感觉。最终，这些差异推动产生了精神疾病不同的道德敏感性。

医院科室相当于一个小型社会。通常，精神科（unit），旧名称为"精神病房"（ward），是一条走廊或一座小型建筑，患者在其中睡觉并度过他们的大部分时间，医生、心理治疗师、社会工作者、精神卫生工作者等人员会来对他们进行治疗。这些不同的专业人士接受过非常不同的培训。医生有医学学位，他们已经历过一年实习，在科室里，他们或者作为住院医师正在接受培训，或者已经完成了三年的住院医师培训，现

---

① foxhole hilarity，指士兵在战壕中通过笑声来缓减面对死亡威胁的紧张感，用来比喻人在极端压力或危险情境下进行的苦中作乐。

在是在职医护人员。他们中的一些人可能作为研究员接受额外的训练（例如，在物质滥用科室接受培训），或者接受更进一步的住院医师培训（例如儿童精神病学）。患者病历上的所有（或几乎所有）医嘱，从允许 ［120］ 吸烟的特权到处方药，都必须由医生签署，即使患者治疗的主要责任人为心理治疗师或心理学实习生（正在接受心理治疗培训的心理治疗师）。在这种情况下，心理治疗师可以决定患者是否有吸烟的特权，但是，该科室的医生必须共同签署该医嘱，才能令其生效。

心理治疗师在大学的非医学系接受培训，获得博士学位。他们会阅读大量关于基础心理学和变态心理学的书籍（比精神科医生多），通常（取决于他们所攻读的项目）在心理治疗方面都接受过良好的训练。他们不会接受任何医学院的培训。他们还会经常参与"心理测量"培训。心理测量指一系列复杂的书面或口头测试，例如罗夏墨迹测试（Rorschach）、主题统觉测试（Thematic Apperception Test）、明尼苏达多相人格量表（Minnesota Multiphasic Personality Inventory）、画人测试（Draw-a-Person）等。这些测试的目的是通过使用更"客观"的测量方法揭示潜在的心理问题。有时，尤其是使用罗夏墨迹测试时，测试报告会带有一股精神动力学的味道。在一次案例讨论会上，有份报告摘要这样开场："患者从小就很自卑，因为她觉得自己不被父母在意，尤其是她母亲。她在努力取悦父母的过程中，创造了一个别人可以接受的身份外壳来保护她的内心世界，抵挡不安全感。"不同的心理治疗师和不同的医院会使用不同的测试，但患者几乎总是要花几个小时的时间来完成它们，心理治疗师也要花很多小时来对此进行分析。如果科室中有心理治疗师或心理学实习生，他们通常会对每位患者进行心理测试。然而，这也取决于科室。在我访问过的一家医院中，当患者的住院时间缩短到一周以内，医院的财务状况引发恐慌时，医院的管理层便取消了所有的心理测量。（心理测量的费用由患者或保险公司支付，大约 700 美元。

当医院被迫以基本的日常费用标准来收取患者的住院费，而不是将每项服务都分开收费的时候，许多服务就被取消了。）然后他们也把心理学实习生全部裁掉了。在另一家医院，心理学实习生并不会给每一位患者做心理测量，但他们要负责科室里一半的患者，每位实习生和住院医师要同时照顾三到四位患者。即便如此，住院医师们还是必须为心理治疗师的患者们签署所有医嘱。

[121] 　　社会工作者通常只有硕士学位，他们不太可能承担患者护理的主要职责。社会工作者在患者住院期间管理患者与院外世界之间的互动。社会工作者要找到愿意接受出院患者的安置计划，并帮患者过渡到该计划中去（这被称为患者的"预后"）。社会工作者通常也是与患者家庭接触的主要人员，一些社会工作项目会培训他们的学生做心理治疗。通常情况下，医院资源越少，社会工作者的职责就越大。

　　精神卫生工作者通常没有接受过正式的学术培训（即使有时他们需持有学士学位）。他们的工作是陪伴患者，在必须有人陪同的情况下陪患者出门赴约和就餐，总的来说，就是看护患者。一些精神卫生工作者很资深，他们做这份工作已有几十年。还有许多人会重返校园，追求收入更高的精神卫生职业。在我到访的其中一间科室，他们的科室主任，一位年长的、经验丰富的精神科医生，第一次在这间科室工作是 20 年前，作为一名精神卫生工作者。

　　在许多方面，护士是科室里最令人生畏的存在。护士负责患者大部分的全时段护理。精神科医生每天进进出出，因为他们还要兼顾急诊室、住院部、研究工作以及为大医院提供咨询服务；他们还要去听讲座，发表演讲，接受督导以及给他人提供督导。心理治疗师和社工也是如此（以不同的方式）。像护士一样，精神卫生工作者也要轮班工作，但是他们在患者护理方面几乎没有决定权，也无法配药。护士则两方面都行，他们分发药物，照顾患者的医疗需求，并执行医生的医嘱。科室里总有护士在，他们每次要在病房里待上几个小时（轮班通常以八小时为周期）。因为他们与患者接触最多，所以通常他们对患者以及患者的护理方案都非常了解。当精神科医生（或者心理治疗师、社工）在接受培训的时候，护士对患者以及他的治疗方案的了解远比新受训者多。新来的住院医师处于一个尴尬的境地，他要给护士下指令，而实际上护士知道如何能做得更好。因此，护士和住院医师之间可以是一种学徒培养制的关系，也可以是一种折磨人、羞辱性的权力斗争，这取决于双方友善和成熟的程度，还有科室的整体氛围。

科室的氛围各有不同，在组织架构上也有很大差异。有些科室很正式、等级分明，有些却不是。有些科室允许精神科医师和心理治疗师拥有几乎相同的权力和权威，大多数科室并不这样。有些科室充斥着权力斗争和领地斗争，有些则没有。决定一个科室组织结构最重要的因素之一是，医护人员认为患者的问题出在哪里，人类学家把这个称为科室的 [122] "疾病模型"。患者为什么会生病？这个问题的答案告诉医生她正在治疗的是什么，以及最好的治疗方案是什么；另一方面，她对这个问题的回答又以意料之外又情理之中的方式构建了她与其他医护人员的关系。这是因为不同的模型为科室创造了对应的可预测的问题，而科室文化必须解决这些问题。

生物医学科室

生物医学科室的疾病模式认为精神障碍患者是患有医学问题的理性成年人。这里暗含的假设是，患者来医院是因为大脑功能障碍，就像楼下大厅里的患者来医院是因为肝功能衰竭或心脏功能障碍。从这个隐含的模型可以看出，医生应该与患者讨论医疗问题，就好像他实际上患有的是肝病一样。事实上，这些科室的许多对话都类似其他的医学讨论。一位医生走进患者的病房说："那么，琼斯女士，你今天的心情怎么样？"或者"你的幻听症状怎么样了？"我曾经听到一位医生问患者她的精神病怎么样了。但是很显然，精神障碍会抑制患者的理性能力。这就是这种模式带来的问题：医生需要和患者一起讨论病情，像任何医生咨询患者的方式那样，但是患者被收治可能是因为他造成了交通拥堵，还解释自己是复活的上帝之子。

圣胡安县医院（San Juan County Hospital）为北加州城市 40 英里范围内的精神障碍患者提供了安全网。这一地区的人哪怕没有医疗保险，也会被列入该县的医疗系统。他们往往可以在系统中接受很久的服务，他们会穿梭于社区医院及其附属诊所、中途宿舍、康复中心之间。重度精神障碍患者往往会在社会阶层中跌落，所以这些患者最贫穷却病得最严重。他们中的许多人都被诊断为精神分裂症，生活条件也相当恶劣。在医院外时，许多人使用强效可卡因或伏特加而非抗精神病药物来控制自己的症状。因此，当他们出院后，用不了几周——有时候只需要几天，他们的亲戚便会遭受他们的骚扰，然后给警察打电话，拜托警察把患者重新带回医院。警察们抱着理解却厌恶的态度处理这部分工作。

[123]　患者对该医院科室的实际需求是惊人的。科室采用生物医学模型是因为别无选择，患者在病房中待的时间太少，医护人员除了药物治疗之外无法再做其他事情，而且患者流动率也十分高，医护人员很难与他们中的任何一个人保持长时间联系。这是一家社区医院，它接收没有保险、没有证件，甚至什么都没有的患者，该医院还因此获得了一些国家专项基金。这是医院应当承担的责任，但是它还没有做好准备处理如此多的患者，现在这些患者却通通从医院敞开的大门涌入。随着医疗保健体系陷入危机，附近的医院开始拒绝越来越多的底层患者，因为医院无

法为这些没有保险的人负担医疗费用。早些时候，有些其他医院承担了一定数额的医疗费用，而且联邦对穷人医疗的报销政策也比现在更为慷慨。现在，原本会出现在那些其他急诊室的无家可归者会被立即转送进社区系统。随着圣胡安县长期护理设施的减少，医院的床位也变得紧张。医院会把明显也需要治疗的患者赶出病房，为病情更加严重的患者腾出空间。一个在类似的精神科医疗机构做田野调查的民族志学者将她出色的研究命名为"空出床位"（*Emptying Beds*），目的是说明，在这种压力之下，科室的目标可以用一句话概括：为病情最严重的患者腾出空间。[1]

这些留下的患者确实病得很重。1995 年，我在医院待了一个星期，其中有位新来的患者是位 20 岁男性，长相英俊，只穿了一条拳击短裤，就走上旧金山附近最繁忙的高速公路意图放牧汽车，他仿佛是机械时代的后现代牧羊犬。警察把他送进病房后，他拒绝接受任何药物治疗。年轻的精神科医生试图说服他改变主意，表示医护人员真的认为药物会有用。他果断地摇了摇头说，如果有帮助，他会同意吃些食物，但是药物治疗是不可能的，因为他正在为加入海军陆战队进行训练。从早到晚，他都在"训练"，现在除了拳击短裤外，他还穿着医院长袍和短袜，他沿着护士站周围慢跑，步伐短促、坚定，高抬着膝盖。他慢跑了六个小时。

这个病房里的大多数患者都很浮夸，也很病态。有两位女性患者嫁给了上帝。其中一位还声称自己是个武士，她在病房里走来走去，双臂向前伸展，颤抖又僵硬，她偶尔还会拿着一个打开的塑料袋，好像这是一种仪式上的祭品。当她走神的时候，她的胳膊会垂在身体两侧，但是在谈话结束之后，她又会重新抬起胳膊，继续她梦游一般颤抖的步伐。还有位女患者，一个月内已经入院两次了，她是一个身材高大的非裔美国女人，戴着一顶被虫蛀过的帽子似的淡金色假发。她怀上了自己 [124]

的第九个孩子，她之前所有的孩子都住在亲戚家或住在寄养家庭。她并不总是处于精神病发作状态。有时，她的眼睛里闪过一丝讽刺，然后她会捏着胳膊说："看，医院没帮上忙，我仍然是个黑人。"她称自己为秀兰·邓波儿。还有个块头更大的女人，她入院时已经五个星期没有洗澡了。她躺在床上，情绪低落，神情呆滞，当她丈夫终于把她送进医院时，奶酪似的皮屑和真菌从她松弛的皮肤褶皱中掉落下来。

　　除了少数一直待在医院里的患者，这间病房的平均住院时间是八天，病房大约可以容纳29名患者。在我来这家医院之前的一个月，约三分之一的患者是新来的，其余的患者在此前都至少住过一次院。病房就是这样运作的，是病得最重的患者生命中最艰难时期的一道防线。他们来住院，病情稳定下来，出院，然后再回来。其中许多人在入院时拒绝承认自己有任何住院的理由，有时他们也无法理解自己正处在精神科病房这件事。他们经常拒绝服用抗精神病药物。他们常被"拘留"三天，这意味着虽然他们拒绝住院，但精神科医生在和他们谈话后仍然决定让他们住院治疗。在这种情况下，患者可以在医院停留不超过三天的时间（这也被称为"承诺管理"）。然而，要迫使患者服药或在医院待更长时间，精神科医生必须走上法庭（或者，更常见的是，法庭派出法官到病房举行听证会）。衡量的标准非常简单，除非患者有强烈的自杀倾向或杀人倾向，或者无法解释他是谁以及他在哪里，否则精神科医生无法强迫患者做任何事情，也无法提供患者不想要的治疗。结果就是，明显有精神障碍的患者会离开医院，他们往往还像入院的时候一样，状态糟糕。

　　例如特里。他属于被抛弃的"垮掉的一代"（beatnik），那个让一些伯克利市民骄傲、又让大多数人有点紧张的群体。他成长于20世纪60年代，在妻子的支持下当了20年艺术家，最终，妻子还是把他赶出了家门。他拒绝找工作，又或者找到之后无法保住工作。他的家人曾经支持过他一段时间，后来也停止了。在来医院前，他已经在电报大道的一辆货车里住了好几年了。警察把他带进了医院，因为他跳过了奥克兰机场的安检，然后开始尖叫。他讨厌住院，他认为这是国家压迫的一种形式。他把我视为保持中立的真理记录者，认为我比患者地位高，却并不会站在医护人员的阵营，因此，他徘徊在我的身边，跟我讨论他的感觉，他认为精神病学扭曲了人类的正义，违背了人们的意愿，限制了人们的权利。

[125]

当法官来医院举行听证会时，特里正处在三天的"拘留"期，他非常焦虑，担心法官会在他不在场的情况下审理他的案子，于是他在房间的门边转来转去，时不时地把鼻子贴在那扇小小的用铁丝加固的窗上。轮到他的案子时（法官在一个多小时内审理了八起案子），他向法官解释说，他之所以逃过机场安检，是因为有高大、邪恶、危险的人在追他。后来，医生说他患有妄想症以及精神病性症状，特里跳了起来，他非常激动地要求知道医生有什么证据证明他患有精神病。法官是位身材高大、讲求实际的人，他干巴巴地说："可能是因为那些高大、邪恶、危险的人。"但他接着指出，特里有足够的资源和能力照顾自己，除非他选择自愿留下来，否则医院不能再让他待在医院里。特里高兴地笑了笑，骄傲地离开了这个闷得令人透不过气的房间。不过之后，他拒绝离开病房，走去站在了护士站的门口。在被告知现在可以离开时，他激烈地宣布，自己是一个自由公民，他们不能强迫他离开。于是，他获得了自愿签字的机会，从而能够以患者的身份留在医院。他又拒绝了。然后医院告诉他他必须离开，他开始大声陈述自己的权利。与此同时，人们不停地进出护士站，那里存放着所有的病历和药物。最终，特里被警察护送出了医院。有位住院医师悲伤地说："他比看上去更务实，他害怕我们，但他更害怕住在伯克利的街道上。"

这里的医护人员面临着越来越不可能完成的任务。对于县级医院来说，医院的资源是极好的，但是与需求相比，这些资源就显得很可怜了，并且还在迅速减少。这些患者都患有慢性病，他们中的大多数人几乎没有机会使病情改善，在家也无法获得足够的照顾，许多人都无家可归。这样的患者越来越多，随着处理起来的压力持续增加，资源甚至减少得更快。无论是法律还是环境都不允许医护人员收治那些自认为可以照顾自己的患者。（我曾听到一位精神科医生忧心忡忡地追问，目前的法律状况是否侵犯了患者接受治疗的权利。）那么，问题在于，医护人员必须将患者视为理性的成年人，认为他们能够对自己的病情做出合理且充分知情的选择，而大多数患者显然不是这样的。

[126]　　大家勉强、苦涩、带有自嘲意味地忍受了这样的事实，患者可以决定他们想要什么，虽然这通常与精神科医生认为他们需要什么以及政府会提供什么没有明显关系。"他已经回来了？"有人谈到最近一位重新入院的患者，"带他去散散步，看看你能否甩掉他。"也有人对我说："如果你真的想了解患者们的出院计划，你可以去街角的圆桌比萨店。店的后面有一张桌子，有很多已经住院的患者会去那里坐着，很多还没有来这里住院的患者也会去那里。"精神科医生最终选择了给患者重新开药，然后让他们出院去一些较便宜的机构或是他们的家人那里。"我们明天再去看患者们吧，"一位资深精神科医生叹了口气说，"到那时，也许他们中的一些人会离开，那么我们所有的工作就都白费了。"而有人在第一天就对我说过："这是我们的工作，我们把他们送进医院，再把他们送出去。"杰出科室的医生们可能会花大量的时间向患者指出，自认为没有病这一点，本身也是疾病的一部分，他们还会说服患者再在医院里面多待几天。这些医生更加务实地接受了一个事实：一位患者如果想要离开，那么就会离开，还有很多其他人需要帮助。他们认为自己只能是勉强跟上这里的节奏，不过，当有人确实真的需要他们帮助时，他们会很高兴。

例如，我第一天到医院科室的时候就看到一位住院医师收治了一个男人，他父亲三周前去世了，他已经有六天不吃不喝了，这是一次缓慢且相对不致命的自杀尝试。此前，他曾 13 次被收治入院，并被诊断为患有精神分裂症。最近，他一直都没有服药，因为他说药物使他感觉更糟（"药物仿佛给我做了脑叶切除术"），他不想服任何药。他说他没有幻觉——"除了魔鬼。"他补充道。但是他的意思并没有表达清楚。他显然非常沮丧，无法谈论他的父亲，有几次讲话都以"我父亲"开头，却无法把话说完整。

我们离开房间后，住院医师说："真是个可怜的家伙。在某种程度上，这是一种社会性入院。他有自杀倾向，但是他不会明天就死。不过，他想进来，他需要帮助，或许我们可以说服他吃点东西，甚至吃点药。"住院医师口述了入院记录，并开了一些处方药。"他可能会拒绝服药，但是为了我们热切关注的责任问题，我们必须这么做。"她给他开了一种抗精神病药物、一种抗焦虑药物，以及一种缓解抗精神病药物副作用的药物。她还开了一些非处方药，医院里的患者经常想要得到这些药，但是除非医生同意，否则他们无法获得。她开了泰诺（Tylenol）、胃能达（Mylanta）和力克雷（Nicorette）。"他看起来不吸烟，但很多人都这样，他们不能在病房里吸烟。"然而，特里没有在病房待那么长的时间，长到他会去寻求帮助；"秀兰·邓波儿"则在药物生效之前就离开了；"日本武士"也离开了，被她不靠谱的家人接回去了，等他们受不了她时，她会再被送回来。即使是主动承认有自杀倾向的患者也拒绝服药。住院医师决定不强迫他，因为尽管他非常明显地需要药物治疗，但正如医生所说，他不会明天就死去。另外，那天是周一，所以不给他用药不会给医生造成太大不安。如果是周五的话，他可能三天都不会再看到医生了（会有值班的医生，但是医生不会被要求照看他；值班医生只会处理急诊和入院）。她觉得，对于一位患者来说，三天不进行治疗

[127]

太久了。然而，那是周一，周二会有另一位医生来看他，他也会被分配到那位医生的组里，由那位医生负责。这些小细节构成了医院的生活。

在科室中，患者要参与无数的"团体"：物质滥用团体、出院计划团体、目标团体、周末计划团体、生活技能团体等等。这些不是非常情绪化的"团体治疗"，患者会在这些团体中学习如何在最基本的层面上打理生活。例如，目标团体试图告诉患者，他们应该有目标；周末计划团体试图让患者明白，他们可以为自己的空闲时间制订计划。我曾经作为志愿者，跟别人一起组织了相似的团体。我组织的小组是为门诊患者和那些一开始病得没那么重的人服务的，但这仍然是一次令人沮丧的经历。人们不谈论自己的感受、想法或彼此之间的关系。他们不怎么说话，即便开口，谈论的也总是某个监狱如何比另一个监狱更难进去，或者他们真心不希望在缓刑期回家的儿子再像上次一样把枪放在车里这一类的话题。圣胡安医院团体的患者生活在那样的世界里，但是他们没有足够的能力应对。

例如，在我参加的出院计划团体中，团体带领人依次询问每个人出院后的计划。"山姆？"山姆没有回答，但是他在座位上动了动。当她再次问他时，他说："我要去我以前去过的地方。"团体带领人在大家周围踱步，问每个人的计划是什么。她的目标是确保患者知道有出院计划的存在，并向他们强调服药的重要性、遵守中途宿舍 [the halfway house，有时也叫"膳宿护理所"(board and cares)，是一种寄宿公寓，在公寓内，烹饪、清洁、个人事务及医疗护理等方面都会有不同程度的监督。中途宿舍是住院和独立生活之间的"过渡"] 规定的重要性（如果他们要去的话），以及与他人相处的重要性。对话常常极其乏味，还搭配了儿童的礼貌标准。"现在还没有轮到你说话，"当有患者突然开始"不合时宜"地说话时，团体带领人（通常是医护人员）可能会以医护身份制止，"斯坦利正在讲话，打断他是不对的。"团体中，挨个问完大概八位患者，并得到他们的回答，要花费整整一个小时。

　　这个地方有一种强烈的务实精神。当一位患者不停地在女性面前脱裤子时，住院医师安排护士给他买了工装裤。当另一位患者声称自己不住在电脑上显示的地址，而是住在其他地方的时候，住院医师开车前往这两处住所进行了确认。由于把患者安置在医院外这件事情很复杂（病床太少了，中途宿舍会拒绝那些难对付的患者），其中一位护士安排所有相关机构的人员每周开一次"安置会议"。各个可能接收出院患者的机构的人员聚在一起喝咖啡，吃甜甜圈，讨论每位患者要去哪里。"这就是管理式医疗真正起作用的地方。"当我参会的时候，有人真诚地悄声对我说。每个中途宿舍都派人来参会。会上还有人来自不堪重负的长期安置医院、社区的门诊服务中心、流浪汉收容所等等。护士解释说，这样的会议形成了一种"要么提供住宿，要么闭嘴"的态度。

　　我参会的那天，房间里少说有 30 个人，会议按照现有患者的名单挨个讨论。大多数患者都被组织中的至少一些人所熟知。毕竟，平均有三分之二的患者以前也在病房住过，有些甚至一个月会来住几次。会议从一位男性患者的叙述开始，他自称"有自杀倾向，还会听到一些声音"。汇报人的声音很单调，但是护士朝他眨了眨眼睛，整个房间的人都笑翻了。很显然，这位患者不想被送进监狱（他曾偷了个钱包），于是声称患有精神障碍，让自己进了精神科。在讨论另一位患者的时候，一名护士发表了一番冗长而令人信服的论述以说明她需要长期护理：每次她离开医院回家便会吸毒，变得无法照顾自己，然后病情就加重，她需要很长一段时间的治疗才能扭转这种模式。在场的人们都点头表示同意，但是接着又有人说："祝你好运——她想回家，而且这周五有她的听证会，她可能会获胜。"人们还讨论了一位患者，讨论他之前在中途宿舍的糟糕表现，以及他是否有可能重新回到那里，会上大家不情愿地得出他不该再回去的结论。参会的人还讨论是否有办法说服"秀兰·邓波儿"不要再生第十个孩子了，她无法照顾孩子。这种会议讨论是友好的、以任务为导向的，不分等级，随意自在。

[129]　　　在"安置会议"以及医护人员休息室中，人们会笑这些疯子。他们会讲这些患者和其他患者的故事，会说这些患者所做的事。他们嘲笑那些与上帝结婚的女人——那个星期，上帝重婚了。他们还嘲笑患者说的那些疯狂的、奇怪的、有趣的事情。当穿着拳击短裤的男人坚决地绕着护士站慢跑时，医生们会略略笑着走进医护人员休息室（位于护士站内，是科室中的一个隔间）。"谁是劲量兔子①？"我和他的医生一起出去与他交谈。我们不得不站在他路线的拐角处，以便可以在他每次经过时与他说上两三句话。在与他短暂交谈的间隙，我和医生漫无目的地闲聊，开玩笑说要在他旁边一起慢跑。很显然，这里的医护人员不堪重负。整个医疗系统都在呻吟，一点幽默感会让人感觉好那么一些。

这个科室有一种适应性——人们嘲笑那些荒唐的行为，角色分工还如此明晰，等级都变得无关紧要；科室里也存在巨大的矛盾感——既将患者视为成年人，又将他们视为无能的依赖者。在有意识地采用疾病模型，并利用资源提供更确凿的医疗护理的科室，这些适应和矛盾甚至变得更加尖锐。

在 1993 年，有两个月，我每周大约花十个小时待在格特鲁德所在医院的生物医学精神病学科室。² 该科室以明确的"科学"为导向，科室的资深精神科医生对精神分裂症和双相情感障碍进行实证研究，其中有位研究人员享誉国际。住院医师们带着体会一下如何将科学研究与临床实践相结合的想法，轮转到这个科室。整个医院都认为这个科室高效、和谐，没有敌意、没有战争，也没有试图把冲突转变到意识形态层

---

① 美国劲量（Energizer）电池公司的吉祥物，是一只粉红色的机械兔子，装有电池，不断敲鼓、永不停歇。

面去。在这个科室里，没有人把我拉到一边，告诉我科室主任有什么问题，其他人如何能更好地管理科室。根据我的经验，这种情况很罕见。大多数精神科科室似乎都会因为科室主任的工作方式而火药味十足，毕竟这项工作可以有许多不同的开展方式。

这个科室只能容纳 20 名患者。在大多数情况下，它总是满的。其中主要是（尽管不只是）双相情感障碍患者，他们患有明显的急性症状，住院后或多或少地有所好转。这也许可以解释科室中部分乐观的情绪。精神科医生自然喜欢听患者对他们工作的夸奖，但是在一个入院时间很短（5—10 天）的世界里，很少有患者能恢复到会心怀感激的程度；有的时候，双相情感障碍患者可以恢复到这种程度。因此，该科室是一个令人满意的工作场所。患者本身是多种多样、鲜活有趣的，不会让你对人类境况心灰意冷。在大多数情况下，患者都处于躁狂状态：精力充沛，非常健谈，不想睡觉，万分自信，通常他们还非常、非常、非常神经质。也就是说，他们似乎脱离了现实。他们认为自己写出了全美最伟大的诗歌；是自己解决了统一场论，为此他们去机场，向世界大声宣布这个重要消息，并因为航空公司要求他们出示机票而生气。精神错乱是最可怕的精神科症状之一，因为精神病发作的患者是不可预测的，他们不受常识约束。然而，精神错乱患者也可能因为同样的原因让人振奋，他们的想象力自由奔逸。具有躁狂症状的精神错乱患者往往会有浮夸的、戏剧性的想法，不躁狂的时候，他们常常是讨人喜欢的，可能比一般人更热烈、专注、活力充沛，但是在更广阔的世界里，他们往往并不成功。

所以，这个病房里到处都是教授、科学家、医生以及一些工作非常努力的人，他们可能因为工作越来越努力而停止睡觉，开始语速飞快地讲些别人无法理解的话，开始以怪异、奢侈的方式行事。他们的家人们会变得精疲力竭，无法应对。有时并不是他们的家人带他们来到医院，

[130]

而是警察，因为他们在一些公共场所做出非常出格且古怪的行为。有一次，我坐在中西部某个昏暗的、毫无名气的机场里，一名身穿深灰色西装的男人大步流星地走过走廊，挥舞着公文包，大喊道德追求和腐败之类的问题。他大声喧哗，非常可怕，很显然，他患有精神错乱。机场其他人都突然安静下来了，警察把他摔倒在门前。这是患者躁狂期间会发生的事情。躁狂患者会变得非常吵闹、扰人、令人害怕，然后警察会把他们带走，送到精神科急诊室。通常，患者并不明白警察为什么要拘留他们。例如，在这个科室里，有一个来交流的外国学者，警察发现他在大学附近的街道上疯狂地徘徊，于是把他带了进来。当他们拦住他的时候，他滔滔不绝地解释了一个他们听不懂的物理问题的全新解决方法。他显然不能照顾自己，无法吃饭，无法拾掇自己，也无法找到回公寓的路。然而，他对警察拘留自己非常生气。他不认为自己生病了，也不知道自己已经在医院里了，他要求被立即释放，因为他要代表国家参加一个重要会议，他将在这个会议上凭借自己的新想法扬名。

　　这是一间封闭病房（当我刚到医院的时候，我必须签字领取一串拳头大小的钥匙）。病房那扇又大又重的门是医院风格的粉色，锁周围有一块金属板。钥匙也很笨重，开锁后门被缓缓地打开。有时，门上会有块牌子写着"开门有风险"，这意味着医护人员认为有患者可能会推开进来的人，然后逃出门去追寻自由。事实上，病房里的疯狂世界与外面世界之间的通道被密切监管。门边的墙上挂着一块大白板，上面是按等级排序的"特权"列表。第一项特权是在指定时间与其他患者一起到门廊上吸烟（许多精神障碍患者都吸烟，一些研究者认为，尼古丁可能有助于控制抑郁症和精神病发作）。其次是出去办事或与医护人员会面；再次是患者可以在医护人员的陪同下集体外出，通常是为了吃饭；接下来是一位患者可以和另一位患者一起离开病房；再接着，患者可以自己离开病房，只要在他到达目的地时打电话回来就可以了；在那之后，是

[131]

患者可以获得完全的自由，只是他们无法拿到钥匙。在特权清单对面的黑板上，是一份写有所有患者名字的列表，以及他们的入院日期和特权等级。黑板上还有一个日常活动列表，以及每个活动所需的特权级别。在精神科里，患者只能从一个房间游荡到另一个房间，或者坐在宽敞的公共区域看电视。他们经常看起来昏昏沉沉、神志不清（这是药物造成的），还显得非常恍惚。患者群体变动很快，他们一般只会住院一周，甚至更短，然后就出院了。有时，医院在患者"出院安置"方面也会遇到问题，他们要寻找可以接收患者的机构（这些难以安置的患者通常有物质成瘾问题、有暴力倾向，或只是没有保险）。这样的情况下，患者可能会在医院待上几周，甚至偶尔长达三个月，但是这不常见。比较普遍的情况是，医生在每周两次的小组查房中见患者两到三次，之后这些患者就消失了。

　　这里的患者被认为都患有大脑功能障碍，他们的家庭（包括婚姻）或是生活方式中无疑存在某些因素会加剧他们的病情，但在转为实际的问题之前，这些都不重要。医生的任务是清楚地识别疾病，并施以有效治疗，通常是施以药物治疗。如果药物疗法不起效，医生还会尝试其他的干预措施，比如电击疗法。住院治疗的目的是保证患者安全，使患者的急性病情可以得到缓解，待到没有明显的自伤或伤人倾向时，患者就可以出院离开。病房里的大多数患者都有精神病性症状，因此抗精神病药物见效很快，能够在几小时或几天内就开始减轻患者的病症，但其他药物要在患者出院几天或几周后才能完全生效。（抗精神病药物和抗焦虑药物在几分钟或几小时内生效，心境稳定剂和抗抑郁药通常要在服用数周后才会起作用。）因此，科室的目标显然是最低的那类：给患者开 [132] 药，且患者不会产生毒性反应，看药物是否起效，确保患者的情绪足够稳定，没有自杀倾向，也不处在意外致自身死亡的风险中——"发疯地"鲁莽驾驶、狂野地滥交、无敌的躁狂和自信，这些都会导致患者的风险评估能力变差。

　　由于对医学的重视，比起其他科室，这个科室的医生更受人尊敬。成为一名精神科医生的困难之一是，你的许多技能，尤其是那些更以精神动力学为导向的技能，似乎是不需要去医学院学习的东西，甚至生物医学技能看起来都像是非医学生也可以学会的东西。虽然从法律上来说，大多数的心理咨询师、社会工作者以及护士不能开处方，但是他们对药物都很了解，花在患者身上的时间比精神科医生还多（精神科医生待在病房的时间通常比其他医护人员要少）。当新的住院医师结束自己的实习来到科室时，科室中的每个人几乎都比他们更了解精神病学。同时，精神科医生（住院医师阶段结束后）的收入又比科室中的其他人多很多，其他医护人员很容易就将精神科医生视为傲慢的、薪水过高的奢侈存在。

　　在这个科室中，医生被看作处理疾病的专家。因为科室重视医学研究，而医生与科学相关、与研究相关、与"真正的"医学相关，还因为当精神科医生以行家的身份谈论精神药理学的时候，他们确实比非精神科医生有更加专业的视角。年轻的精神科医生不会被其他医护人员迁怒，权力的等级与知识的等级是相同的。在生物医学的疾病模型中，精神科医生毫无疑问比其他任何医护人员都更加了解患者的问题，尤其当他们还进行医学研究时。心理咨询师无法拥有同等的时间和权威。护士们认为，虽然目前住院医师还需要培养，但是几年之后他们的知识就会超过自己。在这样令人安心的期望下，住院医师们可以忍受地位较低者的指导。此外，正如患者的人格与他所患的疾病不一致，医护人员的人格也与其工作表现无关。当然，医护们还是会对那些开朗、高效的人心存感激。但是，人们从来不对彼此的真实感受以及为何会有这样的感受进行一些复杂的、混乱的分析。医护人员是什么样的人，以及他们的感受是怎样的，这些都与他们的工作无关。因此，医护人员从来不用过多地"处理"科室的社交生活，他们不会发现彼此在具体的问题上存在过大分歧，相对地，也很少会针锋相对。

这个科室的模式参照其他非精神科科室，仿佛精神障碍像在大脑中发作的心脏病一样。我们分成两组进行查房，每周两次，每次两个小时。墙上钉着锂药物表和每位患者每晚睡眠时长的睡眠图表。查房中都会查阅图表。每组都由资深精神科医生作为主治医生来带领，他们通常都穿着医生的白色实验室大褂。在第一个小时里，主治医生、住院医师以及来参加查房的护士、社会工作者、精神卫生工作者和其他一些人（例如人类学家）会坐在一个单独的上锁房间里讨论患者（另一组的护士则留在外面照看病房内情况）。他们的谈话中充斥着各种评论：为什么某个患者适合首次发病研究，为什么在某种情况下苯二卓类药物（benzodiazepine）会比神经安定药物更有帮助，等等。"如果你想让史密斯医生（他是当地精神药理学研究员）喜欢你，"资深精神科医生这样对住院医师说，"你可以打电话将这位患者介绍给他，然后让患者参与他的研究。"他们对个案的精神动力学讨论则相对较少。他们讨论的问题都很实际：抗精神病药物的剂量是否足够大；当知道某位 HIV 阳性的患者试图引诱另一位患者时，医护人员要如何处理——出于医患保密原则，他们并不能告诉别人第一位患者的相关诊断，却还是要阻止其他的患者与他睡觉；明显无家可归的患者准备出院时，社会工作者为此需做多少准备。

事实上，这个地方的整体基调非常务实，所有医护人员都好像正在为孩子计划玩耍日的职业母亲。后来，我坐在精神动力学导向的科室中参与会议时发现，那里没有会议议程，他们聚在一起每次花几个小时去"处理"这周的经历。在生物医学科室，医护人员的会议忙碌又利索，很实事求是，由议程驱动。人们开会计划年终的烧烤活动，搞清楚未来几周需要多少护士和精神卫生工作者。资深精神科医生从不关心人们更细微的感觉。有一次，有位患者想要向其他患者解释她喜欢虐待动物，她告诉他们，她喜欢把别针扎进老鼠眼睛里，听它们尖叫，她会把它们剁碎，喝它们喷出的血。她说她会喝自己的经血，还喜欢用胡萝卜强奸自己，然后吃掉胡萝卜。显然，她看到人们围坐在公共休息室时，就喜欢分享这些事情，尤其是在晚上。当他们变得歇斯底里，她就决定去睡觉。她的主治医生并没有试着跟她探讨她想通过这些故事传达什么信息，也没有对她的养了宠物的邻居给出警示。这件事发生后的第二天早上，主治医生在查房时来看她，我们一群人跟在他的身后。医生问她是否想在医院的围墙后面度过一生，他说："如果你感到自己想要伤害动物和婴儿，而且需要一些帮助来控制这种想法，请告诉我们。或者可以不告诉我们，但如果你这样做了，则没有医院可以合法地让你出院。"在那之后，她便不再讲这些故事了。当社工和她的母亲交谈时，人们才发现这些都是她的幻想。

[134]

　　一位资深精神科医生曾经对我说过，疼痛可以通过三种方式进行代谢：愤怒、幽默、智慧。他说，我们中很少有人拥有成为智者的精神深度，所以发现幽默对我们来说很重要。他的科室非常有趣，查房中的医护人员都很好玩、放松、喜爱欢闹。他们会嘲笑病房中的疯癫，感叹这些荒唐的行为是多么彻底，多么不可思议，用失礼的、俗气的、不指名道姓的绰号来称呼这些疯狂。在其他严肃的组会中，住院医师可能会汇报新入院患者的症状和诊断，然后放下笔记说："坦白讲，这个人完全脱离了现实。"又或者说："他彻头彻尾疯了，从墙上跳了下来。"患者疯狂得像只潜鸟，古怪得像个水果蛋糕，他们是一流的疯子，离经叛道，觉得自己身在太空，真的"神游天外"。[①] 医生汇报的开头可能会说：

---

① 这段原文用了不少俚语，out to lunch（脱离现实）、bounce off the walls（从墙上跳下来）、crazy as a loon（疯狂如潜鸟）、nutty as a fruitcake（古怪如水果蛋糕）等的意思都是发疯。为了更突显患者精神病发作时的疯狂状态，以及精神科医生的幽默感，这里采用了直译。

"希尔先生已经在外太空旅行了两天，我们还未能与其建立联系。他是我们的一位 41 岁白人单身男性，收治于……"

如果精神病发作不是那么可怕的话，它确实挺有趣的。有时，寻找其中的幽默使人更加能够应对看到他人失去理智时感到的痛苦。病房里的一位患者认为另一位患者试图毒害他，于是放弃了进食。被他选作反派的那位患者有很严重的抑郁，医护人员甚至需要担心如何让他从床上起来，他更不可能有能量做出如此恶魔般的犯罪行为。另一位患者来到病房的时候有些暴力倾向，他已经摔断了一条腿。在他入院的第一个夜晚将结束时，他试图用拐杖撞向另一位患者（被躲过了），他还把拐杖砸在墙上，扯掉公共电话（在病房里，这通常被称为患者的电话）。第二天早上，当医生在查房时试图和他谈论他的失控，患者停顿了一下，然后瞪大眼睛问道："你说的是我吗？"实际上，这样的笑话也可以有其他的呈现方式。例如，重度精神病发作的患者对自己的天体物理学文章赞不绝口。医护人员认为这是他精神病发作的进一步证据，直到一位好奇的住院医师在图书馆查阅并找到了这些文章。还有一位自恋的患者，他在病房大谈特谈自己与医院院长及其他重要人物的私人友谊。他的住院医师认为这是老年人渴望情感支持的孤独表现，有所触动，在一次社交活动中向院长提起了这件事。"山姆来了？"院长问，"为什么没人告诉我？我必须得见见他，他是我大学时的一位重要朋友。"　　[135]

重点是，医护人员拿这种疯癫开玩笑——无关乎患者本身，无关乎医护人员，也无关乎开药、实施治疗。在我们的世界里，矛盾总是伴随着笑声。[3] 在这里，矛盾在于坚信患者是患有疾病的理智者——患者既是有理性的，又不完全是。

尼克是"老鼠和别针"患者的主治医生，他聪明伶俐，在这个贵族环境中有些格格不入，但是他很高兴能对他人负责（有些医护人员称他为"牛仔"）。他进入医学界是为了成为一名精神分析学家。在他实习期间，他的一个朋友开车时睡着了，车子偏离了道路，他朋友醒来后，用精神科医生的话说就是疯了。这位朋友吃了抗精神病药物，在医院里住了几个星期才平静下来，活了下来（最终变得完全正常），但是这位准精神科医生关于成为精神分析师的理想却没有实现。他说，这次事故使他相信，大脑对你是谁以及你为何患病这方面的影响，比精神分析师所说的复杂的无意识动机更加强大。我曾经见过尼克对患者的心理治疗。他们简短地谈论了她的课程、她的插花、她的儿子。患者带来了她母亲写给上一位精神分析师的信，信中解释说，女儿的低自尊并不是她（这位母亲）的错。患者说："有这样一位母亲，任谁都会疯的。"这些都是精神动力学导向的精神科医生会谈论的事情。但尼克对精神动力学并不是特别感兴趣，不好奇患者对母亲的真实感受，不好奇她为什么会有这样的感觉。尼克想弄清楚的是新药会如何对她产生影响。他想通过倾听和问询来了解她能否更好地集中注意力，她感到精力更加充沛还是觉得情绪更加沮丧，什么时候感觉到精力充沛或焦虑沮丧，这些感觉是什么样的。因此，他亲切地与她谈论着她的生活细节，试图听到其中潜在的现象表征。患者向医生讲述了她的灵魂的历史，通过这些，医生听到了关于她大脑的情况。

　　尼克是带领我所在小组的资深精神科医生。我们小组在周二和周五会面，到场的有住院医师、心理学实习生、社会工作者以及精神卫生工作者，科室中大约有一半的患者都由这一团队负责。在一个小时的组会讨论之后，我们都会站起来，跟着尼克查房，在每个病房前停下来看我们讨论过的每位患者。（这是非精神科医生查房的常见形式，但并不是精神动力学导向的查房。在精神动力学式查房中，小组成员通常不会与患者交谈，如果他们想要交谈，会把患者叫到单独的房间里。）在查房期间，患者不可以离开病房，他们要耐心地（或不耐烦地）等到医生小组来看他们，在综合医院，他们也要这样被迫地等待。当我们到病房的

[136]

时候，尼克（有时候是负责这间病房中患者的住院医师）会先进去，我们其他人跟在后面。尼克坐在椅子上面对患者，其他人在他说话的时候站在周围。他会询问患者的情况——感觉怎么样，有什么计划。有时，这看起来很痛苦，因为躁狂患者在躁狂发作时往往无法意识到自己生病了，这种讨论偶尔会变成带有敌意的对抗：一边是患者离开病房的权利，一边是医生让他留下的坚持。当患者稍微好转的时候，讨论焦点往往集中在他的疾病上，仿佛他所患的疾病是一个独立的、有故障的器官。尼克还会想要知道所谓"黑色的绝望"有多么严重，患者是否还有幻听症状，能否入睡，能否坐到会议结束，等等。

这种方法通常都很有效。有位患者因为蓄意开车撞树入院，在入院的第六天，她表示尽管仍然感觉很糟糕，但是已经能够下床走动了。在她刚入院后的那次查房中，她一直躺在床上，不动也不说话。在第二次查房时（也许是她入院后的第四天，其实她的医生和其他一些医护人员每天都会去看她），她已经能够将自己的抑郁症称为"抑郁症"来谈论。按照尼克的说法，她谈到了"症状"，将自己的绝望称为"它"，并谈到了她如何处理"它"。她似乎把自己的烦恼概念化为一种疾病，她知道这种疾病让她感觉很糟糕，她想接受治疗，让自己好受些。

其他患者的行为处事却表明他们没能理解自身病态的疾病模型（至少，他们没有表现出这个模型适用于他们的样子）。例如，有位患者，在家与丈夫发生口角后，被丈夫带了过来。她没有躁狂发作，事实上，她看起来很理性，只是她认为家里有激光束在毒害她。她的丈夫说，她在家会因为激光束而变得歇斯底里，还会打他。这位患者否认了这一点，拒绝服用抗精神病药物，并要求医生允许她出院。她以前曾多次因疑似精神病发作和施暴而住院，在服用抗精神病药物并住院一周之后，她便平静了下来。她对尼克说，她知道什么是对自己最好的，她想要回家，她是最了解自己的人，不是吗？尼克回答道："嗯，这是个复杂的

[137]

问题。"后来才发现，实际上，当她丈夫把她送到医院来时，值班医生的建议是她可以回家。知道了这件事之后，她变得更加偏执，妄想症状也加重了，她开始谈论穿过她房子的激光束，并拒绝出院。在住院的时间里，每次查房会议她都跟着医疗小组四处走动，解释着她如何需要回家。在尼克与她交谈，希望她在医院多留几天之后，她为努力改变尼克的想法而喋喋不休，后来在尼克有所松口的时候，又坚决拒绝出院。她从不认为自己的身体有问题。

有位患者在查房时看起来非常清醒，她住院是因为她在接受了两年的精神动力学治疗之后，突然告诉治疗师，她很担心治疗师腿上的绿色斑点。她也从来没有用"疾病"这个词来谈论自己。还有一位年轻的、才华横溢的物理学研究生，他刚从第一次躁狂发作中恢复过来。他父亲患有双相情感障碍，这位儿子第一次发作的年龄与他父亲发作时的年龄相仿。儿子在首次服用抗精神病药物和锂药物几天后便冷静了下来，在查房的时候，他说他不想再吃药了，他不能在服用精神病药物期间写论文。（这是有道理的，人们经常反映锂药物削弱了他们的创造力。）尼克耐心地向他解释双相情感障碍——"许多优秀的科学家都患有双相情感障碍，这没什么好羞愧的。"尼克还指出，如果他不服用药物，躁狂会再次发作。患者解释说，他比那些治疗他的人更了解自己的精神状态。这在精神病学中是一个非常具有争议的点：谁能掌握一个人的精神状态？谁有权利去了解一个人的精神状态？你的精神疾病模型会影响你回答这些问题的方式。

尽管尼克努力通过对话走向来揣摩疾病结构，但是每个人仍然是自己精神状态的最好的报道者。因为自己比任何人都更加清楚自己是否悲伤、焦虑抑或快乐。精神科医生知道这一点，然而，他们也知道人们会误导自己，且人们会撒谎。因此，一个人可能不觉得自己不快乐，因为他认为自己应该快乐。其实，无论有心还是无意，至少在有的时候，错误地感知自己的精神状态是能够改变这一状态的。如果我坚持告诉自己，尽管股市暴跌，可我就是很开心，天还是蓝的，花还在盛开，那只是账户上的数字而已，有时我甚至可以比之前的自己更加开心。有的时候，那些住院的抑郁症患者恢复了足够的能量可以回家自杀时，便会决定离开医院。他们也非常清楚，如果把这件事告诉医生，那么医生是不会让他们出院的。所以他们会撒谎，然后回家自杀。因此，如果患者最了解自己的精神状态，但还是有可能是错的，那么精神科医生应该在多大程度上相信患者的话呢？[138]

当一个人表现得非常疯狂、非常神经质的时候，精神病学就变得非常简单了。你知道你不可以相信他对自己的评价。医生知道自己必须对这样的患者负责，就像母亲对孩子负责，还要为他的事情做决定（比如晚餐前不能吃冰淇淋），这些决定会违背患者的需求，但是从长远来看，对他更好。人们可以简单地说，疾病会影响人的判断。但如果不是这样，如果患者很抑郁，但是她说自己现在感觉好了，想要离开医院，或者像这位年轻人一样，觉得精神类药物削弱了他的思考，他不想在服用锂药物的情况下写论文，那么医生如何判定谁是最了解患者的人，谁又能赋予一位年轻的精神科医生权威来告诉患者"你比你想的更加抑郁"，又或者说"你患有有损自己思考的疾病，所以我不能相信你说的话"。有更加精神动力学的方法来处理这种重要的认识论问题，那就是强调包括精神科医生在内的所有人的精神状态，在本质上都是复杂的、多层次的，在某种程度上是不可知的。正如我们下文会看到的那样，是这种方法本身造成了它自己的问题，当医生从这样的角度认真思考时，他会更难相信自己能够理解患者了。但在生物医学视角下有更多直接的矛盾。科室有位新来的住院医师告诉我，她深受困扰，因为她必须像控制一个孩子一样控制一位成年人，她说："我想，如果我只把患者看作疯子，忽视他们自身，像对待疯子一样对待他们，那么事情会变得简单很多。

但是，即使在患者精神障碍发作的时候，我还是能看到他的个性，看到眼前有个人，这就让我很难把他当成一个孩子来对待。"

在这样的科室里，在这样的疾病模式下，住院医师希望患者是有理性的、负责任的，他们只是在与身体疾病做斗争，就像其他所有在医院里做着斗争的人一样。总的来说，我们相信人们来医院时对自己痛苦的描述，在面对精神科的患者时，也期望他们的陈述是真的。如果他们所说非真，那么患者所言就也成了他们疾病的一部分，而不是他们本身的一部分。当一位患者说自己没有生病，而住院医师不相信她时，她的陈述就变成了她的症状。她就成了一位不负责任且没有能力的依赖者，需要别人为她做出决定，被别人的权威接管。这个人可能是患有疾病的理智者，也可能不理智，那么她失去理性的一面就是她所患的疾病。但其[139]实人们并不会要么疯狂，要么理智，其中一定存在不确定性。也许那位物理系学生说得对，如果不服用锂药物，他论文会写得更好，也只有他自己才知道，冒再次躁狂发作的风险而停药去写论文是否值得。

这是精神病学中真正的困境。病房中的患者无法照顾自己，所以精神科医生不得不接管他们。但是这样的权威存在许多风险，精神科医生可能会犯错，他们可能将患者解释为没有自理能力的人，但实际上，在没有医院那种水平的看护下，他们也可以照顾自己。在过去的几十年里，精神病学和法律思想都发生了转变。在过去，只要医生签字，患者就可以接受治疗，而现在，必须有能够令法官在法庭上接受的证据才能如此。有时，除非患者伤害了别人，否则即使真的需要帮助，他们也不能够被强迫接受帮助。然而，患者从精神科医生的误判中得到了更多保护。这种困境对我在此处描述的这类科室来说尤为复杂，既因为这种疾病模型在处理模糊不清的情况时会更加困难，也因为精神障碍发作会比任何其他症状都更加严重地使一个人衰弱下去。

精神科科室的文化是，通过尽可能清晰地划定患者个人及其所患疾病之间的界线来处理这种模糊性。人们（大多数人）不会认为疾病是个人的标记，也不会认为疾病是患者的独特人格。人们也不觉得护士和精神卫生工作者在科室是为了了解患者，他们认为，这些人的存在是为了保护患者的安全。（大多数）医护人员不会谈论他们对患者的看法或者患者带给他们的感觉，他们并不会把一些特权当作对患者良好行为的奖励，而是把它们当作保护患者的实用手段，在患者被疾病压制理智的时候对其加以保护。因此，患者获得吸烟的特权，并不是因为患者认为自己需要尊重或者自由，她的希望、恐惧、焦虑都无关紧要。她获得吸烟的特权，是因为医护人员认为她可以在科室外管理好自己的行为，不会像刚入院时那样不受控制地发疯，医护人员想在合理的监督条件下对此进行测试——"尽管没人从逻辑上对我做出解释，"科室的住院医师对我说，"但是把这些别人认为理所当然的东西去掉是很奇怪的。"（当患者去户外吸烟时——通常都是户外，即使是在新英格兰的冬天——医护人员会陪同他们闲聊，观察他们，并进行管理。）在这样的文化中，医护人员与患者的互动只限于对器质性疾病的讨论，因此，对患者意图的理解不会因心理动态的复杂性而受到干扰。即使是第一次见到患者，资深精神科医生也很少会谈论这位患者的个人史及其个人需求的微妙之处。相反，他会非常明确地关注患者的药物和情绪，试图尽可能地将患者的回应理解为其理性的自我报告。医生会说："如果现在你可以改变你的心 [140]情，你会改变什么呢？你害怕吗？焦虑吗？"如同触诊患者的腹部一样，医生好像也可以触诊患者的思想，尽管医生知道这是无法做到的。

　　与此同时，医生将患者的状态定义为患者的不同方面，来调和患者像个孩子和患者身为成年人之间的矛盾。然后，他们在自己与患者的关系中表现出这些差异。医患关系的维护需要协商，协商如何分类患者的意图——哪些部分属于疾病，哪些部分是患者理智、合理人格的一面。例如，我曾经看到过一位富裕但是精神失常的年轻人，他试图说服主治医生让自己离开病房。他说自己很好，他解释道，他决定在秋季入学芝加哥法学院（他已经被录取了），在汉普顿度过即将到来的 7 月份周末，并为周末买几条卡其裤。他说，这一切对他都不成问题，他如果一个月后要去法学院上学，最好现在就回到现实世界中去。医生并没有试图理解患者所言，他也不允许患者继续展开并解释自己的愿望。医生说患者需要更多的时间来恢复。当患者问道，在放我走之前，你具体要我做什么的时候，医生表现得好像没有必要解释似的，他告诉患者，必须相信医生的判断，然后他就大步流星地走出了走廊。也就是说，医生将患者想要离开的渴望看作病症，是患者疾病的一部分。患者的疾病使他自己仍然处于孩子似的依赖位置。

　　当那位年轻人可以坦诚说出自己生病了，并开始讨论生病问题时，他的意图和他对自己精神状态的报告才能够开始被视为负责、合理的意见。那部分的他被归类进成年人类别。他变成了一个患病的人，而不再是住在他的躯壳里的疾病。在这里有个不幸但又准确的启示：你如果想出院，就仍然是病的；但是如果你同意留下，那么医生们会觉得你似乎正在好转。这并不是一个不合理的推论，因为现在的住院时间都非常短，如果警察把你带到精神科急诊室，两天后你却认为自己没有生病，那么你的否认就很可能是疾病的一部分。尽管如此，这种假设还是会让我这样的观察者感到不安。"你意识到你生病了吗？"在一位患者（她是生物化学教授）入院第五天时，尼克问她。"别傻了！"她厉声回击，"你把我当傻瓜吗？你一直强迫我承认我的病，这太明显了，我不可能注意不到。"在三天前尼克问她这个问题的时候，她看着他，仿佛他疯了似的。（科室所感知到的）患者在住院期的转折点是她意识到自己生病了，且病得还很重。如果患者可以现实地讨论她的出院计划，医生会与她协商这些计划中哪些部分是合适的：考虑回去工作、回到公寓、回归生活是否合理。那些想要出院且没有"嫌疑"问题的患者（他们不会自杀，不会杀人，他们知道自己是谁，也知道自己在哪）通常需要在出院前三天告知医院。在住院的那段时间里，医生会以尽可能多的方式重复告诉患者，医护人员如何认为她病得太重而无法出院，她出院的渴望也是她所患疾病的一部分。我看到了患者出院的渴望被建构为疾病的症状。尽管这种建构方式令我感到不安，但是，当我看到这些交流的时候，我又很少会觉得患者受到了不公平的限制。我更担心的是，如果患者出院了，他会在飞往纽约的飞机上大喊大叫，他会失业；她会因偏执发作而拆掉自己的公寓；他会去参加会议，并在自己的专业同行和前辈面前彻彻底底地出丑。

最后，这个科室的医护人员会像其他精神科科室的人一样，担心精神障碍被更广阔的世界误解。但是，对需要向公众传达什么内容，或者更具体地说，我应该与他们认为的精神病学这个天真世界交流些什么，他们持有非常不同的看法。精神动力学导向的精神科医生倾向于假设其他人认为精神科患者是奇怪且与众不同的。他们可能会告诉我、告诉人们，我们大家是多么相似。我曾经访问过一家以精神分析为导向的医院，在访问结束时，一位资深临床医生告诉我，当他还是住院医师时，他轮转到了一个科室，发现科室中的一位男性患者是他在大学里认识的人。有一天，这个人伸出手抓起他的雪茄（精神科医生通常更频繁地抽雪茄）扔到了地上，然后用脚后跟把它碾在了地板上。"这让我明白，"这位精神动力学主任说，"精神疾病只不过是强效放大了我们所有人生活中的情绪波动。"

相比之下，在生物医学科室，医护人员更有可能假设其他人认为患者与我们所有人一样，问题在于公众没有正确地理解患者是多么不同。他们的病远比大多数人想象得要严重，这种疾病是他们生命中非常非常可怕的意外。有一次，科室的一位护士问我，对于我收集到的所有数据，我要拿它们干什么。我回答道我将写一本书，并问她，如果她是我，她要写些什么？她说："公众不了解这些疾病，甚至我丈夫都不知道我的工作是什么。没有人认识到它们的严重性，你应该写写这些。"

精神动力学医院

[142]

从精神动力学角度来说，患者生病是因为他用非适应性方式来解释和回应他人。（至少，这是他问题的一部分。如今，大多数精神动力学导向的精神科医生承认疾病也对应着生物学上的脆弱性。）一种帮助患者的方式是帮助他意识到那些潜意识下的模式。但是，因为所有的人，包括接受过精神分析训练的医护人员，都会受到自己潜意识的限制，所以没有人能够有足够权威去解读别人身上正在发生的事情。没有人能够明确地定义什么是精神障碍，什么不是。这就是问题所在。你需要从患者的潜意识中找出他适应不良的部分，帮助患者应对。但是，你又无法清楚地知道你是看到了患者的疯狂，还是在透过自己的疯狂来看患者。为了理解患者，精神动力学科室的医护人员会谈论他们如何看待患者，如何看待彼此，他们如何看待对方关于患者的看法，他们的谈论非常公开、详尽，远超我见过的其他科室。但是，由于对密切的熟悉的同事的评论都不客观，大多数评论都是个人化的，这样一个群体的情感温度可能会相当高。大多数精神分析都在封闭的空间内进行，是保密的，患者也不会在这个房间之外见到这个为他做精神分析的人。一旦精神分析的环境扩大到办公室、餐厅和礼堂，一种特定的公共文化就出现了，这种文化能够对潜在的混乱加以控制。

诺顿旅馆（Norton Inn）是弗吉尼亚州西部的一家小型精神动力学医院，它被广泛认为是同类医院中最好的之一，就像野兔横行的世界里最后一只坚定的乌龟。它仿佛属于另一代人，但是又没有过时，像一张古老而受人喜爱的书桌。1995 年，我在这家医院待了两周，那时这里有 40 多名患者。他们住在一幢叫作"旅馆"(Inn) 的大型白色殖民时期建筑中，或者住在步行可达的较小的、有门廊包裹的隔板房里。旅馆旁边还有一幢雅致的大楼，里面有医护人员办公室和会议室。这组双子建筑曾经被称为"医疗办公大楼"，但是新任院长来后，想要帮助医院应对外面不断变化的医疗卫生世界，就在楼前草坪上的绿色小标志上添加了"行政"一词。他觉得这样才公平。那一年，医院多年来首次实现了盈利。

这是一家开放式医院。与 20 年前相比，现在很难体会到这种"开放式"的意义。20 年前，这里有很多开放的科室，现在几乎所有的精神科住院场所都是封闭式的，患者被护送到精神科病房，在他们身后，大门紧锁，在他们住院期间，他们的特权也都与那扇紧锁的门有关：出去抽烟、去食堂吃饭等等。[143]

在开放式医院里，没有特权，没有隔离室，也没有保安人员会把失控的患者摔在地上并束缚起来。在开放式医院里，患者可以随意进出。在这个古老的殖民时期旅馆的宏伟门厅，门自由地转动着。患者可以出去散步，去当地的健身房锻炼身体，去看他们的治疗师，与朋友见面。但是偶尔，有患者会去树林里上吊自杀。这就是开放式医院的危险。现在比几十年前有更多封闭医院科室的原因之一是为了转移保险公司的问责，如果患者的疾病没有严重到需要被锁起来，他就也不需要来精神科住院。然而，这家医院认为，一道上锁的门是很幼稚的，这也是在贬低精神科的治疗，效果会适得其反，因为精神科治疗最终的目的是让人们能够对自己的生活负责。一位医护人员告诉我，在监狱里对自己负责任是很难的。医院中大多数患者都曾住进其他地方的封闭式精神科病房，大部分患者都觉得那段经历是一种羞辱。然而，医院内负责入院的医生必须在将患者收治入院之前向潜在患者（经常还包括家属）做出解释，说明患者有责任保证自己活着，只有当他们愿意为自己的生命负责时，他们才能够被收治入院，尽管事实是，许多患者在入院之后仍然自杀了。自杀的威胁只是偶尔被夸张化，有15%的抑郁症患者最终都会选择自杀。我离开医院的那天，医院收治了一个女人，她的喉咙上有一道亮粉色伤疤，从耳朵一直贯穿到下巴。她说，她割破了自己的颈动脉，因为她有了想要射杀自己孩子的想法。

　　有些患者已经在这家医院住了好多年。许多医护人员都以怀旧之情回顾了那个患者至少住院一年的时代。当我在那家医院的时候，治疗的平均时长约为八个月，这个数字通常包括了患者留在医院附近接受部分治疗而不是接受"医院级"护理的时间。"医院级"护理指患者所有的需求都可被满足，以及随时都能得到护理。医院已经开发了各种费用较低的"降级"住院及门诊项目，"降级"项目中的患者需要或多或少地负责自己的饮食、住宿及自我护理，但是他们仍然可以参加医院的大多数活动，比如社群会议和其他的组会，保险公司会支付其中的一部分费用。而这家医院与其他医院相比，无论是全面护理还是降级护理都更加便宜。有一次，医院的负责人说，有家保险公司给医院寄了一封感谢信，感谢医院为一位患者提供了相对较低的治疗费用，这位患者在入院诺顿之前的几年间都辗转于不同的住院病房，在诺顿住院后，她不需要再去其他地方办理入院了。她在诺顿一年的治疗费用明显低于她前一年辗转住院的费用。诺顿旅馆的大多数患者在其他地方接受的治疗都"失败"了。这意味着多次的住院治疗、药物治疗以及精神科医生都没有真正起作用。出于绝望，一些保险公司会为这些患者支付比平均更长时间的住院费用，他们希望长期住院能够"稳定"患者，使之能够转为门诊患者（为期五天的住院费用为5 000美元，多次短暂的入院费用就会很昂贵）。但是许多患者及其家属会直接为患者第一个月的住院和评估

[144]

支付超过 20 000 美元的费用，之后每个月的住院护理费用就会下降至 9 000 美元一个月，出院后护理费用会下降到 2 700 美元一个月，这是最低的价格了。

费用、开放式政策以及这家医院在三级护理方面的声誉，使得这家医院的患者大多属于上层中产阶级，他们非常聪明，也很年轻，通常都不超过 30 岁。例如，他们是耶鲁大学的学生或哥伦比亚大学的住院医师，刚到学校，表现良好，然后就精神崩溃了。其中，大多数患者（大约 70%）是女性。似乎没有人知道为什么会有这么多的女性，尽管精神病学上有陈词滥调称，不安的男性倾向于对他人展现出攻击性，会因此入狱；而不安的女性则倾向于攻击自己——割腕、服用过量的药物——并因此住院。医院的大多数患者患有抑郁症或双相情感障碍（或某种心境障碍），他们还有人格障碍。少数是对自己的心理状态有较多意识的精神分裂症患者。这些患者有人格障碍也并不奇怪。简单、"容易"的抑郁症或躁狂状态都可以在短期的住院中得到很好的治疗，医生可以通过药物"减轻"躁狂症状或是"缓解"抑郁性自杀倾向。如果患者还有人格障碍，情况就不同了，他们服用一个疗程的抗抑郁药几乎没有效果。这些患者最后住进了这家医院。大多数情况下，他们的人格障碍属于"边缘"型，如有过激烈但不稳定关系，且有着深刻身份困惑和愤怒的女性。这样的患者会被收治入院，因为他们可能会对自己和他人产生惊人的破坏性。

例如，特蕾西是一位 28 岁的南方女性，她很美丽，有着金色的头 ［145］ 发和高高的颧骨，她的身体已经习惯了滑雪坡上漫长的冬季，浑身散发着一种紧绷的、凄凉的寂静感。（为了保护患者的隐私，特蕾西由几位不同的患者组合而成。）她来医院，表面上看是因为她说和母亲的关系使她很难住在家里，她的病史则记录了一个更加戏剧性的故事，一个关于暴力、酗酒、性虐待以及自杀未遂的故事。在她与治疗小组的第一次谈话中，她宣布她母亲已经允许她自由地使用自己的银行账户，她需要明智地使用这笔钱，尽可能用久一点。

几天之内，特蕾西就与为数不多的几位男性患者中的一个睡在了一起。患者之间的性行为是非常不被提倡的，官方说法是因为这样的行为会产生二元关系，从而破坏这个群体的凝聚力。这肯定也是因为精神科患者可能对自己的性行为极其无所谓——在这种时候，没有保护措施的性行为可以是一种被动自杀。而在这个群体中，这种情况并不少见。无论如何，患者们开会讨论了性二元关系的分裂性（性行为并不是非常隐秘的事情），以及履行社群承诺的必要性。特蕾西只耸了耸肩，说这对她来说没什么大不了的，性就是性，她和那个男人上床仅仅是因为她饥渴了。两天后，她看到那个男患者坐在沙发上，旁边是一位新入院的女患者。为了表达自己的不满，特蕾西拿起咖啡桌上的大碗砸向了紧闭的玻璃窗。她很生气。

按照医护人员的理解，特蕾西的治疗建立在社会心理干预的三脚架上：强化精神动力学心理治疗、治疗社群计划、艺术工作室的"非语言"区域治疗。精神药理学也很重要，依据医院的标准做法，大多数患者都要接受药物治疗。特蕾西因为有抑郁症状，需要服用帕罗西汀。她被分配了一名治疗师，每周接受四次心理治疗。在诺顿，所有的患者每周都要接受四次心理治疗。这种治疗是以洞察力为导向的心理治疗，即精神分析治疗，在更正统的分析师眼里，这种治疗属于治疗师不会安抚、劝解、慰藉患者的治疗类型。有天下午，我坐在角落里，特蕾西与她的治疗师在进行治疗，有位资深医护人员在督导治疗过程。这位年轻的治疗师，读着治疗结束后写下的笔记，报告特蕾西说过的话："我必须摆脱这些和我母亲有关的东西。"督导师打断她说："太好了，她在用语言表达。"治疗师继续读着自己对特蕾西说的话："我认为这是你的一个核心问题，有关你和你母亲的关系，你永远不确定其他人的感受，你

感觉你被嘲笑和批评了。"督导师喃喃地称赞："你加入了她。"治疗师　　[146]
继续读道："不久之后，特蕾西说：'我求你给我开些助眠的东西，你从
来没给过我。'"年轻的治疗师从笔记中抬起头来，不好意思地告诉督
导师，她已经向特蕾西解释了，她曾经试图给予帮助，但当时特蕾西拒
绝了。这时，督导师说："看看这个过程，你表现了移情，她说'你没
有给我我需要的'。这就是你想要的。这很好，但是你慌了。一只手给，
一只手拿，这是我的老师教给我的。继续给她支持，她会把一切都说出
来的。"

　　在诺顿旅馆里会有种感觉，就是患者和治疗师陷入了殊死搏斗。一
位年轻的治疗师谈到他的一位患者，虽然他很自豪患者在他的护理下情
况有所好转："你无法与她建立联系，除非你能够接受她认为的会有死
亡发生，要么你死，要么她亡。"事实上，很多患者——来自目击者特
蕾西——对每个人都很生气。对这些患者来说，合适的治疗方法是对他
们的攻击性展开治疗。我有一种感觉，那些在其他医院治疗"失败"了
而被送到诺顿的患者，可能是那种无法处理自己愤怒的患者。一些临床
医生从理论角度出发，通常会参考梅兰妮·克莱因和奥托·科恩伯格的
理论，这两位精神分析学家主张，敌意——不是孤独，也不是爱——才
是人类经验背后的驱动性情感，理想主义可能只是面具，掩饰着被迫害
后的愤怒，而爱慕之情只是施虐受虐的托辞。

　　"在这个领域主流的治疗互动模型中，缺少了克莱因的观点，"有位
资深的临床医生说，"患者越是把你看作好的父母，他们就会有越多的
嫉妒、恶意以及杀戮的欲望。"患者被认为在利用治疗师来推进自己病
态的自我目标：抵抗与治疗师建立联系，引起治疗师的愧疚，惩罚自己
和他人。治疗成功的唯一希望是，治疗师直面患者为了自我满足而想扭
曲世界的要求，并帮助患者看到自身愤怒所具有的可怕破坏性。这让年
轻的治疗师不太舒服。有一位年轻的同事在宗教背景下长大，这样的背

景一直引导她去寻找人性中的美好。当她选择精神病学的时候，她把它看作一条出路，她能够借此逃离这个世界，这个世界到处充斥着人类生活的不愉快。她告诉我，在她 16 岁那年，有辆卡车侧翻并撞毁了，她的马在卡车上。她坐在马的尸体旁，等待警察和救护车的到来，她问上帝怎么能允许这种不公平和痛苦的存在。而诺顿把她推到了对内心矛盾的忍耐边缘。"一想到我必须相信所有好人心中都住着一个杀人犯，我就感到非常幻灭。你可能认为，发现大家都是这样的会好受些，但是事实并非如此。他们教导我，"这位同事继续说，"对患者来说，我就是一个挂外套的衣帽架。"

[147]

　　如果治疗是两个灵魂赤裸裸地相遇，那么这两个灵魂便是在泥坑里扭打。有份关于某个即将出院患者的病例报告写道，患者进入医院时处于一种"黑色、绝望、支离破碎的精神状态"，在治疗中，"她很容易反复地、愤怒地经历共情的破裂"。她以前的治疗师说："飓风很适合比喻迪弗女士的情感挣扎。"他说，像迪弗女士一样，飓风中心有飓风眼，那是个空洞，飓风围绕着空洞旋转，并试图填补它。迪弗在诺顿住院三年。她已经换过很多治疗师了，她最近的治疗师，一位资深的临床医生说这位患者是他所见过的最难相处的患者，他向其他医护人员展示了她的案例。这位治疗师言简意赅且低调，他曾经修读英语专业，他说他不了解种族主义，直到他为这个在跨种族婚姻下诞生的孩子做治疗，他看到了她的愤怒和内疚。他在没有笔记的情况下谈论了她一个多小时。他谈到她如何告诉他，他是多么可悲，他作为一个野心勃勃的犹太长岛人，对这个世界知之甚少。很明显，迪弗使他觉得自己渺小。他说她已经攻击了他的防线，那些他隐藏起来保护自己、免受患者愤怒伤害的防御机制。他报告自己所受的攻击时，常表示她是对的。当他结束汇报时，他的眼里泛着泪花。有位资深临床医生充满敬意地说："这位患者让他变得诚实了。"

在迪弗的治疗师看来，患者的问题之一是没有意识到自己存在精神动力方面的问题。治疗师需要说服她，让她能够对自己的经历负责。一位资深临床医生说："这项工作很困难，因为分析工作关乎责任和承担责任。责任感和内疚感只有一线之隔，而这位患者有非常强烈的内疚情绪。"病例报告中写道："在几个月来与我会面的过程中，迪弗女士表现出了更强的能力，她能够感受到自己的症状源自心理压力，而不是生物化学的失衡。"诺顿旅馆的患者学会了从精神动力学角度看待那些似乎毫无争议的生物学问题。一位患双相情感障碍的女士告诉我，她私下认为自己的病与大脑有关，但像她这样的人需要从动力学角度理解自己的疾病。还有一位患者告诉我，他的精神病是对自己愤怒情绪的防御，这与他的家庭关系缺乏界限有关（换句话说，他的精神障碍源于他无法在情感上处理好家庭关系）。病例汇报中的患者迪弗无法实现这种向精神动力学思维的转变，这对她来说是一个问题。她做了一个关于蜂鸟的梦，她把这个梦解释为她的氨基丁酸（GABA）受体迫切需要氯羟安定（一种类似于安定的镇静剂）。"实际上，"她的治疗师喃喃道，"我觉得这个梦与她的分离焦虑有关。" [148]

心理社会治疗三脚架的第二条腿是心理治疗社群。在治疗社群中，患者会获得一些医护人员的帮助，总的来说，后者会管理患者群体的社交及一些生活上的事务。大型社群会议每周会举行四次，每次 50 分钟，愿意的人都可以来参加；患者所在大楼里的大多数人（包括患者、护士、精神科医护人员）似乎都参与了最大的会议，一些治疗师和社会工作者也在，大概有 30 个人聚在房间里。议程（如社群团体的报告、大家遇到的困难以及与医护人员关系的总结）只是引发讨论的机制。人们有种感觉，各团体需要聚在一起，这样有人会将自己的困扰说出来，当其他人开始参与讨论时，在场的每个人就会知道"问题"是什么了。医护人员认为，这种公开的环境能够帮助患者学会处理这些问题，目的是给患者一面镜子，让他们看到自己在别人心目中的形象，并让他们觉得自己是团体中的一员，需要对团体负责。这些会议让我联想到小型寄宿学校。

还有一些更小的团体。有个控制着大量年度预算（每年超过 10 000 美元）的活动小组和一个处理社群中社交问题的任务小组。如果有患者踢破了玻璃窗，这名患者将被转入任务小组，在小组中，大约有八名患者和三名医护人员会与他讨论社群对其行为的看法，以及其行为对群体产生的影响。医院主楼外的每个房间内都会有团体组织，包括女性团体、男性团体、进食障碍团体、物质滥用团体以及关系团体。患者在团体中通过选举获得主要职位，并承担相应的职责，例如主持会议、参与讨论，在活动小组中分配资金。有位患者出院后生意蒸蒸日上，她说，她在社群中担任主席并承担相关职责的那段经历，是她做生意之前所做的最重要的准备。

在社群中，人们的情绪可能会高涨。我参加了一个小型会议，讨论时话题转到了某场更大型的会议，在那场大型会议上有位缺席的患者受到了大家的批斗。人们在这场小型会议上开始用复杂的句子阐述说自己有多么痛苦，因为缺席者那时受到了批评却没有被告知。然而被批斗的患者此刻也坐在会场里，她浑然不知地织着毛线，直到一位患者说："哦，该死，凯特，他们说的是你。他们觉得你有点焦虑。"当然，这是一个保守的说法。凯特是我见过的最焦虑的人之一，她像一只紧张的麻雀，有张憔悴又教养良好的脸庞。"好吧，"她说，"你们只是生我的气，因为我比你们都更有能力。"大家对她的同情立刻消散了，纷纷直截了当地表示她有多么焦虑，防御性有多么强，有多么自命不凡。有人说："这么说吧，前几天你告诉我你在写一本非凡的小说，最后你给我看了，你只写了一页，那一页非常烂。"在接下来的几天里，凯特像是一只瘪了的气球一样垂头丧气。她会走过来哀怨地对我说："那是个意外，真的。

你必须知道，我真的不是故意的。"

　　一位资深的临床医生告诉我："80%—90% 的行为都是由期望决定的。如果你明确向别人表示，他们有能力参与社群建设进程，接受治疗是他们的责任，他们就会做出回应。文化必须赋予他们责任。"能够与公之于众的压力相抗衡的即是责任。通过这样的互动，你应该学会如何对自己的感受负责，如何对这些感受带给他人的影响负责。

　　总的来说，这些会议因其基调而受人瞩目。会上的讨论通常都很直接、冷静、充满探究意味，往往在心理层面上透着敏锐。人们经常会为一些给他人造成困扰的事情担责，如没有清洗的咖啡杯、被独占的手机。讨论的内容往往围绕个人及其角色——作为社群一员，作为参会成员，作为团体领导者，等等，并持续关注来自团体的期望。（你为什么觉得有必要在那个我们都能听到你说话的房间里用手机？你如何看待你在这里作为一位患者的角色？我们其他人的角色呢？）他们称之为"接受检视的生活"（examined living）：这里所有的行为都有待讨论。

　　本着这种精神，每个月都会举办一次全院大会，患者、临床医生、护士都会参会，甚至厨师也会来。会议大约持续一个小时。像许多会议一样，从技术层面来说，全院大会没有议程，但是大家往往都能感觉到什么是"需要"被讨论的。当我在医院的时候，议题具有保密性。有位患者向另一位患者泼了一杯水，医院里的人们对于为什么会发生这种事，以及是否会再次发生这种事等一系列问题感到很不安。泼水不止一次成为社群会议上的讨论焦点。在一次治疗中，泼水的人告诉她的治疗师，那只是一个玩笑，这点她没有跟别人提起。后来，一名社工（不是她的治疗师）来参加社群会议，当泼水事件再次被提起的时候，社工指明这只是个玩笑。社工的本意是想让患者们冷静下来，但当患者们与泼水者说了这件事后，他们都很不安。他们觉得那名社工的言论侵犯了患者和治疗师间的特权关系。他们本以为自己告诉治疗师的事情是保密

[150]

的，然而这里有明确的证据证明，他们的治疗谈话会被拿到他们未出席的会议上，和他们也没有想过会听到这些事的人讨论。他们希望自己在心理治疗中说的话只存在于那个密闭的空间里。

因此，有一次开会，大约有 60 个人聚集在会议室里，一位患者向医院院长提出了这一点。几位患者和几位医护人员也发言了，讨论占去了大部分的时间。"我们不知道事情的真相是什么，"院长说，"可能有许多种真相。在这件事情上，似乎有界限被打破了。但是我们必须承认，治疗师需要跟其他医护人员谈论相关治疗，同时也该尽力考虑到保密性问题。"医院的讨论没有制定新规则，没有说明什么是治疗中不可侵犯的，什么不是，但是医院指出了治疗和社群生活的结合存在一些固有的尴尬。院长说："仅仅通过制定规则很难掌控'接受检视的生活'的伦理。"当时，我和一些患者一起坐在后面。这样的讨论似乎解决了紧张的局势。

正如医护人员所设想的，社群结构的目的是提供分析师唐纳德·温尼科特（Donald Winnicott）提出的"抱持性环境"（holding environment）：在这里，人们可以表达自己的感受，而不会受其他人的报复或孤立。医护人员认为，在一个良好的心理治疗社群所具有的社群弹性面前，患者应该能够展现出自己个性中正在发展的部分，患者可以在这里看到人们会对此做何反应，并从这些反应中学习，而无须承受在真实世界（工作或是伴侣关系）中的任何风险。社群运作的良好效果使我印象深刻。我想说，患者可以有效定义自己作为社群成员的角色，定义社群中其他人的角色，以及新来患者的角色，新入院的患者往往是不理性且极度焦虑的，这些都让我印象深刻。这里有一种坚持，坚持维持可接受的行为界限，如果你的世界正在崩塌，你似乎可以在这份坚持中获得安慰。但这是个奇怪的社会，在这个社会中，所有成员的潜意识动机是社群思想和社交生活的焦点。有位患者在社群会议中谈道："问题在于，这些没被清洗的杯子意味着什么？当我们把咖啡杯留在桌子上的时候，我们想说什么？"

特蕾西告诉我，在她被转介到任务小组之前，她不曾意识到自己的行为会对其他人产生影响。她觉得自己没有发言权，就像许多精神障碍患者一样，感到无能为力，没有自我。但是社群的人都知道，她的声音很响亮，他们都注意到了那扇破碎的玻璃窗。然而，直到斯托达德事件发生后，她才听到别人告诉她她是多么有力量。斯托达德是一个又高又胖的男人，与特蕾西年龄相仿，留着蓬乱的胡子，一副知识分子模样。一天晚上，在一次小型社群会议上，他声称自己永远不会和特蕾西这样的荡妇上床。房间里几乎没有人相信这一点。但是几个小时之后，当他的话传到了特蕾西耳朵里时，她并没有笑。她打电话给斯托达德，咒骂他，告诉他自己打算亲自去看他。斯托达德随后立即打电话给镇上的警察（他是小镇的居民，他可以报警），当特蕾西到达的时候，警察就在那里迎接她，这使特蕾西深感羞辱（这可能正是斯托达德的本意）。她从大楼中跑出去，跑进了树林，拿出一把剃须刀在自己手臂的侧面和脸颊上割了20道平行的伤口。她流着血回了大楼，那时警察已经走了，护士们给她包扎了伤口。

在接下来的两天里，我在各种小组会议上都见到了特蕾西。我从来没有如此从内心深处感受到一个人的愤怒。特蕾西坐在那里，一声不吭，气得心脏怦怦直跳。我感觉她正处在失控的悬崖边。我承认我很担心，我第一次在精神科机构中如此忧虑自己在房间里坐哪个位置，我害怕她突然决定离开会议，把挡路的东西全部踢走。不断有患者跟她说："你吓到我了，请你用语言解决问题，而不是剃须刀。"她只是回答道："斯托达德是个混蛋，如果他再这么说一次，我不保证会发生什么事情。"直到参加了这些会议，我才意识到，社群成员们明白，他们正一起保护着特蕾西在社群中的安全，也与特蕾西一起保护着社群的安全，我也意识到有多少资深患者将自己视作指导者，对那些还没有学会处理问题的患者做出指导。

　　三脚架的第三条腿是"非语言区域"（interpretation-free zone），即艺术工作室。患者在这里画画，进行黏土创作，还制作其他手工艺品。根据诺顿院史，"这些创造性的活动旨在发现、探索、保存和扩大对患者来说相对无冲突的活动领域"。强化心理治疗可能会使患者"倒退"，把他们抛回更幼稚、更情绪化的世界体验中。有些精神科医生反对长期的、精神动力学导向的住院治疗，他们认为，恰是这种强化性治疗让本来就脆弱的人崩溃，无法去应对问题。早在 20 世纪 60 年代，就有人认为，只有非常健康的人才能忍受精神分析的压力：精神分析引起的强烈情绪让神经质患者更清楚地认识自己，却会让重症者陷入精神病发作。诺顿医院则认为，强化性心理治疗的退行反应能够被治疗社群和艺术带来的进步需求抵消。治疗中的患者应该是崩溃的。然后他们可以通过艺术工作室和治疗社群来增强自己的创造力和个人的权威性，以更健康的方式重新振作起来。在 1994 年，有家手工艺品商店向暑期游客出售艺术品；一年一度的戏剧表演会同时向小镇居民和患者开放试镜。在那时，特蕾西成为了一名纺织工。倾斜的织布机像一只张开翅膀的机械蝴蝶，她俯身在上面，专注地引线穿梭，创造她自己的图案。她制作的蓝紫色雪尼尔围巾即使价格不菲，在手工艺品店里也很畅销。特蕾西开始觉得自己像个手艺人。

　　诺顿医院的目标非常高：在患者能在外面的世界生存之前，不仅要保证他们的安全，还要尽可能地治愈他们，重建他们走向自我毁灭的人格。"现如今，精神科的工作做得很好，他们在药物治疗方面非常擅长，"有位精神病学领域非常受尊敬的高级管理人员（非诺顿员工）告诉我，"但是，假如我的女儿病了，我会选择送她去诺顿。诺顿会收留患者，直到他们的病情好转。"如果说生物医学的世界是对患者的身体负责，那么精神动力学的世界则是对患者的灵魂负责，并教导他们如何对自己负责。这是个人生活中更费力的部分。对治疗师来说就更困难了，他们可以说是这些聪明、有前途却极具破坏力的患者的代理父母。

对治疗师来说，治疗是艰难的。他们越认同自己的患者，治疗就越难；越觉得自己被患者攻击或者患者越攻击自身，治疗也越难。在诺顿，治疗师很容易感觉到与患者的联结，因为似乎只要你能使他们有一点点改变，他们就可以做很多的事情。那些冷嘲热讽却又无所事事的游民经常出没于许多精神科医生的训练场，人们很难相信这些人会有所改变，更不要说他们可以改变世界了。在诺顿，患者的家庭往往比精神科医生的家庭更为殷实和杰出，人们很容易对患者抱有幻想，觉得他们可以成为有权有势、卓尔不群的医生、律师、教授、慈善家。因为他们年轻、聪明、富有，所以，如果病况可以好转，他们的预后效果会比那些年老、迟钝、贫穷的患者好得多。像特蕾西这样的患者，似乎除了幸福之外，什么都有了。他们迫切地需要帮助，然后，当治疗师向他们伸出手时，他们会咬住治疗师的手——狠狠地咬。大多数分析师不会将非常不安的患者纳入他们的强化心理治疗，不仅仅因为他们所采用的理论 [153] 表明这样治疗的影响太过剧烈，还因为他们担心自己作为治疗师会陷得太深——这些患者如此迫切地需要帮助，他们又同样迫切地想要提供帮助，面对这样不安的患者，治疗师可能会遭受自己无法承受的伤害。

诺顿会收留病得很重的患者，为他们提供强化心理治疗，而精神科和心理科的研究员，他们刚从住院医师培训或同等学力毕业，会觉得自己被患者们打败了，被掏空了。当我在诺顿的时候，医院有五名全职的资深临床医生和七名研究员，既有精神科的，也有心理科的。研究员会在这里工作2—4年，如果他们是精神科医生，他们可能会在这里度过住院医师培训的最后一年。每名研究员最多同时照看四名患者，每名全职治疗师通常会照看一名患者，偶尔也会照看更多。

研究员会梦到自己的患者。他们说，患者以一种几乎令人无法忍受的方式进入他们的内心和生活。"我和他们一起生活在我的身体里，我都要发疯了。"一位新来的研究员说，"但是后来，我真的看到了这个理论是如何运作的，因为我看到了自己投射的方式、生气的方式，然后是我偏执的方式。你会被迫地、真正地领会到，是你构建了自己的世界，你的话语中也浸透了你的过去。"这些患者不是纽约上西区那些顺从却也充满矛盾的患者，那些患者会担心自己在迟交了三周账单后潜意识中所展现出的攻击性，而这些患者则会怒气冲冲地进入治疗，因为（据他们说）他们的治疗师正在用与性相关的感觉折磨他们，他们试图让治疗师承认这些感觉（精神障碍患者可能会有令人不安的洞察力）。他们会谈论自己对治疗师的仇恨和治疗师对他们的仇恨，还会在治疗中威胁说要自杀。有位自信而沉着的研究员，她有着五年的心理治疗经验，但是在为一名患者开展治疗后，她发现自己陷入了巨大的震惊之中，甚至在每次治疗之后都会呕吐。她说："我第一次感觉到我身体里的东西，所有这些怒火，太剧烈了。"对于患者的感觉，尤其是对新来的研究员来说，几乎是无法控制的，或者说是"遏制"——一个医护人员会用的词。有时，这些感觉会从治疗会谈中外溢到与护士、社工，甚至当地健身房前台人员的关系中。患者在治疗中谈论自杀，回到开放式的医院大楼之后，他们会向护士谈起自己的治疗，而护士们可能会质疑治疗师的智慧。无论如何，护士内心总是盘旋着对医生的疑问，尤其是对新来的医生，因为医生们永远在密闭的房间里工作。

[154] 　这种文化的核心在面对情感混乱带来的可怕不确定性和风险时，基于一个悖论：它将感受作为治疗中必须坚持的焦点，但在公共文化中重复、持续地化解着强烈的感受。这就是这种文化在其知识承诺对自身存在构成最大威胁时所采取的处理方式。情绪应该被说出来，而不是被表现出来。有位社工抱怨道："这整个该死的地方都在逃避情绪。"眼泪

是完全不被接受的。在任何四人以上的会议中，严肃正经的语调才会被认可。有位一年级研究员在组会上哭了，大家提到这件事的时候，都压低了声音，扬起眉毛显得很吃惊。如果一名治疗师无法在公共场合控制自己的情绪，其他医护人员便会质疑他在私下是否有能力处理治疗关系中的紧张情绪。在医护人员的文化中——在每周两次的临床案例讨论会上，所有医护人员花两小时讨论一名患者；在每周三次的临床会议上，所有医护人员开会一小时讨论所有患者；甚至是每周两次的小型组会中，十名医护人员开会讨论大概三分之一的患者——这种接受检视的生活的心理治疗文化有自己的风格，它们能够像英国潮湿的午后一样，有效地消除过度紧张的情绪。

　　这些会议特别青睐正式的、精心准备的雄辩式演讲。资深医护人员的话语中充满了告诫和深思熟虑，带有精巧、复杂的节奏。他们用精神分析式的散文娓娓道来："对于这位患者来说，与自己的情感建立联系并与他人沟通这些情感充满了危险。"我读了我对一位患者所做的笔记："五个孩子中最小的一个，无法离家，因为害怕可能发生在父母或者自己身上的事情——她可能遭受过性虐待，这可能给她在性方面造成了困难，她可能害怕成为父亲的妻子，像早上研讨会中说的俄狄浦斯情结那样，担心自己战胜父亲的妻子，也就是替代她的母亲。内心对于母亲缺席的愤怒，可能导致了她青春期的进食障碍。她很恐惧，是不安全的依恋风格。"演讲结束时，我含蓄地鞠了一躬，并没有轻快高效的感觉。

　　防御是不被认可的。在这种公共文化中，当医护人员或患者在公共场合面临批评的时候，他们不应该转移，应该解决批评涉及的问题。在一次医护人员会议中，有位资深医护人员宣布，执行委员会决定不时将聘请一位资深医护人员的妻子担任心理治疗师，并问大家对这件事有什么想法。那位在实施完艰难的治疗后会呕吐的研究员挑衅地举起手说："你已经做出了决定，我们不会影响它，所以你为什么费心要我们做出回应呢？这只会让我们显得很弱势，没有任何作用。"我当时正在观察那位资深临床医生，他并没有像我想象的那样紧张局促起来。过了一会儿，他的肩膀放松下来。"你是对的，"他说，"我们已经做出了决定，除非你有非常强烈的情绪，否则我们不会改变决定。但是，如果你真的觉得非常不适，那我们也会考虑改变主意。"

　　医院里也是有笑话的。有位跨种族的女性治疗师说："有位患者做了个梦，梦到自己将死于一场飞机事故，而她计划周末飞往加拿大，且得知东海岸将迎来这个季节最严重的暴风雪。她很迷信，在治疗过程中变得非常激动。碰巧，我也有点迷信，我告诉她，或许她可以考虑乘火车。"但是这样的幽默与病情无关。它刺中的是治疗的努力中蕴含的高度严肃性，这只是治疗师的自嘲。医护人员自嘲时可以很自在，但嘲笑患者时就会立刻充满歉意，变得紧张起来。在这场病例讨论会上，治疗师评论那位一直说自己非常渴望离开的患者，说她在出院前已经出现了明显的神经性症状。每个听见的人都笑了，因为对他们来说，这意味着尽管她多次抗议，她还是喜欢她的治疗师，并想要留在医院里。但他们很快就为自己的笑感到后悔。有位资深临床医生立即说，笑声可能是一种"打破患者所设定的束缚框架"的方式。一位研究员指出，患者的症状是真的。院长说，笑声是对反移情的一种健康回应。显然，在诺顿，你不应该嘲笑发疯。但是医护人员会嘲笑心理治疗，他们会嘲笑治疗中的失误，嘲笑治疗师的野心，嘲笑扮演他们所谓的"角色"的困难。这是因为这种文化中的矛盾，它所构建的这种不可能模式是关于咨询师的，而无关患者的疯狂。这些治疗师并不认为患者是有身体疾病的理智者，他们不太相信任何人的理性，或者至少不相信别人有能力对自己的潜意识欲望进行清晰且独立的思考。因此，有趣的不是患者的疯狂，而是治疗师强烈想要开展治疗的努力，是你自己也有点迷信，认为患者应该坐火车，却还是要对患者的迷信发言尝试着做出客观的评价。他们讲述的故事通常是关于治疗的：比如，一位患者担心男朋友会杀了自己，治疗师对这种恐惧做了精神动力学解释，然后她明显松了一口气，说有了心理上的解释自己就放心了，因为她男朋友的哥哥曾经拿枪指着他的前女友。医护人员会嘲笑患者颠倒解释的方式，似乎突然间，治疗师变成了接受治疗的人。他们会相互交换故事，谈论资深临床医生如何自恋地固执己见，未能关注到在他们看来显而易见与患者相关的事情，以致治疗效果适得其反。他们还嘲笑治疗师试图跳出自己的动力学框架去理解他人的尝试，而这是治疗师本应做的。

[156]

　　我从未见过哪家机构如此关注其成员的角色、等级及其他方面：他们讨论患者的病情如何没有改善，直到她的治疗师承担起恰当的角色；他们讨论医院在与保险公司的互动中和在与患者父母的互动中所扮演的角色；他们还会讨论社群在两位患者的行为互动中所扮演的角色。毫无疑问，这样做的原因是，人们实际上并不由他们的角色来定义。在生物医学科室中，权力等级可以确凿地反映出人们所假定的知识的等级，因为对知识的拥有毋庸置疑。而在精神动力学的环境中，知识是复杂、模糊、难以确定的。患者可以看到关于她的治疗师、护士、医院院长的事情，这些事却不被后者们意识到，医院生活设立的结构使得患者可以直接向这些人指出她对他们的看法。在这样的环境中，人们很容易怀疑一个人是否有学问，不管他的资历如何。无论如何，这家机构对自身当中的社会结构有着深刻的意识。社工要做什么也很清楚，那些工作不是心理治疗师来做的（这一点让想做个体治疗的社工们很苦恼，在医院这是不被允许的）。就连小小的午餐室也被私下隔开了，资深临床医生们在一张桌子上吃饭，研究员们在另一张，行政人员在单独的房间里吃饭，患者、护士和精神卫生工作者在另一栋楼里吃饭。患者会进行长时间的讨论：如果他们不喜欢的领导者不来，那么进食障碍小组是否还会是进食障碍小组？他们得出的结论是：无论领导者多么讨人厌，如果没

有这么一个人，小组都将不复存在了。"你必须承担起你的角色，"督导
师认真地告诉受督导者（一位研究员），"教育患者，为他们做'现实
检验'①，告诉他们做出的反应是否恰当——这些并不是承担角色。扮演
治疗师角色，需要承接患者的移情，需要允许自己被困住，被困在表演
中，然后退后一步，问自己这些与患者的内心生活有什么样的关系。"
对角色定义的明确强调（远比在生物医学环境中更加明晰和正式），成
为心理学在训练及声望层面澄清现实性差异的方式，尽管在心理学中，
对潜意识幻想的兴趣还是主导着理智生活。

[157]

最后，在我看来，人们可以用四个悖论来概括这个地方复杂的文
化。第一，情感是大多数临床讨论中的内容、焦点和最重要的问题，但
是情感不应被展现出来，只能在正式而平静中被讨论。第二，心理治疗
是私下进行的，而且是保密的，但是这种接受检视的生活的环境要求所
有事情都能够被公开讨论。第三，如我所见，这家医院的等级制度非常
清晰和坚固，但是为了实现公开讨论的平等式民主，该制度一直都被扁
平化。第四，医院里有大量关于限制和边界的讨论，例如患者是否可以
拥有性生活，将一杯水扔出去是否是一种有效的沟通方式，但是医院不
存在真正的限制——没有门，没有保安，也没有监督人员。因此，作为
医生（或其他医护人员），要成功地生活在这种文化中，你必须在公共
场合深入地谈论自己的情绪，而不是将它们表现出来；你必须能够保守
秘密，但是又要知道什么时候分享它们；你必须以民主的方式行事，但
同时要对等级制度深表尊重；你必须与患者谈论何为负责的生活，以此
代替用看管限制对患者生活负责的方式。这对新来的临床医生来说是一
个艰难的转变，他们在别人的目光中感受到了来自生活的深刻压力。"他
们习惯了控制和管理别人，"一位资深临床医生严肃地说，"现在他们必

---

① 精神医学名词，将内心想象和外界现实进行区分的认知活动。

须习惯做心理治疗。"

诺顿是一家非常特殊的医院。圣胡安的精神科医生可能很愿意做这样的工作，但是他们无法胜任。即使他们可以，他们的患者也不会像在诺顿一样如此成功地好转。他们没有钱，没有时间，他们每年要治疗上千位患者。而诺顿大约只治疗几百位患者，而且有更多的医护人员。诺顿的患者年轻、聪明，一般也很有钱；他们通常会与疾病做斗争，当这些疾病得到治疗后，他们的功能能得到高度恢复。上流社会中存在着许多患有抑郁症和双相情感障碍的高成就者，更不用说很多轻度的边缘型人格障碍患者了。圣胡安的患者通常没有受过教育，处于失业和无法就业状态，年龄也更大。他们的疾病预后效果很差，无论他们在哪里接受治疗，情况都会很糟糕。他们与物质滥用抗争，接受治疗后还要被送回可卡因和海洛因泛滥的社区；他们与抑郁症抗争，治疗过后还要被送回现实中令人沮丧的下层社会；他们与精神分裂症抗争，虽然药物可以使他们稳定下来，却无法使他们自给自足。精神障碍就像所有的医疗问题一样，深陷在美国阶级结构的丑陋现实之中，甚至更甚。这就是精神障碍让我们社会面临道德选择的原因之一。

第四章

精神病学家和精神分析学家

　　成为一名优秀的精神科医生意味着什么？你想成为什么样的人？生物医学和精神动力学领域有各自的典范。事实上，大多数年轻的精神科医生并不会选择严格的科学研究道路或者漫长的精神分析训练道路。尽管如此，成为最好的医生意味着什么，他们在这方面的认识是依据那些被奉为卓越典范的人建立起来的。精神病学由两种互相竞争的疾病模型所主导，而人们历来认为，一种模式下的出类拔萃是通过一种训练获得的，这种训练排除了在两方面都真正变得卓越的可能，所以这两个领域里的杰出典范是截然不同的。在一个领域里，有科学家，他们是无畏的真理探索者；另一个领域则是精神分析学家，他们是充满洞察力的睿智巫师。这两种理想体现了不同的道德敏感性、不同的基本承诺、不同的底线。在某些方面，这些差异是微妙的；在某些地方，这些差异又尖锐得引人注目。这种差异成为年轻的精神科医生想象自己与患者相处的方式的一部分，成为与患者共情的方式的一部分，并最终，成为他将患者视为道德存在的方式的一部分。

精神病学家

　　"我讨厌这样，"有位住院医师在她第二年轮转结束时哀叹道，"他们似乎认为，如果不做研究，我们在一定程度上就是失败的。"医学实践以科学知识为基础，知识确保了实践的正确性。然而，从业者，纯粹的临床医生，他们并不生产知识。知识是由研究人员产出的，在20世纪末期，医学的希望是知识会不断增长，会不断实现医学实践的目标。因此，从事研究的科学家对当代医学不可或缺。他们也是世俗的苦行僧。他们的报酬低于临床同行——他们生产知识，但是临床医生在市场上以更高的价格售卖知识。他们得到的回报是声誉，偶尔还可能出名。他们往往会在医学院任职，并至少会进行一些医学生和住院医师的教学工作。在这个时期，学生和住院医师们的身份认同还在形成中，他们对于"优秀精神科医生"的感知也才萌芽。他们还会遇到许多其他类型的精神科医生：管理科室团队的资深精神科医生，督导他们心理治疗的精神分析师，年龄稍大的住院医师或年轻的教职员工（他们大多会深入参与教学过程）。但在医院和医学院的背景下，从事研究的科学家拥有最大的光环，在优秀的学校中光环更甚。当聪明的住院医师决定放弃研究——其中大多数人都没有选择这条路——他们必须挣扎地承受老师对自己的失望，而他们的老师正是他们崇拜的，甚至是自己想要成为的人。在我访问过的最注重声誉的住院医师群体中，大多数人都曾经考虑从事研究工作，他们决定不这样做的时候，感到的不是后悔而是羞愧。

这种羞愧让局外人觉得很好奇，因为从许多方面来说，我们的社会都将临床工作视为更崇高、更具有道德感的任务。临床医生一对一地处理人类的痛苦，他们看到了个体生命中私密的痛苦，并试图治愈它。我们允许他们把手放在其他陌生人不被允许触碰的地方，因为我们相信他们会帮助我们，也相信他们可以，至少在某种程度上。大多数人去医学院是因为他们想要帮助正在受苦的人们，想要治愈他们。这就是医学院或多或少在教学生做的事情。研究者们不帮助患者个体——至少不会是直接的；他们做研究时，也不会做在医学院学到的任何事情。他们远离了人类的痛苦。他们不看、不处理，也不治愈痛苦，至少不是面对面的。我们会说，他们不在战壕或施粥处，他们居于后方。然而，年轻的精神科医生可以谈论自己选择成为"纯粹的临床医生"。

　　这种道德等级在很大程度上归因于临床医生和科学研究者之间的知识等级。美国精神医学会为普通临床医生组织会议，密集地举办大型研讨会，旨在传达学术前沿的声音，如"注意力缺陷障碍""精神分裂症和抑郁症"；以及小型会议，如"怀孕的住院医师""无烟精神科科室：进展和问题"。通常会有超过一万人参会。大型会议在巨大的、黑暗的宴会厅里举行，里面摆满了一排排金属座椅。说话的时候，发言者的脸被投影到背后悬挂的屏幕上，这样即使是坐在第30排的人也能看到他。当他的脸庞旁边出现一张又一张图表时，会有人从宴会厅里进进出出。下一版诊断手册的修订工作组也会在挤满了一千多人的空间里展示关于各种主题的最新想法：人格诊断作为一个组别，它的一致性是怎样的；是否要修改诸如强迫症等疾病的诊断标准；新的抗精神病药物是否真的像早期报告所说的那样有效。美国精神病学出版社的《精神病学评论》（*Review of Psychiatry*）也发表了关于精神分裂症、双相情感障碍、创伤后应激障碍等领域的新研究的专题论文集。听"热门"话题（如性虐待或管理式医疗）的人可能会挤满一个大房间，座无虚席。这一切给人一种场面的宏大感，一种剧院、人群和娱乐的感觉。事实上，会议信息手册上写满了特别的活动，包括前往路易斯安那州河口或国会山附近的旅行，为节俭的人提供的免税假期。参与这些场面的人——那些参演者，那些书写章节的人，那些做流行病学调查的人，那些进行有效性研究的人，那些收集和分析数据的人——具有巨大的象征力量。他们是科研人员。临床医生必须跟上最新科学的步伐，为此，他们从明尼阿波利斯飞往华盛顿特区，并在价格高昂的希尔顿酒店住上五天。

　　生物精神病学学会的会议则完全不同。在这种会议上，对临床问题的关注和疯狂假期的气氛都消失了。这不是同类中最精英的会议，但有许多精英科学家参加，一百多位参会的科学家都是同事。他们汇报自己的工作，获得其他人反馈的信息和批评，这并不是为了把真相浓缩成子弹射向单纯的观众们。这里的气氛充满竞争，雄心勃勃且民主。

这些会议的关键词是"数据"。数据好或坏，丰富或薄弱，条理清晰或凌乱。如果数据是好的，那么它们就是令人信服的实验结果，能讲述一个故事。好的数据有助于支持一个或多个假设，并对其他的假设提出怀疑。这些参会者会针对好的数据和坏的数据展开讨论，还会谈论谁拥有哪些数据。会议结束后，他们会站在那里闲聊人们对数据的解读，以及他们认为正确的解读应该是什么。据说，只要看看数据的呈现方式，就可以弄清楚演讲的好坏——如果演讲者花太多时间总结以前的工作或过于关注患者的人口统计学特征，那么数据就是薄弱的、没有说服力的，这样的数据无法将演讲支撑起来。糟糕的论文提供原始且未经处理的数据；好的论文则解释科学问题，解释科学家们做了什么，为什么数据具有显著性。大会上还有海报环节，那些不发表演讲的人将他们的工作内容打印出来并钉在展板上；会议的组织者摆出廉价的霞多丽酒和一盘盘切达干酪块，上面放有玻璃纸装饰的牙签，参会者可以拿着小纸盘四处走动，阅读海报，看看谁在做什么，以及他们是怎样做的。有的时候，海报比演讲更加令人期待。在人文学科的会议上，参会者可能会说，他们参加会议是为了知道现在的流行趋势。这些人说，他们参会是为了了解其他人的实验成果。他们也会从其他角度来看待这些数据。这些研究都受到政府资助，研究人员会获得超过50万美元的资助用于实验，他们会将这些钱用来支持工作人员，支付薪水以及支撑实验室运转，他们认真撰写长篇的申请书来获得基金。当我坐在生物精神病学学会的一次论文会议中，听一群杰出的科学家探讨新的大脑成像技术时，另一位科学家向我靠过来，低声说："现在，你认为这些数据值30万美元吗？"

最终，数据创造知识，知识能产生干预方案，临床医生采取干预方

[161]

案治疗患者，因此，科学家和临床医生都倾向于构建他们自己的角色。从这个意义上来说，在研究和临床实践之间存在某种智慧的食物链。临床医生使用药物治疗他们给出诊断的患者，一些研究人员（临床精神药理学研究人员）做药物研究。他们会在同意参与研究的、合适的患者身上试验尚未获得批准的药物（例如新一代抗抑郁药物）。患者和研究人员都不知道哪些患者服用的是真正的药物，哪些患者服用的是糖丸，因此，这些研究被称为"双盲实验"。虽然这个领域的一些研究人员非常认真，但是许多研究都是常规化的，他们需要做的工作也非常接近临床工作。

还有一些研究人员试图开发新的诊断类别，以此来取代旧的诊断类别，或对那些未被充分运用的诊断做出解释。他们制定访谈"时间表"，"招募对象"，受试对象需要符合一些诊断标准。然后他们会试图证明用新的诊断标准能更加准确地描述这些患者中的一个亚组，或者对这群人之前被忽略的一些特征给出解释，或者探索一些未被研究的现象，例如，尝试理解为什么有如此多的精神障碍患者吸烟，接着开始研究大量患者的吸烟史。这样的工作与日常的临床工作相去甚远，研究者会研究这样的课题，制药公司则不会。这些研究人员仍然被称为"临床研究者"。"临床"一词可以简单理解为面对患者工作，或者在临床环境中工作。通常，"临床工作者"并非指研究人员，而是指那些治疗患者的人。而"临床研究者"在临床环境中做研究，面对患者，虽然他们可能也做所谓的"临床工作"，即一些治疗性的医生工作，但他们的主要身份还是科学家。

[162]

非临床的科学家们处于食物链的起点。他们不与人一起工作，他们经常面对的是老鼠。他们研究大脑机制，他们在实验室里工作。他们研究产生（或伴随）疾病的过程，也就是所谓的疾病"来源"。他们的工作，在许多方面对于临床医生来说是难以理解的，却被视为精神病学科学中最重要且最令人兴奋的部分。

1994 年夏天，我给兰迪·戈鲁布（Randy Gollub）打了个电话，因为有位资深精神科医生向我描述说她是个大明星。（除非另有说明，本章中采用精神病学家的真名。）她是位在实验室工作的科学家。因为她是女性，所以她是一名不寻常的科学家。著名的女性精神病学家有一些，但很少有做"基础"研究和大脑机制研究的，这类研究在该领域中最受尊重。直到 1994 年，只有一位名叫宝拉·克莱顿（Paula Clayton）的女性，被任命为某个著名精神病学系的主任（主任在医学领域比在艺术或科学领域更具有权力，因为主任掌管着系里相当可观的财政资源，并且可以一直任职，直到自己选择辞职）。一些精神科医生认为，这个角色缺少女性身影与女性所从事的科研种类有关。无论如何，我对于别人为兰迪所设想的政治未来并不感兴趣，我想知道的是她作为一名实验室科学家的生活。

我们约在她的办公室里见面，这意味着我要长途跋涉，穿过整个波士顿去找到一座造船厂的摩天大楼，哈佛大学附属医院马萨诸塞州总医院（Massachusetts General Hospital）的实验室科学家们都在这里办公。马萨诸塞州总医院东区是一座非常漂亮的建筑。兰迪的实验室位于一个红色大理石墙壁大厅的上方，大厅里有一座闪闪发光的喷泉。在最初的几年里，实验室是一个优雅的地方：有崭新的办公室和秘书处，还有新铺的地毯。这是科学家们的世界：有博士后和实验技术人员，有小型办公室和大型实验室，实验室中是他们长而杂乱的工作空间。这里显然不是医院的样子：没有喧嚣，餐厅小而温馨，没有人穿外科手术服或者昂贵的医师服，这里也没有患者。 ［163］

兰迪是个瘦高的女人，富有魅力，也很坚定。她说，最初，在一定程度上，她对科学的热情确实是由其女性主义思想和想要提高女性在科学领域地位的决心推动的。"我不想和男人赚一样多的钱，"她回忆道，

"我想比他们赚得更多。"所以她很好地证明了自己。她获得医学学位，这并不是因为她想做临床工作，而是因为她得知，有医学学位的神经学家能够得到更好的补贴。据说，医生所获资金更充裕，因为他们有更多的资源可以获取资金和更多声誉。她还听说，至少与他们的学术训练相比，医学学位相对其工作显得多余，只有研究生和博士后的工作才能教会医生像科学家一样思考。尽管如此，许多未来的科学家还是选择获得医学学位。

后来，兰迪爱上了科学，更吸引她的是医学中的临床部分。"我很惊讶的是，我非常喜欢临床工作，直到现在，我都无法放弃它。"兰迪在杜克大学获得了她的医学博士和哲学博士学位，并在耶鲁大学完成了博士后和住院医师工作。从她开始攻读学士学位，一直到 18 年后（四年攻读学士学位，四年攻读医学博士学位，四年实习及住院医师时期，六年攻读哲学博士以及完成博士后工作），她才第一次拥有了一份不是学生身份的工作，那时她已经超过 35 岁了。在 1994 年，美国精神病学会出版社出版了一本书，这本书为这种严肃的精神病学科学奠定了知识基础。兰迪的导师之一是这本书的共同作者，也是她所在实验室的主任。史蒂芬·海曼（Steven Hyman，当时在哈佛，现在是美国精神卫生研究所所长）和埃里克·内斯特勒（Eric Nestler，现在耶鲁大学任职）合著的《精神病学分子基础》（*The Molecular Foundations of Psychiatry*）描述了大脑的神经结构。这是一本精彩的书，对基因异常和环境影响之间的相互作用表达了深刻的理解。它的学术性也非常强，有些段落是为"一般"读者准备的，有些段落是为希望深入研究的读者准备的，两者是不同的。它展示了一个残酷的事实：精神病学的实验室科学超出了普通医学生的知识范围（就如研究生阶段的工作超出了大一学生的能力），也超过了普通精神科住院医师的掌握能力。选择这条专业道路需要坚定的决心和前期的奉献精神，这使得大多数人都被淘汰了，只留下了极少数人。因此，像兰迪一样的人少之又少。像她这类人的存在，可以使在住院医师期间便对精神病学科学有所认识的年轻精神科医生保持敬畏和谦卑。

像许多精神病学家一样，兰迪一开始想要解决精神分裂症的问题（在所有的重性精神疾病中，精神分裂症可能是最不为人所了解但又最重要的一种，因为它最能削弱患者的生命力）。她的策略是专注一个独立的问题，并希望 20 年后，对该问题的答案能够得到些许领悟。做电生理学研究员时，兰迪学会了读取某些细胞所产生的电信号。在复杂技术发展的今天，博士后研究通常专注特定技术流程的操作学习。她在马萨诸塞州总医院的工作站由一台显微镜、一个培养皿和看起来像昂贵立体声音响的组件构成，这些东西堆在她旁边六个左右的架子上。她会将一块活体大鼠大脑切片放进培养皿中——这块切片会继续生活在复杂、黏稠的容器里，然后她用一个连接在分层组件上的敏感电极刺激大脑切片。一旦她找到"好"的神经元（"好"意味着她可以很容易地从中获取读数），她就向培养皿中添加各种液体，看细胞会做何反应。

她发现，将新的抗精神病药物氯氮平和利培酮添加到培养皿中时，某些种类的大鼠脑细胞便不再对神经递质血清素产生反应了。这些新药针对的是有时人们所认为的精神分裂症真正的核心症状：无精打采的冷漠和情绪上的退缩，这是"阴性"症状。所有的抗精神病药物都针对患者华丽的妄想和幻觉（所谓的"阳性"症状）。但是精神错乱是许多疾病的症状——躁狂、精神病性抑郁症等。只有精神分裂症，最棘手的精神障碍，才会造成患者与世界的完全脱节。细胞对这些新的抗精神病药物反应十分强烈，甚至不再对基本的神经递质（如血清素）做出反应，这可能是精神分裂症研究进程中的一个重要指标——特别是，如果这些反应能够被定位在大脑中的一个区域之中。兰迪已经将它们定位在大鼠皮质内长而薄的中间神经元中，并利用数据表明了这些药物的潜在作用

[164]

部位。与典型的精神类药物一样，精神病学家对药物疗效（无论是否有效）的了解远远超过对药物如何起作用或作用机制的了解。[1] 因此，兰迪最终也不是没有可能可以在人类大脑中找到类似的部位。她认为自己有可能找到。

　　对于年轻的精神病学家来说，在住院医师时期从外部观察到的精神病学，是一个迷人而强大的世界；从内部来看，精神病学往往就显得不那么浪漫了，对真理的崇高追求似乎也被束缚在了务实的权宜之计上。兰迪处在一个令人羡慕的位置：有学术头衔，有实验室的启动资金，有强有力的大学名头作为支持。但是她的薪水补贴在几年之后就得不到保证了。在一个大约只有 10% 的科研项目能够得到资助的时代，医学院希望她能够从科研基金中发放自己的工资。任何基金申请都需要一段时间的高强度工作，许多人都认为，一位头脑清醒的科学家应该要投入整整一个月的时间来准备和提交这种 25 页、单倍行距的申请材料，其中包含一页又一页的附录、人体受试者许可、成本估算、预算、以前的工作总结等等。在一到两年之后，兰迪需要自己承担所有的支出：培养皿、实验室技术人员、博士后研究员、秘书。当时，她的导师手下有 15 个人，他们的生计完全取决于他获得资助的能力。他说："作为一名科学家，你不得不同时生活在极大的自信和巨大的恐惧之中。"

　　现如今，科学还与赚钱有关。很少有精神病学家像历史学家、人类学家以及古典学者那样能够从学校获得报酬开展教学和研究，尽管他们也有学术头衔，也在学术环境里任教。几乎所有人都必须像兰迪一样，从基金中筹集自己的工资，同时支付运营实验室的费用。（实际上，临床工作可能也给他们带来一部分薪水。学术型医生薪水的真实结构惊人地复杂，可能有 "X""Y""Z" 三个部分，来自不同的基金、不同的诊所等等。）要成为一名有工作的科学家，能还贷款、承担日常开销、给孩子买衣服，你必须得到基金资助。你不仅必须要获得一次资助，而且必

[165]

须年复一年地凭借你的项目获得可靠的资助，直到退休。因此，大多数科学家都无法让自己沉浸于好的但是冒险的想法中。颁发资助的同行评审系统往往都比较保守，高风险的项目通常会申请失败。这种项目，就其性质而言，并没有太多的前期数据。这种体系下的竞争非常激烈，你的主要竞争对手可能是审查你基金申请的人，这整个体制让许多研究人员感到痛苦和紧张。兰迪的一位资深同事一脸苦相地说道："要说我讨厌科学什么，那就是它的财务结构。如果你没有获得资助，你就无法开展工作。所以你要从一个场子换到另一个场子，你要去做钱多的项目，你不去的话，就没有钱负担这一切。我是幸运儿之一，但还是会担心什么时候你就要被迫离开百老汇，去找一份廉价的肥皂剧工作来维持生计。"

要做好这样的工作，你需要有能力处理好压力，或者至少能有应付之道。写这一章的时候，我和一位生物学家在我们的大学共进午餐。他是一位很有成就的科学家，他告诉我，基金和实验结果让他感到非常紧张，他会担心实验能否产生足够的数据以支撑他发表演说，并成功申请到基金，他的紧张情绪让他下巴出现了长期的问题。（一位非常聪明的博士后或者博士生很有可能因为没有获得有效的数据而在一个项目上工作一整年却一无所获。如果一位资深的科学家有一个小型实验室，1—3人在其中工作，实验室也很有可能一年甚至更长时间都无法获得有效的数据，从而无法再次获得基金资助，以至于被迫关闭。）然后，他说许多其他科学家的背部也出现了问题。他解释说，对于科学家来说，最重要的问题之一在于他是否感到轻松，以及如何让自己放松下来。他说他会读低俗小说。靠资助金生活，甚至要靠资助金才能做研究，不是一件令人愉悦的事情。历史学家、人类学家和文学评论家无论是否申请到了基金，都可以继续工作和思考，科学家们却不能。

科学家们的工作时间也很长。实验经常没有效果，数据也经常杂乱

[166]

无章，技术失败的次数也多于成功；拿到数据则意味着要对一系列结果做出解释，而这些结果很有可能是源于研究错误。年轻而有抱负的科学家们被期望能在实验室里度过他们所有时间。在一个大型实验室，走廊里的桌子上排列着烧杯和小塑料盒，穿着运动鞋的年轻人坐在高高的转椅上，其中有位博士后研究员给我讲了关于某著名实验室的故事：实验室负责人——一位花白胡子的资深研究员，他指导着实验室的研究——会在周六晚上和周日早上来实验室，以确保学生和博士后都在实验室工作。这听起来像虚构的，但是告诉我的博士后研究员发誓这个故事是真的。

年轻的精神科医生敬仰临床研究人员和实验室科学家时，并不会看到所有这些事情。他们不会看到其中的现实，不会看到科学家们为了保证基金而裁减自己的项目。他们也没有看到真正的压力。也就是说，他们知道要得到基金资助十分艰难，竞争激烈，很多人不选择科研作为职业生涯也是因为觉得这似乎很难——也因为他们喜欢治疗患者，这是他们选择医学院的初衷。但是他们不知道，若你妻子怀孕了，当你满身冷汗地在夜里惊醒，却不知道能否获得基金资助时，内心深处到底是什么感觉。他们也不知道研究到底是什么样子的，不知道研究结果的不确定性和争议性可能有多大。

从另一个方面来说，有时他们也无法体会到研究的快乐。兰迪喜欢自己所做的事情，她也喜欢去做这些事情。她享受收集数据，也很享受与同事闲聊如何分析这些数据，以及坐飞机到处参加会议并发表演讲。对她来说，科研像智慧的沙盒，玩"沙盒"使她感到着迷和满足。她并没有那么受束于她所研究的特定的主题，否则她无法负担这一切。

兰迪尽管在电生理学方面接受了长期的训练，后来却走出了她的第一个领域，转向了神经影像学。神经影像学是精神病学科学的新宠。这是一个技术密集型领域，它会使用磁共振成像（magnetic resonance

imaging，MRI)、正电子发射断层扫描（positron-emission tomography，
PET）等各种方法来拍摄并生成看起来像大脑的图像。例如，功能性磁
共振成像利用了神经活动和血液流动的耦合，科学家们让受试者的头部
暴露在高磁场中，以测量受试者头部各区域的血液流向。这些方法充满
吸引力，因为对受试者似乎不会有任何副作用。所以，这是第一次科学
家们可以在不造成伤害的情况下研究人类的大脑。用这些新的方法，精
神病学家们可以研究受试者做不同任务的时候，他们大脑不同区域的血
液流向。科学家们让患者躺在这些大脑扫描仪中，让他们阅读词汇、记
忆短语等等。兰迪的一位同事，斯科特·劳赫（Scott Rauch），做过一
个实验，他让强迫症患者躺入大脑扫描仪中，然后让他们触摸一些物体
（比如脏纸巾）——这是他们强迫症仪式的重要刺激物。触摸物体引发了
受试者难以忍受的恐惧之情和被污染感，同时，他们大脑中特定区域的
血流量增加了。[2]

　　斯科特解释说："在精神病学领域，疾病通常是有综合征基础的。
你可以看到人们的行为，并根据一些行为来给疾病贴上标签。在内科，
我们通常会对生理过程有些了解，这有助于内科人员开发更好的治疗方
法，做出更准确的诊断。在精神病学中，我们仍然在试图弄清楚。例
如，进食障碍是否真的只是潜在抑郁症的征兆，或者它们是不同的疾
病。我们不知道。有的时候，看起来很相似的诊断在诊断手册中会以非
常不同的方式进行分类。以强迫症为例，在运动障碍中有一节介绍妥瑞
氏症（Tourette's syndrome），躯体障碍中有身体畸形障碍，冲动障碍中
有拔毛癖，而强迫症本身属于焦虑障碍。这些都涉及有问题的、强迫
性的重复，但是，花粉热引起的打喷嚏也是这样的。如何知道哪些与哪
些有关？我希望神经影像学能帮助精神病学在病理生理分类方面做得
更好。我们还需要时间，因为我们现在根本无法区分这些疾病的生理特
征。如果我们能做到这一点，那么我们的诊断，以及最终，我们的治疗

[167]

都会变得更好。"

　　因为资助机构也抱有同样希望，所以进行神经影像学研究能够获得大量资金，而且这个领域很少有人竞争，因为神经成像是一门新技术（相对而言），没有多少科学家会使用这门技术。兰迪的导师希望她至少能申请到一次基金资助，因为资助机构已经为这个领域预留了资金，这意味着她获得基金资助的概率从大约二十分之一提高到了四分之一，甚至更大。出于同样的原因，很明显，只要有一点工作背景，并且全职从事这个领域，兰迪就很有可能获得极具声望的五年奖项。"如果提出申请，我们几乎可以保证自己获得第一笔资助，"她告诉我，"我的导师对这项技术的发展前景感到非常兴奋。他努力地想让我参与到这个项目中来，他坚持了几个月，最终，我开始听他讲他的计划……我也喜欢会跟我共事的人。在生理学领域，我是独自工作的，只有我和我的培养皿们。我觉得和一群人一起工作会很有趣。我们写基金申请的时候会笑得很开心，这令人感觉很有活力。我们也在基金申请上取得了非常好的成绩。

　　"起初，我对神经成像相当怀疑，因为我觉得它无法给我带来我感兴趣的答案。我以为这个工具非常粗糙，会把大脑的很多部分挤在一起。所以我去参加了神经科学会议。你知道的，有大量的会议，成千上万人都会去参会。我特意去听了所有神经影像学的演讲，我对人们用这个工具所获得的高质量信息印象深刻。我意识到，如果能够聪明地使用这个工具，就能够学到很多东西。然后我发现，发出第一笔资助基金的华盛顿机构正在该领域招募新人员，非常幸运，我正在世界上最好的地方之一从事这项工作。这就像一笔关于金钱的买卖。你如果有不错的想法，有优秀的人帮助你，有机构支持你，那么就有很大机会得到资助。他们会支付我五年的薪水和实验室费用来培训我做神经影像学。

　　"所以我写了基金申请，得到了资助。要知道，这真的很幸运。事

[168]

实证明，我原来放弃的项目是一艘正在下沉的船。还有其他更有经验的人使用电极来寻找人脑中对新的抗精神病药物反应良好的局部区域，但是他们找不到。他们就是无法找到。在人脑中，这样的区域不存在。"

兰迪找到了令新项目变得有趣的方法。她喜欢数据在电脑屏幕上被具象化的方式，有点像给大脑的不同切片拍照。兰迪很兴奋，她向我展示了不同的切片以及里面的内容。她还很喜欢做实验。有一次她带我去看了一个实验，她的受试者躺在一个黑暗的房间里，脚伸在一个看起来像大型金属甜甜圈的仪器外面。在前厅里，兰迪和她的同事们坐在电脑屏幕和监控设备前。参与实验可以获得丰厚的报酬。此次实验的受试者是一名可卡因吸食者，正被静脉注射一系列可卡因和糖水。当他感到兴奋的时候，[169]他便会向团队报告，并描述自己兴奋的程度。兰迪和同事们扫描着他的大脑，以便最终能够了解在不同时刻他大脑的哪些区域看起来是活跃的，了解这些大脑活动与他的身体和主观状态是如何关联的。兰迪皱着眉头看着控制装置，将数据输入电脑。中间她转向我，咧嘴一笑，说："我喜欢与人一起工作，我的意思是，虽然这里有很多的技术，但我至少是直接与人一起工作的，我不需要通过老鼠来与人产生接触。"[3]

在这里，玩法很重要。要成为一名成功的科学家，需要具备创业的素质和技巧。这并非完全不同于科学家需要掌握的维持基金资助的技能，尽管它们是不同的技能点。有的科学家可能非常擅长写基金申请，但是不擅长解释数据和做出确切阐述，反之亦然。但是他们仍然拥有一种重叠的技能，那就是能够从无聊的实验结果中看到有趣的东西，看到其他人认为重要的东西，看到人们会"购买"的东西。

在最好的情况下，这些科学家所做的在本质上是一项复杂的分类任务，他们会做出不同寻常的分类，然后试图找出这些分类是否在某种程度上具有重要的意义。这种分类的意义在于，始终寻找那些有用的但还未被识别的区别或群体，通常是在特定的患者群体中寻找。在这群一般被称为精神分裂症或抑郁症的人中，是否存在一种一致的行为模式，由此我们可以认为他们患有另一种不同的疾病。这个问题引导了"边缘型人格障碍"这一类别的发展。有些抑郁症患者似乎皮质醇水平较高，这种状况在抑郁症患者群体中出现的比例是否高到能对抑郁症患者进行类似血液检查的皮质醇测试？答案被证明为否，但在那时，人们对"地塞米松抑制试验"①寄予厚望。

　　当你听许多研究人员谈论的时候，你听到的是他们在持续地、创造性地，有时又略显滑稽地进行配对、分裂和修补工作。例如，在 20 世纪 60 年代，内森·克莱恩（Nathan Kline）和玛丽·拉斯克（Mary Lasker）建立了第一个美国精神卫生研究所（National Institute of Mental Health, NIMH）精神药理学中心。中心运营者是乔纳森·科尔（Jonathan Cole），一位著名的临床研究人员，温暖、幽默，在医院里很出名，这不仅因为他敏捷的思维，还因为他放在桌子上的那瓶标有"快乐药丸"的 M&M 巧克力豆。像我认识的许多其他聪明的科学家一样，他也有精神科医生们所谓的"轻躁狂"。这不是躁狂症状，而是说他很健谈，精力充沛，有许许多多的想法——只有一部分想法最终会被写进研究方案，并通过比较组、控制组以及科学研究的各种缓慢的限制条件来被分析。

[170]　　"去玩数据，"我曾经听到科尔对一位年轻得多的同事说，"一直玩到出现有趣的结果。"他似乎会把标准的类别切分开，再以意想不到的方式将切分开的部分拼凑在一起，例如：在患者出现幻听症状的时候，精神分裂症和解离症之间的区别是什么？这两种疾病对药物的反应是否能让你有所启发？"你知道的，许多人把研究的纯粹性视若信仰，如果

———————————

① 该试验通过地塞米松对垂体、下丘脑分泌的促肾上腺皮质激素和促肾上腺皮质激素释放激素的抑制作用，以及由此引起的肾上腺皮质激素分泌减少的程度，来了解下丘脑—垂体—肾上腺轴功能是否高于正常。

你无法正确地提出问题，你就根本不应该提问。我倾向于认为，在一个混乱的领域得到一些数据，可能会比没有数据要好一些。"他继续说道，"好的精神病学问题是有趣的、能够得到明确答案的问题。精神分析研究的困难之一，是很难做出能够证明其本身是对还是错的预测；而药物研究的好处之一，则是安慰剂至少给了你机会去证明某些东西与其他东西是不同的。这非常有趣。我们对一种有点像曲唑酮（老一代抗抑郁药物）的药物进行了物质滥用倾向的研究。大部分大学生年纪的孩子们都不喜欢它了，但是有些孩子还是喜欢，为什么呢？（事实证明，大多数精神科药物都是在街头被滥用的，这是一个非常令人费解的事实，因为许多药物都有着令人烦恼的副作用，而且它们通常都被认为难以下咽。）但是药物研究无法解决这个世界上所有的问题。随着年龄的增长，我对能带来巨大差异的事物越来越感兴趣。我一直试图让住院医师做一个关于癫痫的项目。对于有癫痫症状的精神障碍患者，如果你在他们一只耳朵旁给出一个词语，另一只耳朵旁给出另一个词语，在80%的情况下他们只能告诉你其中一个词语是什么，其他精神障碍患者通常能同时说出两个词语。有癫痫症状的患者似乎无法同时掌握两个词语，而大多数精神障碍患者可以，这让我觉得很有趣，但是我还没有找到住院医师来做这个项目。"

另一个关于精神病学的科学玩法是，将非传统的观点联系在一起，然后判断哪些是愚蠢的，哪些是会有深远影响的，相关例子来源于一位试图重建人格障碍领域观点的人。我第一次见到哈戈普·阿基斯卡尔（Hagop Akiskal）是在美国精神病学会的一次大型会议中，他站在一千名与会者前，提出了一个关于心境障碍的了不起的理论。阿基斯卡尔认为，现在被诊断为人格障碍的许多问题，如边缘型人格障碍，实际上是心境障碍，它们造成的在情绪调节方面的障碍就像抑郁症或躁狂带来的情绪调节方面的障碍一样。他（令人惊讶地）追溯至古典时期，并引用

[171]

亚里士多德（Aristotle）、索拉努斯（Soranus）、阿莱泰乌斯（Aretaeus）和阿维森纳（Avicenna）来佐证他的分类。他指出，在希腊罗马医学中有四种气质：多血质，使人活跃、和蔼和有趣；抑郁质，使人慵懒、善于沉思和冥想；胆汁质，使人烦躁、充满敌意、易于发怒；黏液质，使人懒惰、优柔寡断和胆怯。他认为，同样的四种气质，如果过度，就会变成躁狂、抑郁症、边缘型、回避型。在官方诊断手册中，后两种属人格障碍。[4]撇开可能与精神分裂症等思维障碍更相关的黏液质，他提出了四种基本的情感（或心境）特质：抑郁或心境恶劣、躁狂或情绪亢进、易怒或心境不定（同时抑郁和轻度躁狂）、循环性或摆线性心境（在抑郁和轻度躁狂之间快速循环）。阿斯基卡尔解释道："心境恶劣的人忧郁、容易担忧，他们常常自责，也自律，具有诸如不自信、悲观和难以享乐等性格特征。相比之下，情绪亢进的人通常性格开朗，他们善于交际、自信、有说服力，还自负、只顾眼前、狂放不羁。循环性心境的人会从极度情绪亢进转变为极度心境恶劣，而易怒性格则被假设同时具有情绪亢进和心境恶劣的特征。"[5]他认为，循环性心境者和易怒性格者不仅通常会被诊断为边缘型人格，还会被诊断为一系列其他的人格障碍：自恋型人格、表演型人格等等。

大多数精神科医生认为，这些人格障碍是个体对不幸境遇做出的应对反应——糟糕的养育方式和家庭环境，或者生命中的不走运——这些在个体与他人的相处过程中造成了慢性的功能失调。如果阿基斯卡尔是对的，那么被诊断为人格障碍的人则是因生来如此而挣扎，他们的生活史听起来混乱无比，也是因为生活对他们来说一直就难以应对。他认为，心理治疗可能能够教会他们增强自我意识，从而更有效地管理恶劣的情绪，但是，唯一能真正控制他们心境的东西还是药物。

阿基斯卡尔是一个爱炫耀和挑衅的人，他喜欢扰乱他眼中平静的精神病学"水池"："这是冒犯人文主义思想的事情——我竟敢认为这些人类更抽象的问题，这些无法解释和理解的问题，可能存在某种物质基础。"像许多科学家一样，他也有关于"发现的故事"。故事关于他如何认识到（在他看来）被诊断为人格障碍的患者存在潜在的情绪问题："在 70 年代，有一群人被称为性格型抑郁症。人们认为这些人并不是真的有抑郁症，只是他们的性格结构是抑郁的——不幸的经历使他们以抑郁的方式感知这个世界和人。人们认为他们的人生是这样发展的，他们严肃、悲观、忧郁，处于低自尊水平，他们感到痛苦。如果你问他们有这样的感觉多久了，他们会说'是我把抑郁带到了这个世界上'或者'我这辈子从来没有感受过快乐'。这是一群非常迷人的患者，但他们之前一直都被安置在沙发上，被用精神分析的语言描述为曾吸到'糟糕的乳房'。 [172]

"我似乎在嘲笑这种思维方式——也许我确实在嘲笑，因为这种思考患者的方式太疯狂了。好吧，这是一种比喻，'糟糕的乳房'。但是认为某人的性格会因为早期的不幸而被整体改变，这对我来说从来就没有意义。如果这是真的，那么地球上就不该有神志清醒的人。无论如何，我们不知道如何治疗这些患者。有天一位这样的患者被分析师送到我们的实验室来，就因为患者睡在了沙发上。角色颠倒过来了，"说到这他笑了，"这位患者在睡觉。不管怎样，患者被送到我们的睡眠实验室，他没有发作性睡病，也不是睡眠呼吸暂停，但是他进入快速眼动睡眠的潜伏期很短，只有 45 分钟。你只会在精神病性抑郁症患者的身上看到这样的症状，很少有门诊患者会这样。所以，这就让我意识到，这个所谓的抑郁性格可能是真正的潜在抑郁症，而抑郁性格则是次要的。这让我有了一种想法，我们应该大量研究这样的患者，我们做了，下一步就是为他们提供药物治疗。但是在那时，药物有很多副作用。直到又过了十年，药物（百忧解家族）的副作用才被降到可接受范围之内，患者现在可以长期服用这些药物了。70 年代末有了这一发现，到现在，它已经改变了 3%—5% 的人口的生活。心理治疗的部分是怎样的？那也是治疗这些患者的方法，因为他们无法仅仅通过服用药物就康复，他们没有社交技巧，他们是孤独者。你如果这样对待患者，就可能收到他们的结婚请柬。因为在他们的生命中，他们第一次感觉良好，感觉自己可以约会，可以坠入爱河，可以结婚。这是强烈且快速的改变，心理治疗可以帮助他们。"

　　阿基斯卡尔的故事还指出，精神病学科学现在的设定是拒绝使用精神动力学方法来治疗精神疾病，至少对于许多更资深的科学家来说是如此。精神病学科学的这种排斥很可能会在 20 年内消失，但是现在，这是非常真实的。许多更资深的科学家（特别是那些在精神分析模型仍然主导精神病学时就进入医学院的科学家们）都会围绕着这个转折点讲述他们的职业故事。一位非常卓越又特立独行的科学家仍然对几十年前自己做住院医师期间的精神分析督导师感到愤怒。他告诉我，他的一位患

[173]

者曾抱怨自己在公共场合突然感到强烈的焦虑，这种症状现在被称为"惊恐发作"。当这位科学家大声询问他的督导师，这位患者的问题是否可能是器质性的时，督导师指责了他，称他是在害怕治疗中的亲密关系。现在，关于惊恐障碍的标准精神药理学路线是，95% 的病例都可以用抗抑郁药物进行控制。尽管，解释系统告诉他，当他质疑患者疼痛的标准精神分析解释时，他在情感上是不称职的，这位特立独行的科学家仍没有忘记他的愤怒。还有许多其他精神病学家也没有忘记这种愤怒，他们是第一代精神病学家，他们讲述了当他们质疑疾病的心理成因时，他们的精神分析督导师质疑他们动机的故事。

　　许多这些年长的科学家的风格，似乎故意表明他们不是他们导师那一代人，不是那种穿着粗花呢衣服的保守的精神分析学家。并非所有科学家都是如此，科尔和阿基斯卡尔就没有选择这种风格，根据我的经验，也没有女性科学家这样。这些男性科学家们很少表现出一些严格的

节制风格，他们举铁、打壁球，是精神病学学界的老运动员。他们与实验室的技术人员及年轻同事们一起喝酒跳舞，他们说话语速很快，声音很大。他们的理想是做科学家——通常是实验室科学家，即使他们自己也做临床研究。他们非常蔑视弗洛伊德，其中有些人的蔑视更为强烈，因为他们是在学习哲学之后才学习弗洛伊德理论的，他们从一开始就认为弗洛伊德理论是将哲学技巧付诸实践的一种手段。他们中很多人成长自氯丙嗪（Thorazine）和 LSD（lysergic acid diethylamide，麦角酸二乙基酰胺，一种半人工致幻剂）的时代，许多人大学时候通过不成熟的尝试认识到的是大脑，而不是意识。有一位男性向我解释道："一件非常重要的事情就是进入毒品世界，这是我们会做的，但是对于一个对精神动力学感兴趣的人来说，这异乎寻常，因为他们被教导的是，人们对现实的体验是由成长过程中个人与父母的关系所塑造的。我的意思是，有一天，我去了我教授的办公室——他是一位非常著名的分析师，同时也是一名教授——我磕多了，陷入迷幻状态，看到地毯上的旋涡站了起来，在房间里走来走去，我想，如果一种药物能对我的现实感造成这样的影响，那么我为什么还要从事精神分析之类的表面的东西？"最重要的是，这些人表现出别人应当根据他们的成就，而不是他们的个性来评价他们的样子。[6]

乔治·班克斯（此为化名）就是这类精神病学家中一个很好的例子，当然，没有人是"典型的"。我在加利福尼亚一个温暖的春日里遇见了他，他一副精英模样，长得粗犷而英俊，看起来像是在海湾上航行过一样。他是新教徒，40多岁，平时会举铁。他对自己的定位主要是一名科学家。他是一位临床研究员，一直在寻找行为和药物反应之间的联系，他在精神药理学方面也有着大量的临床实践。然而，他一开始的计划是成为一名精神分析学家。[174]

乔治告诉我："我在大学学习的是哲学，那感觉很棒。我绝对是学人文学科的料，而不是自然科学，甚至不是社会科学。我想要知道人们如何看待人类历史上的重大问题。那是一段段振奋人心、充满激情的时光。我们整夜不睡，谈论苏珊娜·兰格（Suzanne Langer）①，思考令人兴奋的想法。实际上，我做得很好。但那时（20世纪70年代中期），你真的无法进入研究院，我也曾申请了一些研究生项目。其中之一——我记得是加州大学——给我寄了一份申请表和一封非常坦率的信，他们在信中对我的兴趣表示感谢，他们不想让我气馁，但是在我做出选择之前他们要让我知道，这个领域目前没有可以申请的工作。为了更接近西方思想的发源地，我去欧洲待了一段时间，还参观了弗洛伊德在维也纳的家。这对我来说是非常有力量的一件事，我认为医学也是实用的，这很好。当时，我似乎受到了启发，那就是成为一名精神分析学家让我不仅能反思生活，还能为他人提供服务，引导他人以哲学的方式生活。所以我去了医学院，成了一名精神分析学家。"

许多年长的科学家最初选择精神病学都是为了学习精神分析。一个起初认为自己会是未来的精神分析学家后来又推翻了该观点的精神科医生，很可能会非常清楚地区分这两种方法的概念指向，也感到非常愤怒。乔治继续说道："我敢肯定，弗洛伊德的作品我比任何同事都读得多。到大学毕业的时候，我至少读了四分之三。令人着迷的是，弗洛伊德意识到他对患者的吸引似乎是患者从其他关系中转移过来的，他可以袖手旁观地说，这不仅仅是对我。当时，我自己从来没有做过心理治疗，也从没有见过，我也没有任何的临床经验。这一切都非常有趣，但都只是理论层面的。这可能是我对这个模型感到失望的原因之一。一旦你为自己的精神分析付出了代价，想要不抱有幻想就更难了。"（这句话

---

① 20世纪美国哲学家、作家、教育家，她的理论阐述了艺术对于思想的影响，她也因此而闻名。

可能是对的。人们接受精神分析培训，结果在花费超过 100 000 美元之后声称事业被误导了，保持客观公正对我们有限的人类能力提出了极高的要求。）

"所以不管怎样，我进入医学院时已经完成了所有关于哲学和精神分析的工作，但从一开始，我就觉得我对神经科学有着浓厚的兴趣——神经解剖学、神经药理学、大脑。精神病学的教学很愚蠢，谈论的都是，比如，你要善待你的患者，因为他们和你是一样的人。我觉得自己被侮辱了。然后，我报名参加了一门课程，这门课关于生物精神病学的前沿，由精神分裂症遗传学领域的顶尖研究人员授课。我有一种感觉，事情正在进展，这些人站在某件事的最前端。与此同时，我还参加了一门很枯燥的课程，一位精神分析学家在课上寡淡地介绍弗洛伊德。我觉得我读的书比他多。他讲得好像他并不知道存在一些弗洛伊德思维模型和许多后弗洛伊德思维模型，好像也不知道他自己的思想根源。我试图问问题，我得到了各种各样的回答，比如，'你还需要更深入探索'，但是似乎没有人能告诉我，到底有什么是他们看到了而我却没看到的。这就像是分析师掌握了这种知识，却无法传授给我。而且，如果他们真的理解了，为什么患者没有好转呢？ [175]

"尽管如此，我还是带着对精神药理学的蔑视进入了我在精神科的轮转期。但是就在三天之内，我记得，有个家伙从街上走进来，他绝对是精神病发作了，他的思绪似乎都喷溅到周围的墙上去了。他摇摇晃晃地来到病房里，每个人见此都拉拉自己的领带（让领带松一下，以防他试图勒死他们）。医护人员给他注射了氟哌啶醇（Haldol，一种抗精神病药物），在一个半小时之内，他又变成了一个正常人——请注意，还是与众不同的，但是从他的角度来看是合理的——我惊呆了，我非常惊讶地发现一个非常简单的、本质上很无趣的干预可以如此戏剧性地改变一个人主观的世界。我之前完全沉浸在精神动力学阵营中，这让我突然意识到，还有另一个维度的存在，这个维度是真实的，是具体的。

　　"当时，我仍然是非常动力学视角的，我试图做精神分析研究，完全处于痴迷状态，然而现在的我认为这些毫无意义。我试图去定义未被定义的术语，同时对一些精神动力学诊断颇感愤怒，这些诊断让你声称自己是受害者。但是在住院医师期间，我开始在一个主要以生物医学为导向的科室工作，这对我来说完全是意外之喜，这里的患者都在好转。如果第一种药物不起作用，你可以尝试另外一种，总会有办法解决问题。因为你真的在做事情，所以你感觉到自己非常强大、非常有用，这真的很令人兴奋。其中一个关键的问题是，是否所有有精神病症状的患者都患有精神分裂症，其中一些人是否患有双相情感障碍。这相当重要，因为如果他们有躁狂，你可以给他们服用锂药物，但如果他们是精神分裂症，你就不能这样做。我非常兴奋，我看到了医生处理这个问题的方式及其影响：这些人正在改变这个国家的精神病学工作方式。这与精神动力学科室截然不同，在精神动力学科室中，患者接受治疗的时间要长得多，科室中极少采取药物干预，主要依靠精神动力学解释对患者进行治疗。在那里，患者从来都不会出院，医护人员总是在事后评论你，或在背后讨论你，整个科室的情绪基调令人难以置信。护士总是会被你做的或是无意中做的事情激怒或冒犯，你还会被要求为这些你甚至没有意识到的微小的怠慢负责。你总是在为某件事道歉，从来没有做过任何正确的事情。医护人员的部分任务似乎是尽可能彻底地让你的一切暴露在众人面前，最糟糕的是，患者也真的没有好转。

　　"这没有任何意义。即使在那时，我也认为精神分析导向的医生不会倾听患者故事中正确的部分，他们可能在听，但是已经认定了患者的疾病是由其他原因引起的。从我的角度来看，一位大学生一直状态都很好，突然，他出现了躁狂症状，然后医生给他服用锂药物并让他重新回到可控状态，这一过程真的更符合大脑急性发作的逻辑，而不是由于患

[176]

者童年时期的冲突正在迅速瓦解和消退。在 20 世纪 70 年代后期，我会
收治患者，写一篇不错的动力学摘要，并在病例会议上进行汇报。有人
可能会建议做精神药物方面的咨询，然后就会有其他人问'为什么要那
样做？'。而我觉得如果我选择了另一种动力学分析方法，可能也是合理
的，这真的不重要。现在回想起来，这当然不是问题的关键，问题的关
键是患者患有典型的重度抑郁症，她可能思维不畅，或者食欲减退，她
需要抗抑郁药这种快速的治疗方法。

"我的精神分析督导师对我没有抱怨生物科室中的种种而感到不满，
他清楚地建议不要花时间跟那些人相处。因为他说，这里的人都站在一
边，你会发现自己站在了错的另一边。比如大家会看你午饭时跟谁聊
天，诸如此类。

"渐渐地，我的信心被侵蚀了。当我读到一本关于语言和大脑的书
时，我意识到发生了什么。这本书对大脑功能及其影响语言的方式给出
了非常连贯的观点阐述。我简直不敢相信事实上还有人会相信口吃的根
源在于童年的冲突。我的意思是，你会看到精神分析对于溃疡的解释，
在意识到溃疡是由细菌引起之前，精神分析认为是由于内省的母亲在消
耗自己的胃黏膜。我意识到，每当一个有效的生物治疗方法或解释出
现，精神分析解释就失效了，我就在想：下一个领域是什么？

"我看出了一种思维模式：精神分析理论的人为成分太多，它可以
解释任何事情。这就是精神分析原则的本质，你无法测试它们。你可以
根据一个故事得出任何结论。我开始意识到，第一年我与一位精神分析　[177]
督导师一起治疗一位患者，下一年我与另一位精神分析督导师一起治疗
同一位患者，两位导师会针对这位患者给我两个不同的具有因果关系的
故事。那些精神分析师们，从事治疗这么多年，也许在某些方面有所改
善，但是在我看来，他们似乎也像普通人一样，并没有开悟。我做了自
己的研究，发现了大量新的信息和看待事物的方式。每隔一段时间，我

就会把我的研究发现与其他精神分析观点对比，但我发现它们并不理想。生物医学模型似乎更加令人兴奋，它能提供更多的使人获得新见解的机会，还有更好的治疗方案和更好的解释。"

班克斯所描述的时代，似乎在生物医学和精神动力学之间必须做出一个非此即彼的选择。撇开这一点不谈，他的叙述抓住了精神病学家们的一个核心特征：精神科医生和患者的人格都与精神病学治疗方案的有效性无关。所谓"人格"，我指的是使一个人成为他自己的特质：他如何以及何时会生气，他害怕什么，他为何挑眉，他是唐突的、粗鲁的，还是温柔的人。这些特征（除非它们是诊断性的）与精神科医生是否选择了正确的药物，抑或药物是否起作用并没有什么关系。人格的独立性及能够产生影响的因素在精神病学科学的大多数方面反复出现。

首先，科学家可以是冷漠的人，但仍然享有作为科学家的良好声誉；而精神科治疗师，其权威的建立依靠于他被视为一个优秀的、善良的、可靠的倾听者，不做手术的马库斯·韦尔比①若被认为是个混蛋，其职业声誉和个人收入也就相应受损了。如果可能的话，对精神分析师来说更是如此。他们的权威还取决于他们自己对个体精神分析的经验和反应。我们知道，精神科医生们可能会被看作自恋的傻瓜，他们中的一些人非常成功，部分原因是社会环境会说服他们的患者认为自己是不恰当的一方。但是，称一位精神动力学导向的精神科医生为混蛋，这对其工作所产生的影响与这样说一位科学家时是不同的。治疗师的工作直接取决于他的人文主义素养；科学家则不然，许多受人尊敬的科学家也因其不具备人文主义素养而闻名。我们对那些慷慨、善良的科学家们更具好感，但是，这些品质并不会使他们的科学更伟大。那些读过《双螺

---

① 美国医疗剧《韦尔比医生》（*Marcus Welby, M. D.*）的主角，他是位善良可靠的全科医生。

旋》(*The Double Helix*)① 的人会得到一个令人不安的启示：最有才华的科学家有时也可能像个老练的粗鲁之徒。

如果科学家的个人品质会影响他们实证报告的可靠性，那么个人品质确实至关重要。"数据"产生自现实世界各种乱糟糟的特殊情况——　［178］有误差的测量、受污染的样本、不精确的分析——其中蕴含着科学家想要识别的一般研究机制。科学家们努力透过实验者和实验室的特殊性、设备的怪异或潮湿的天气来观察数据。他们所追求的，是他们认为隐藏在个别事件的表面无序下的规律。他们需要能够相信，实验者的报告是对所发生之事的准确反映，他不能在没有仔细检查结果的情况下就发表成果，他的实验室也要保持条理性，井然有序，使他所发表的成果有可能被复制。"科学家们对自然世界是如此了解，"社会学家史蒂文·沙平(Steven Shapin) 评论道，"因为他们深谙谁是可以信任的。"[7]一个人要为科学理论找到证据是万分艰难的，因此，诚实地获得自己的声誉非常重要。

当科学家被信任的时候，人们信任的是他的数据。患者和医生的个性都逐渐变得不重要了。从其工作角度来看，科学家的人格并不如他收集的数据和撰写的文章重要。乔治·班克斯发现不同的精神分析师会以不同的方式描述同一位患者，这让他觉得在学术道德上被冒犯了，精神分析理论可能不是无可辩驳的，精神分析师在做出解释方面也缺乏谨慎和监管。分析师们对患者的描述，以及对待他所称为的"数据"的方式，都令他震惊。他认为，关于精神障碍患者的好的描述必须延伸到个体之外：就好比一扇门被吹开，不是因为那天风很大，而是因为风以这

---

① 美国生物学家詹姆斯·沃森（James Watson）写的自传。詹姆斯与英国科学家弗朗西斯·克里克（Francis Crick）共同发现了 DNA 的"双螺旋"结构，该书描写了他们的研究过程，也表现了科学发现中的争执、冲突等。

样或那样的力量吹来时，会移动阻力低于某个阈值的物体。班克斯希望精神病学的观点能够独立于精神科医生和患者的特殊性之外。

这种理念与临床医生所具有的非常不同，临床医生治疗患者是为了帮助他们，而不是为了研究他们。临床医生，精神动力学导向或精神药理学导向的，感兴趣的是如何治疗这个人，这个独特的人有他自己的故事，对不同药物有特殊反应。对他们而言，重要的是患者的病情是否有好转。科学家，即使在诊所工作时可能是一名优秀的临床医生，但作为科学家，她所感兴趣的是作为数据点的患者。去参加会议的时候，她会一张又一张海报地逛过去，她关注这些已经产生的实验结果。她通常对作为额外数据点的实验结果更感兴趣，而不是研究人员得到的一般理论。她说会议上有"很多好的科学依据"，意思是她看到了关于有趣的问题的可靠数据，而不是（通常）她获得了一个被认可的、大家达成一致的结论，她可以将这些结论带到临床上，帮助她治疗患者。科学家参加会议，是为了看研究数据，并获得有关数据的思路，这些数据最终将形成干预措施，促使临床医生借此帮助患者；临床医师参加会议，是为了向科学家学习如何帮助自己的患者。

[179]

科研工作的乐趣似乎来自作为科学家的感觉，即发现了一些"对"的东西。兰迪·戈鲁布觉得自己所做的每一个项目都非常重要。我认识的精神病学家们都认为自己在探索这个世界上其他人还未曾知晓的东西。他们的行为仿佛在说他们的发现是有条件的：基于我们当前所知，它是正确的；基于我们正在使用的准确性值得怀疑的分类体系，它是正确的；它是种随时有待修订的正确。我们对现实的把握不堪一击，十年来关于这一点我们有了紧张且微妙的认识，尽管如此，这些科学家们看上去真的认为他们正在寻找一种身体机制，它可以解释心理疾病的某些方面，他们能够发现这种机制，对他们来说，"真相"意味着对某类人都适用，"真相"超越了人类的表面、外观和个体特性。他们强烈地觉得自己正在做这样的事情，因此，当日常的人类政治闯进科学研究的间隙时，他们有时会感到很震惊。例如，我的朋友苏珊就有过这样的经历。

　　苏珊（化名）曾经接受过精英住院医师培训。在那之后，她在一家研究机构待了几年，那里邀请最聪明的年轻精神科科学家们在完成住院医师实习后来担任研究员。她决定成为一名科学家，部分原因是她在做住院医师期间遇到了一位经前精神病发作的女性患者："我看到了一位发作起来很严重的精神病患者，我们不知道病因，也不知道发生了什么。我的科主任说，在更好地了解她的问题之前，不要给她用药。接下来，你知道的，她走进了我的办公室，她清醒极了，还来了月经。原来，她是因为月经来潮而精神病发作。这太奇妙了。我们对她随访，对她的脊髓液进行了连续采样，我们发现在月经期，她的多巴胺和血清素的比例失衡了。我们可以跟踪她的情况并为她提供适当的药物治疗，这样，她就没有再因为月经周期而精神错乱了。"

　　苏珊在做住院医师期间写了一篇关于这个问题的论文。为了把这件轶事变成一项科学研究，她招募了更多的受试者，收集了更多的脊髓液并对数据进行分析。她到了研究机构后继续这项工作，发现女性在经前期的催乳素水平通常会比平时高，而甲状腺素的水平会比平时低。她推断，睡眠不足可能会扭转这些趋势，事实也确实如此。她发现了一个正在研究季节性情感障碍者的小组，这些患者在冬天对较低的光照会有特别强烈的反应，会变得抑郁。苏珊参与了这个项目，她开始与患者交谈。有女性患者说，当在治疗季节性情感障碍的过程中接受了光照治疗时，她们的经前综合征会有所改善。苏珊推测是光线抑制了褪黑素的产生。事实上，她后来发现，给女性患者服用一定剂量的褪黑素，会逆转光照治疗带来的良好效果。她进入了"时间生物学"的领域——"不管在哪里，荷尔蒙和神经递质都是有关系的，"她说，"这很混乱。"她开

[180]

始在世界各地飞来飞去参加关于昼夜节律的会议，她也因为研究女性、荷尔蒙、光照和精神疾病而闻名。

当官方的精神科诊断手册在 20 世纪 80 年代中期进行修订时，苏珊是精神科医生队伍中的一员，他们帮忙评估现有的诊断结构。她和其他人都认为应该有一个"晚黄体期焦虑症"，这一点之前通常被认为是经前综合征。符合该诊断的女性在月经前必须经历以下十种症状中的五种，其中前四种最为重要：（1）明显的情绪不稳定（突然悲伤、流泪、愤怒或暴躁）；（2）感到持续和明显的愤怒或易怒；（3）感到明显的焦虑、紧张、躁动不安及烦乱；（4）产生明显的抑郁情绪、绝望感或自嘲的想法；（5）对日常活动的兴趣减退，比如工作、会友、爱好等方面；（6）易疲劳或明显缺乏精力；（7）主观上难以集中注意力；（8）食欲明显变化；（9）嗜睡或失眠；（10）产生如乳房压痛或肿胀、头痛、关节或肌肉疼痛、腹胀感或体重增加等身体上的症状。委员会的所有人都投票支持将这一诊断纳入诊断手册。

就在此时，美国精神病学会妇女委员会在美国心理学会妇女委员会的协助下召开会议，联系媒体，公开表达了对该诊断的担忧，因此，美国精神病学会的官员们放弃了他们支持科学家们的承诺。于是，该诊断只被印在了附录中，作为有待研究的主题。苏珊感到震惊，科学证明了一些女性的经前期会导致她们出现精神疾病的症状，但人们认为应当如何的信念竟然凌驾于事实如何的科学之上。这很不幸，但碰巧是真的。"那些女人根本不想看到男人和女人之间的任何区别，"她抱怨道，"我认为，这是科学。这就应该是基于临床工作形成的科学文件。有些女性就有这些问题。认为男人和女人之间没有区别的想法很可笑，男女有不同的内分泌系统。荷尔蒙可以预防某些疾病，但是也会让你更容易受到其他疾病的影响。这就是科学。当你发现自己可能会被媒体抨击时，你会非常沮丧，就好像政治比真相更重要一样。"

[181]

关于思维的精神分析理论再也不会被视为精神疾病的解释基础了，因为这种基础是由文化构建的，在这个电子显微镜和基因分析的时代，它超越了个性，存在于剥离了独特性的生物微观结构之中。这个时代有种最深刻、最真实的品质，这是一种道德品质：知识才是最重要的，是真正起作用的，最终可为最广大的人创造最大的利益。即使一位科学家成就甚微，但每位科学家都参与于这种整体的愿望之中。这就是为什么当年轻的精神科医生选择成为临床医生的时候，他们会认为自己是放弃了寻找真理的道路，选择了自我放纵的生活方式。对于他们中的许多人来说，至少在做住院医师期间，科学的道德权威高于一次仅帮助一个人的道德权威。这就是为什么他们可能会感到羞耻，因为自己决定放弃科学研究，并进入私营机构或公共部门成为临床医生。

精神分析学家

当我开始做这项工作时，我遇见的导师是一位很有天赋的资深分析师，当我与他谈论年轻的精神科医生的道路时，他告诉我，我应该读一读《卢迪老师》(*Magister Ludi*)。他说，我告诉他的话让他想起了小说中对玻璃珠游戏精英玩家的选拔。他认为这部小说能帮助我理解成为一名精神分析学家的过程。

《卢迪老师》[又叫《玻璃珠游戏》(*The Glass Bead Game*)] 是赫尔曼·黑塞 (Hermann Hesse) 最精致的一部小说，也可能是他最好的一部。它虚构了约瑟夫·奈希特 (Joseph Knecht，德语中"仆人"的意思) 的人生发展史，他崛起并成为了玻璃珠游戏的传奇大师。游戏本身从未被完整地描述过，但是很明显，它不仅需要复杂的智力技巧，还需要一个人优雅和纯洁，这些都是空有野心的人所不能及的。这位英雄"没有支配他人的欲望，也不喜欢发号施令；他对沉思生活的渴求远超对积极生活的向往，并且，他愿意再花很多年的时间，甚至是一辈子，去做一个默默无闻的学生，一个好奇又虔诚的朝圣者。"⁸奈希特变成了人类强有力的统治者。黑塞的大多数小说都有一位有时令人恼火的高贵人物，这个角色与人类的琐碎做斗争，奈希特则是他所塑造的最完整的人物。

[182]　　精神分析毕竟是一个相当制度化的行业，不常被这样描述，但是这种描述抓住了那些从外部观察精神分析的人们经常忽略的品质——那就是它的精神，它的道德基调。精神分析有深刻的道德观念，只是这些观念并不关注行为的对与错。这就是为什么菲利普·里夫（Philip Rieff）在他的著作《弗洛伊德：一位道德家的思想》（*Freud: The Mind of a Moralist*）中认为，尽管弗洛伊德具有严格的道德主义的思想，但是精神分析的本质无关道德，因为它忽视传统的标准。里夫说，一个认真对待精神分析的世界是缺乏道德核心的，因为它的文化没有提供指导的基础。厄尔指出，分析师确实习惯于倾听，这是为了理解，不是为了做出判断。他们更想知道为什么有人会犯通奸罪、会撒谎，但并不想谴责这种行为。他们感兴趣的是有意识或无意识的意图，以及这些意图如何导致了行为。正如一位资深分析师所说，他们视行为为自我服务的方式，吸引他们的不是人们做了什么，而是为什么——这些行为为自我服务了什么。分析师还认为，"为什么"在本质上是不可知的，因为一个人心理的某些方面总是会被隐藏起来，也因为观察者的潜意识会意图扭曲其视野，所以永远无法看清楚。但分析师也相信，你可以比以前知道得更多，即使永远无法知晓一切。因此，精神分析的道德重点是你试图去了解时所怀抱的赤诚之心，是你试图帮助他人去了解时所展露的关怀。如果对精神病学家来说，真正重要的是知识；那么对于精神分析学家来说，真正重要的就是逐渐了解的过程。约瑟夫·奈希特是我导师的榜样，因为他不自私；他能够为他人行事，为他人服务，而不受自我

欲望、恐惧和需求的干扰。我的导师并不真的认为自己能够成为那样的人，但是他把这当成一种分析师的理想。

精神分析学家会首先被同伴们评价为某种特定的人。也就是说，精神分析师对自己以及其他分析师的判断，主要基于他们是谁，与他们做了什么无关。在某种程度上，这是一种实践的简单结果：除了患者，没有人见过医生的表现，而他的患者（正如分析师所看到的）无法对分析师的表现做出客观判断。事实上，满意的客户会带来更多的客户。至少有一些分析师的患者来找他是因为从其他患者那里听说了他。分析师的声誉要归功于其他分析师对他如何对待患者的了解。有一次，在美国精神分析学会年会期间，我站在鸡尾酒休息室里，与在我身后排队拿酒的人攀谈起来。我问他对一位分析师有何看法，我一直在读这位分析师的作品。那人皱了皱眉头，轻蔑地说，这个作者文章写得不错，但是对患者很刻薄。分析师的声誉也与他在公众面前的表现有关。当他讲话时，他的听众不仅会得出他是聪明还是愚蠢的结论，还会考虑自己是否会把患者送到他那里去接受分析。关于精神分析的这一事实会自然而然地影响分析师公开发表论文的方式。[183]

美国精神分析学会的主要聚会会在圣诞节前一周于纽约举行。尽管天气寒冷，但会议被称为"秋季会议"。它总是在华尔道夫酒店举行，这家酒店就像这个专业本身一样，优雅又怀旧。我第一次参会时，酒店里似乎挤满了穿着毛皮大衣的欧洲老人，他们在酒店大堂里相拥。（一位年轻的精神分析候选人告诉我，参加美国精神分析学会的会议就像是在看恐龙们深思熟虑自己的灭绝。）令人惊讶的是，最近，在两千名与会者中，我看到了越来越多进入这一行业的年轻面孔。对于完整的精神分析的需求正在急剧下降，因此，除了纽约，很少有地方可以找到具有完整分析经验的分析师，即使在纽约，这样的分析师也很少。但是，大多数人参与分析培训并不是为了获得分析的实践经验。根据我的经验，他们选择参加精神分析培训，更多是因为相信培训可以提高其心理治疗技巧，这种想法也可能是对的。他们中的一些人只是想要成为（即使现在也存在的所谓的）精神病学精英群体的一员。"我的一个朋友说她感兴趣的是心理治疗，"有位住院医师告诉我，"她可能会先去市郊做一位分析师，我想，这是对的，如果我想要做心理治疗，我可能也应该这样。"但是我的导师认为，人们只有受自我痛苦的驱使才能够真正融入精神分析的培训。

美国精神分析学会的秋季会议有一种安静、恭敬的氛围。男人们穿着教授风格的夹克，偶尔看起来会有点邋遢，女人们穿着色彩淡雅的、柔软有质感的及膝套装。他们不是锋芒毕露的商人，他们是独自工作的人，通常待在阁楼或地下室的小办公室里，这些房间位于他们宽敞房子的边缘，空间窄小、家具简陋，后面或侧面设有狭窄的入口，这样患者就永远不会看到他们的妻子在厨房桌子上整理杂货的景象。这次会议是他们的社交联谊会，也是他们的公开考试。他们的服装旨在展示他们的亲切文雅和精心调整后的对非常规事物的容忍态度。"人类学家，"一位精神分析学家不以为然地对我说，"他们可能会很耀眼。精神分析学家是不允许张扬的。"

[184]　　　会议中发表的论文也旨在展示演讲者有多适合做精神分析。分析师经常会批评另一个分析师，不仅因为他的知识论点，还会因为他作为分析师的素质，这是根据论文所写内容和提出这些内容的方式来想象的。例如，一位资深分析师在美国精神分析学会会议上驳斥了一篇他不喜欢的论文。他说："他给我的印象是，他对自己在做什么以及他是如何做的只有很有限的想法。我被他的卖弄惊到了。他真的出尽风头，而我认为他是这里最不称职的人，我可以想象他和患者在一起时的样子。"也就是说，这位资深分析师不喜欢论文的知识内容，围绕论文汇报者的个人特征明确表达了他的厌恶，在总结他的批评时，他表示这些特征对分

析师从事精神分析没有帮助。这不是罕见的评论，事实上，看到分析师发表论文时，人们很难不去想，他们与患者在一起时是什么样子的，与他们在一起进行精神分析的时候是什么样子的。然而，只是参会就可以增加转诊。"转诊"是指医生将患者转介给其他医生。分析师越有名，潜在的来访者寻求意见时，他的名字就越可能被提及。有位分析师告诉我："名望确实很有帮助。有患者从别处过来，是分析师把我的名字告诉了他们，因为分析师听说过我的论文。如果他们听过某些人的演讲，那就真的有用，我从外面得到了许多转诊患者。"

这种审视的结果是，在这些会议上发表的论文往往都有几分奇怪，它们都试图传达该领域的理想主义，那就是一位优秀的分析师会保持克制的清醒：不兴奋（兴奋性意味着分析师会回应自己的需求，而不是患者的），不易受影响（易受影响意味着分析师无法与患者保持足够的情感距离；而这种避免轻信的态度导致唯一真正可参考的文献来自弗洛伊德），有所保留（关于"在什么情况下触摸患者的肩膀可能是合适的"这个问题，许多论文都对此进行了冗长的、费力的论述：大多数意见都是，没有合适的情况）。这种表示克制的技术属于"禁欲"。分析师要克制自己以同样的方式回应来访者，他们要做的是分析患者的行为和话语。为展示这些理想特征，美国精神分析学会上的论文报告有时就非常枯燥，大多数论文以平淡的语调被朗读，没有情感起伏。

与此同时，一些文章试图指出分析师在为人友善上具有的天赋。友善并不是这个严肃、克制世界的明显特征。然而，近年来随着精神分析　[185]成为一个买方市场，特别是自我心理学开始为关注治疗师的人际关系技巧提供理论证据之后，表现得平易近人、乐于交流就变得重要起来。那些"分析之星"已经获得了足够的权威，可以把他们的论文作为戏剧事件来表演：调节他们的语调，展示在向观众演讲之前早已熟练演示过的证据。他们渴望展示自己的风度、对他人的兴趣以及理解能力。他们谈论自己对患者的关怀，充满爱心地谈论那些精神分析中"失败"的患者。他们讲述如何挖掘患者自我原谅的能力。他们如果不小心犯了弗洛伊德式的口误（在讲演论文时分析师的口误并不罕见），就会对观众微笑，好像在说，我是人，我原谅自己，我向你们分享我对人类弱点的宽容。

进入这个矛盾重重的精神分析世界的道路被严格地监管着，尽管没有一个准精神分析师在分析之时会被直接观察，但是其成功与否还是有一定表现标准的。精神分析候选人必须满足三个条件才可以毕业。他们必须在机构中完成培训分析（training analysis），由资深成员担任他们的"培训分析师"。这要求候选人自己作为"来访者"在工作日每天（或多或少）接受大约一个小时（实际上，是 45 或 50 分钟）的精神分析，分析通常会持续六到八年。候选人还必须参加精神分析理论和实践的研讨会，每周大约六个小时，持续四年。除此之外，他们还必须独立进行三个精神分析治疗，其中一个分析必须做到结案，另外两个分析则必须持续至少两年，每个治疗都由培训分析师进行每周的督导。整个过程非常昂贵。在五年甚至更长的时间里，培训每年要花两万美元，算上每个星期的督导费用，每年每个个案还要再增加五千美元；经过三年培训，候选人依然在接受分析，在上课，但也以极低的价格给"可控"个案做精神分析，他们每周花在培训中的时间可能会超过 20 小时。按精神科住院医师的标准计算，在五年或更长的时间里，分析培训可能会使其收入减少四万美元，而总培训时长至少要八年（他们花在培训上的时间本可以为其带来收入）。这种损失不一定能得到补偿：没有接受分析培训的精神科医生收费通常与那些接受过的一样高。

1990 年，美国精神分析学会调查了它的大约三千名成员（2 083 名成员回复了问卷）。[9] 报告指出，分析师们并不年轻。以一位典型的分析师为例，他从培训阶段毕业是 1972 年，那时已 50 多岁。我选取男

[186]

性分析师来说明，是因为数据显示只有 17% 的分析师是女性，尽管近年来明显有更多女性投身到这个行业中。他是精神科医生，平均收入是 128 000 美元，平均工作时长为每周 45 个小时，其中 76% 的时间是在私人诊所中。他有两位精神分析患者——培训分析师的患者数量平均为四，但是大多数分析师只有两位患者——该分析师总共有 18 位患者，大多数患者每周进行一到两次的心理治疗（分析师给患者每周进行四次分析，同时也会给不经常来的患者做分析，他会把第二组患者称为"心理治疗患者"，采取以精神分析为导向的精神动力学心理治疗）。他大部分的时间都在做一些，从严格意义上来讲，精神分析之外的事情。

　　培训分析师是这个领域最有影响力的成员。他们属于与特定机构合作的分析师群体，被精心挑选出来，在机构中对候选人进行所有的督导和分析。美国精神分析学会对成为培训分析师设置了一定的门槛：自培训毕业以来，必须做过五个个案分析，并撰写了其中三个的案例报告。在精神分析的黄金时代，大多数机构都有许多有资格成为培训分析师的分析师，但是他们没有（或尚未）被选中。这可能是一种强大的约定俗成的力量，因为，他们往往在培训毕业多年后才会被选中。被淘汰的恐惧可能令分析师在十年内三缄其口，不敢批判前辈。

　　培训分析师的收入高于其他分析师（在 1990 年的研究中，刚毕业的分析师收入为 112 000 美元，而培训分析师收入为 139 000 美元）。他们有源源不断的来访者，因为所有候选人都必须接受分析和督导，并向培训分析师支付费用。培训分析师使当地机构得以运营，他们的选拔过程有"骷髅会"（Skull & Bones）① 的神秘感，能够使成年男女都陷入幼稚的恐慌。"要被选为培训分析师，"一位有抱负的人说，很显然，在这个话题上，他比讨论理论时要激动得多，"你的个性必将受到他们的细

---

① 美国耶鲁大学中的兄弟会社团，始于 1832 年，具有神秘与精英主义的特性。

致审查，整个过程都很神秘。你还要服从他们的道德态度！天知道谁会在什么情况下说你什么——我的意思是，他们只是整合了他们坐在沙发上听到的东西。这个过程完全奇怪极了。"

　　精神分析的历史是一部分裂的历史。分析机构因其派系主义和狭隘凶猛的争吵而闻名。一位分析师在访谈中谈及精神分析的社交生活时，阴郁地说："他们全都表现得好像自己没有被分析过一样。"在 1990 年的研究中，超过 20% 的回复者抱怨了机构政治（研究作者指出，抱怨者并不是培训分析师）。一位参与者愤怒地说："在国家层面上，美国人的几乎每一个决定（他是就美国精神分析学会而言，例如，学会允许非医学博士接受培训）似乎都是错误的或不合时宜的，团结精神分析的机会都被浪费了，或者说，被错失了。从地方层面上来说，到处都是琐碎之事。"[10] 许多地方机构在可怕的争斗之后也分裂了。

　　为了鸡毛蒜皮的小事展开殊死搏斗的内讧行为，一定与精神分析关系所具有的奇怪性质有关。大多数接受精神分析的来访者，在经历了精神分析治疗中的情感大戏之后，就走出办公室，再也不见分析师了。相反，精神分析师候选人做完治疗后会在委员会会议室这样私密的环境中加入他们的分析师，这时，他们是平等的。突然间，咨询室里不平衡的权力关系变成了同伴关系。这种转变很艰难，有些人会说，这种转变永远都不可能完成。于是，小小的争吵会变成一群愤怒的、忠诚又相互竞争的兄弟姐妹之间的家庭闹剧。这源于咨询师关系中可怕的矛盾：他们会产生强烈的情感依恋，这背离了人类亲密关系中大部分标准的文化期望。

　　甚至，围绕这些亲密关系的建筑空间也非同寻常。分析师的办公室常常经过重新设计，以便到达和离开的患者不会看到彼此。临床咨询室装有格外厚重的门，像音乐练习室的"钢琴门"一样，或者会用两扇门将房间与外部的世界隔绝。咨询室本身的布置非常简洁。我只遇到过一位分析师，他的办公室就像弗洛伊德的一样，透着收藏家风格的杂乱，沙发上铺着花毯，房间里散落着古董。咨询室里通常会放一张朴素无华的长沙发——一张平铺的床，皮革或花呢做的头枕略微抬高，上面有些抽象的艺术图案。沙发的头枕上盖着一张纸巾，每位患者用的纸巾都是新换的。分析师坐在沙发后面，一般是坐在舒适的褐色皮革转椅上。通常，他对面放着一把一模一样的椅子，是为那些坐着接受咨询的心理治疗来访者准备的，椅子样式一样是为了不让来访者认为自己的椅子不好，从而觉得遭受了轻视。

在精神分析中，来访者躺在沙发上，他无法看到分析师。分析师经常说，当你不用看向患者的时候，治疗会轻松一些。轻松是因为不需要注意社交细节，你甚至可以像一位分析师观察到的，挠挠后背。这样的分析更容易，也是因为违反社交礼节本来就是分析的目的所在。分析师对日常对话中的常见话题保持沉默，也不会与来访者讨论自己认识的人。他不谈论他的家庭、工作或者他自己。他不会像日常对话那样对来 [188] 访者做出回应，通常，他说得很少，他会等着，让来访者多说一些。如果他告诉来访者自己要去度假，来访者问他要去哪里，他更有可能问来访者对自己的假期有什么样的想象，而不是回答他要去哪里。这种习惯在咨询室中很有用，但是有时会蔓延至普通的社交对话，间或令人发疯。当分析师需要说话的时候，他很少把自己知道的、推断或猜测的关于对方的一切全部说出来。一位资深分析师解释道："我得到的教训是，永远不要在分析中真正说出点什么。"

进入这个行业是为了帮助他人。然而，它的方法要求来访者，那个被分析的人，躺在沙发上，看不到分析师，同时，"禁欲"的要求使得分析师不能暴露自己，不能谈论自己的家庭生活或感受。在分析中，来访者需要暴露自己最私人的想法和情感，这种行为在通常情况下是需要互惠的。分析师不仅不能暴露自己，还不能以正常的情绪做出回应。"那位年轻人在沙发上和我一起的头几个小时里，拿出了一支烟，点燃了它。"一位著名的分析师在一篇关于精神分析技巧的经典文章中回忆道，"我问他决定点烟时的感受，他回答说，在他以前所经历的精神分析中，他不被允许吸烟，他认为我也会禁止他吸烟。我立即告诉他，那一刻我想要知道的是，在他决定点烟的那一刻，他的情绪、想法和感受。"[11]分析是以关心的名义蓄意制造挫折。一位分析师解释说："你躺在沙发上，我可爱的沙发上，盯着空白的墙壁和窗户。我坐在这里，而你说着些什么。你不知道我有没有打哈欠、皱眉、微笑，或者我的脸上是否露出了有趣的表情。"

　　精神分析关系的结构是一种巨大的情感剥夺。在对话中，一个人倾诉着关于痛苦的故事，精神分析的关系却不允许倾听者用他的脸庞、他的触摸，甚至只是他的话语来做出回应。[12]它不允许他以同样的方式有所回报或回应。同时，分析关系允许来访者有极大的自由度。在这里，来访者第一次被鼓励说出任何他所想的——所有的东西，而不用担心他可能会冒犯谁，或者违反什么公序良俗。精神分析允许他说出一切，把 [189] 他置于一个能够这样做的，被动的、依赖的、暴露的位置。来访者的忏悔经历和分析师的克制结合，形成了一种非常不对称的关系。这种不对称性使得忏悔者——也就是来访者——感到极度脆弱，脆弱的后果就是情感的爆发。

　　精神分析是一场特别的情绪冲刺，情绪会越过顶峰，走向失控。在第一次精神分析后的几个月、几周甚至几分钟内，来访者会对他们的分析师或精神分析本身产生强烈的感受。这些感受的内容千差万别：爱恨惧怒，等等任何感受，但是感受之强烈不可否认，也显而易见。当住院医师在医院里看到自己的精神分析师时，他们会感到非常不舒服。我在飞往美国精神病学会会议的飞机上遇到了一位年轻的女性，她紧张地挤出笑容说，这些天她真的深受震惊，也很不安，经常无缘无故地哭泣，但在接受分析的第一年，她已预料到这些了，她也很确信精神分析最终会对她有所帮助。年轻的精神科医生们会听同侪做的报告。我听过一位住院医师做报告，住院医师汇报自己在与治疗师谈话时会说这样或那样的话，然后"他"——住院医师讲到治疗师时会用上一种低沉的、虔诚的语气——是这样或那样说的。当谈论分析师的时候，他们会突然陷入深深的尴尬之中，局促不安、满脸绯红；当在当地机构参加分析师讲座时，他们也会出乎意料地变得极度害羞。他们会泪流满面地来到分析师的办公室，因为那是他们分析师的办公室。这些情绪不管来自哪里，都如铁牙一般牢牢咬住来访者的心，以致经常听到来访者声称，在接受分析的前两年里，他们的生活被彻底打乱了，他们的分析师已经成为他们生命中最重要的人。这些情绪暴力不能简单地被归因于对精神分析的文化期望。这些感受太突然、太意外，也太强烈了。

如我之前所说，对这种情绪强度的分析性解释是，这些感受重新创造了早期关系的情感体验，正是来访者移情所致。有位精神分析学家写道："移情神经症概念的重要性和持久性在于，它将分析过程定义为早期致病经历的重复及其内在的病理变迁。"[13] 汉斯·洛瓦尔德（Hans Loewald）以其对移情出色且微妙的研究著称，他继续慢慢揭示了自己的想法，称移情只是唤起了过去的感受，他和后来的分析师也都阐明了移情的复杂性，包括来访者与分析师的当前关系，以及来访者对分析师的回应中融入的大量个体经验。但是对于移情的分析性讨论都忽略了一个更基本的（也是人类学的）问题，那就是为什么这些感受都如此强烈。

我怀疑，是分析关系本身的结构，特别是它在情感方面的剥夺，使来访者产生了强烈的反应。不是因为分析的内容：毫无疑问，每位来访者对分析师的情感反应内容都源自来访者的个人史。但情况也许是，这种被夸张放大的情感强度是分析关系中不寻常的交流结构导致的：来访 [190]

者将自己深入灵魂的秘密告诉一个不会给予回报或回应的人，他甚至无法看到对方的脸。在一段"正常"的关系中———一种符合人类关系的标准期望的关系——当一个人在另一个人面前展露自己脆弱的时候，另一个人也会同样脆弱起来，开始讲述她的个人痛苦和挣扎。在"正常"关系中，一个人对爱恨的表达都会得到对称的强有力的情感回应，而不是响起一个冷静的声音询问，在哪些方面分析师是可爱的或是可鄙的。在一段"正常"关系中，你可以看到交谈对方的脸，能立即读出对方的情绪反应。分析关系中不存在这些正常的特征，因此非比寻常。来访者所经验的情感力量还可能来源于人类关系中的一个非常普遍的特征，那就是情绪会加强我们的沟通。情绪帮助我们接近彼此，如果我告诉你我脚疼，你可能会听我说，但如果我痛得大叫，你要么会帮助我，要么会逃跑。[14]当一个人向另一个人敞开心扉，得到的反应"不正常"，但也不是直截了当的拒绝（比如你爱的人没有说不，这也许只是他有点耳背），那么情绪的声量可能会上升，拼命地试图将情感疏通。精神分析关系中有一种扭曲的互惠关系，其中一人是强大的、疏远的、矜持的，另一人是脆弱的、渴望的、暴露的。在这种关系中，来访者会觉得自己不得不大声尖叫。这对精神分析很有用，因为当来访者尖叫时——或者更确切地说，觉得自己没有被听到，所以放大了情绪时——分析师可以更清楚地看到这些情绪。

　　如果分析关系中的情感剥夺是使来访者的感受变得强烈，如同温室里被迫绽放的花朵，那么它也剥夺了分析师平常的情感资源。"同理心，当你不看对方的时候，你的同理心会变得更笨拙，也更少……"与我交谈的分析师突然打断了我们的对话，并困惑地看着我说，"首先，我不理解同理心，也不认为有人能理解。关于它，有太多的神秘主义和噱头。但是，同理心基本是你所学东西的总和，是你认同他人方式的总和，你会将他们的经历与自己的经历比较，然后想象大家处于类似的境地。但是，他们躺在沙发上，你看不到他们的脸，有人可能在默默流泪，而你却不知道。这会给来访者施加压力，迫使他们用语言把这一切都表达出来。躺在沙发上的好处是，人们会谈论坐在椅子上不会谈论的一些经历。如果你是来访者，看到分析师坐在那里看着你，你还会告诉他你会对着肉饼的图像手淫吗？这可不是那么容易说出口的。站在分析师角度，某种意义上，这样更可能会忽略某人的行为，使他们不被打扰地进行讲述。"与面对面的心理治疗相比，精神分析可能使来访者更易谈论自己最尴尬的问题。在天主教的忏悔中，忏悔者不必在揭露自己的羞愧时直视他所敬重之人的眼睛。虽然不直视别人眼睛会让忏悔更加容易，但是，要让对方理解你却更加困难了。正如哲学家约翰·塞尔（John Searle）所说，我们知道，当我们看着狗的眼睛时，它们是有意识的。我们的脸是情绪解读时了不起的工具，但在精神分析中，我们却无法使用它。即使分析师坐在来访者面前，这种关系的不对称性仍然是存在的。

对于那些以此为职业的人来说，这样奇特的关系是什么样的？虽然每个来访者只有一个分析师，这位分析师在某些方面和某段时间里会成为来访者生活中最重要的人，是来访者的梦想和幻想，也赋予来访者噩梦般的力量，但是每位分析师平均会有18位来访者。有些来访者是精神分析患者，一周会来做四到五次治疗，有些是心理治疗患者。一般来讲，治疗次数越多，治疗技术越正统（越"禁欲"），患者的感受力量越强大。尽管如此，即使是每周一次的心理治疗，来访者也可能有生动的感受。每位来访者不单单对他的治疗师有强烈的情感，他们来接受心理治疗和精神分析也是因为他们感受到了痛苦。他们会把丧失的痛苦和悲恸都倾诉给治疗师，然后离开。

"对于分析师来说，精神分析是什么样的"这个问题有一个简短的答案，那就是分析师经常说的，他们从没能真正适应分析工作的需求。有位分析师解释道："我会用好奇心保护自己，我试图去思考而不是去

［191］

感受，以此避免自己被感受淹没。我试着通过更多地了解对方来处理我对他的明显感受。这很有成效，能帮助我搞清楚到底发生了什么，但是这也将我隔离在我必须感受的痛苦之外，来访者正在你面前痛苦。他们在受苦。但是我并不认为分析师能够处理来访者的痛苦，在我看来这正是压力的一大来源，是明显而深层次的压力源。它不会消失，精神分析学家永远无法解决它。"然而专业要求分析师否认情绪的压力，甚至否认与患者的情感联系，这常常给他们带来巨大的负担。分析师应该以临床上的冷漠态度对待他们的来访者，任何依恋的迹象都可能表明来访者的操控或者分析师的失误。至少这是该领域的标准理论。直到最近，分析师开始提出，分析师对于受分析者的感觉并不只是虚假的情感、与他人关系的虚构产物或是反移情错误。（近年来，精神分析变得更加放松，也更开放。）美国精神分析学会最近一次会议上发表的一篇文章认为，分析师不应该以"反移情"之名远离自己对患者的爱，好像他们的感受就是幻觉，并非真实存在的一样。

[192]

　　长一点的答案是，分析师对来访者有着强烈的感觉，分析师的感觉与来访者的感觉纠缠在一起。我深入访谈了一些分析师。记得一开始我吓了一跳，因为他们会为来访者的成就无比兴奋，就好像他们是来访者的父母、老师或恋人。有一位分析师有个非常聪明的、令人振奋的来访者，为此他不得不逼自己停止讨论文学；另一位分析师的来访者可能会成为那个时代最伟大的作家之一；还有一位分析师，他的来访者有极大的勇气，分析师说到这里时几乎要哭出来了。然而，他们互动的内容看起来却如此平庸。有位分析师解释说，一位女性来访者走出他的办公室，她的毛衣掉在了地毯上，他为她捡起了那件毛衣——这件事他们讨论了三个星期，那件毛衣，以及他为她捡起毛衣这件事情。这样做是有一定道理的。正如当某人尖叫时，你能比他低语时更加清晰地听到他的情绪（有更多的情绪可以听），你可以在那一刻的微观层面中看到许多。

分析师是什么时候捡起毛衣的？来访者是否觉得他体贴，还是说咄咄逼人、轻浮，或者具有侵略性？但很明显，不止来访者有强烈的感觉。

1989 年旧金山地震后，《美国精神分析学家》（*American Psychoanalyst*），一份推送给美国精神分析学会成员的新闻报纸，刊登了一篇在众多人看来非常愚蠢的文章。文章带着讲述奇闻逸事的语气详细地阐述了这么一件事：交通高峰时的地震摧毁了高速公路、建筑和桥梁后，许多旧金山的分析师们格外担忧自己的患者。"你如果了解精神分析，就会知道这不是一篇愚蠢的文章，"有位分析师向我解释道，"这篇文章让人惊讶的地方在于，一群精神分析师惊讶于发现自己深切关心着自己的患者。你知道吧，我坐在办公室里，我听说了地震，然后我想：'哦，我的天啊，我的患者就住在那条街上，那条街上的房子塌了。''哦，我的天啊，我希望我的患者一切安好。'分析师们会对自己的关心感到惊讶，这就是我所发现的那篇文章的惊人之处，这也是一代与我和我朋友们很不同的分析师的现状。如果我的来访者开车来见我，在那条高速公路上发生了　　[193]意外，我会非常关心他，因为我知道我与这些人有联结，有真实的关系，这种关系是很紧密的。你与一个人每周会面四五次，你们在会面中谈论一些具有强烈情感的话题，这样的会面持续两年、三年、四年，甚至六七年……你都不会与你的妻子谈论这么多。在精神分析中，你会有非常紧密的关系，这些关系非常私人。精神分析是一门非常奇怪的生意。"

伊桑·巴斯（Ethan Bass）是一位年轻的分析师（年轻是指他做分析的时间，他已经 50 岁了），也是一位培训分析师，为人热情、精力充沛。起初，他对我有着谨慎的尊重，就像面对一只可能会吐墨汁的乌贼一样，但是后来，他决定信任我。他在他所任职的医院中是最受欢迎的导师之一，不过也是最令人害怕的导师之一，因为他直言不讳，又聪明睿智。他为住院医师们举办一系列重要的心理治疗研讨会，也在精神分析机构任教。他有六位精神分析来访者，还有一位每周来四次的心理治疗来访者（这位来访者并不会躺在沙发上，而是与分析师面对面坐着），以及一位每周来三次的来访者。他是一位阅历丰富、受人尊敬、口齿伶俐的分析师。他说得最清楚的一件事情就是这项工作中情感的裸露，以及这项工作所具有的奇怪的令人精疲力竭的特质。

巴斯告诉我："与心理治疗不同，精神分析的情感更强烈，也更亲密……我总是会告诉我的来访者，或者潜在的来访者，做心理治疗就像是租电影，而做精神分析就像是去电影院。后者确实会更有影响，真的更加……你知道，电影院很黑，你不能起身，不能去洗手间，你完全被黑暗包裹，黑暗紧紧笼罩了你。在心理治疗中，你周二来，然后下周再来。不管发生了什么，你有七天的时间可以从心理治疗中逃脱出来。所以精神分析是绝妙非凡的，但话又说回来了，对于分析师来说，精神分析比心理治疗的压力大得多，治疗本身非常令人欣慰，但是它很激烈。"

精神分析师情感裸露的体验与其身处的情境当然是矛盾的，因为是来访者在精神分析师的沉着冷静面前感到暴露无遗，缺乏防备。但分析关系的奇异力量就在于，分析师也觉得自己处于暴露之中，即使来访者看不到他。来访者在与分析师进行相互的情感沟通时会遇到巨大障碍，不得不将敏锐的注意力都集中在分析师所响应的细节上。这是分析师有时候觉得心理治疗很难做的另一个原因，他们的面部表情会在治疗中被仔细审视，就为了捕捉他们的情感迹象。"你无法躲在分析中，"巴斯继续说，"我的意思是，来访者能够真正了解你是谁。如果你在这件事或那件事上遇到了一些麻烦，或者，你知道，你今天真的不想伤心，但是，非常感谢，来访者在一定程度上会察觉到——因为你这里是他们处理自己情感的地方，他们渐渐地非常了解你，了解哪里是坚固的，哪里不是，然后他们就会戳在你最脆弱的地方。

[194]

"我在督导下处理的第一个分析，对我来说非常非常艰难。我的一个来访者聪明过人但严重精神失调，他不是一个典型的患者，不是那种我读到过的，或者我的老师们知道并想教我了解的，我希望他变成典型的患者。我们经历了一场巨大的斗争，两败俱伤。而我在这个案例中，可能在所有潜在的督导师中选择了最糟糕的一位，我也不知道是否有更好的选择。我的来访者是个非常需要我的人，有时候，我甚至需要握着他的手。而现在，我不会再握他手了，就像我不会和他上床一样，我无法做这种事情。现在，我仍然认为我不会握住他的手，但我能够处理那种需要、那种渴望以及那种焦虑了，当时的我无法做到。我真的不知道该怎么做，没有足够的能力或信心认为自己可以找到帮助他的方法。这让我很焦虑，我也让他变得很焦虑，分析就变得举步维艰。通往精神分析的涅槃之路并不好走。"

当然，精神分析这条路使得分析师忘记了许多对于人类互动的基本期望。当来访者在精神分析中面临情感剥夺时，分析师处于一种奇怪的状态，既无所不能，又一直缺席。在一段时间内，分析师往往是来访者生活中最活跃的人，是来访者的幻想所围绕的对象，他会成为一个小矮人，在来访者脑海中对其行为发表评论。然而，在外部世界，分析师仍然是来访者沉默的影子。如果来访者在接受分析过程中突破了创作瓶颈，写了一部精彩的小说，分析师也无法为自己的胜利欢呼。如果来访者成为了一个聪明的、富有的或全国性的人物，分析师不能自夸说是自己帮助了他。如果来访者是位著名作家，但自杀了，几年后一位传记作者找到分析师，希望可以获得作家治疗期间的录音带，分析师觉得这会是来访者想要的，并选择交出录音，那么他将受到同行的诋毁。[15] 我们大多数人都依赖于公众对我们的一些肯定，但是分析师几乎不这样，除了他的来访者，他的临床工作对所有人保密，而来访者情绪起伏时所做的判断也不能够使人信服。分析师的工作是给予帮助，他的来访者聘请他，向他讲述自己的生活，对他又爱又恨，这一切都是为了来访者的成长，而分析师不会在这未来中扮演任何角色。这就像孩子们通过玩捉人和夺旗游戏来发展他们的协作能力和人际交往能力一样，精神分析就像一个巨大的情感沙盘，分析师和来访者在其中玩关系游戏，为来访者的现实生活做准备。

"我的角色是成为助手。"巴斯说，"在儿少咨询室里，孩子拿到玩具会说，你站在那儿，然后他会朝你扔飞镖。你得是那个输棋的人，那个沮丧的人，但是，你需要为其中唯一的不变元素负责，那就是基本规则。我在某些方面负责，在其他方面，我只是个员工，一个拿到剧本或被告知站在那里的人。

"我的意思是，你要试图创造一个空间供别人使用，让他们在任何想来的时候都能够自由地进来。我把这视作一种轻松的游戏。在我看来，移情是对某种东西的发挥，类似这样——来访者进来后，你说：'告诉我吧，当你还是个孩子的时候，发生了什么事情对你至今都有着如此大的影响，让你无法结婚，或者总是毁掉你的爱情生活？'然后他们会回答：'我无法说出来，但是我可以展示给你看。'"

听分析师谈论他们的来访者是件很特别的事情，而且常常令人感动，因为他们显然沉浸在来访者的生活中，还会理想化自己的来访者，正如来访者理想化他们一样。但是，分析师的角色之所以如此深刻，是因为他们从不在咨询室之外与来访者见面——分析师知道来访者的一切，唯独不知道他们在正常人际关系中的样子——对于分析师来说，这是他们的工作。他们是为了赚钱而做这份工作，而且这是一份艰难的工作，毕竟对于大多数人来说，改变总是缓慢而勉强的。

当然，分析师正在做的工作也可以帮助他们处理日常的沮丧。巴斯曾对我说："上帝啊，我们大多数人的工作都无法让我们在其中自由地表达自我，无论我们是铲泥炭还是做精神分析。这就是为什么他们把这称为工作——像任何事一样，你一开始只知道如何做，然后做了一些，你变得非常擅长，再多做一些，你就变得更好。你知道，你可以坐在那里，与前一位来访者度过失望或沮丧的一个小时，但在这一个小时里，发生的事情仍然都有它自己的逻辑，自己的意义，令你无法抗拒，为此你可以忘记其他事情。"然而，精神分析是一份要求一个人为了赚钱而投入感情的工作，在工作中，分析师会与某个人建立密切而真诚的联系，分析师并不认为这个人会对自己说实话，因为这个人不能。

"你每天都沉浸在感受中，"巴斯继续说道，"你在这样的时候不可能把它分离出来。我的意思是，当你处理伤心事时，当你可能发现自己在哭时，你无法区分这是来访者经历并引起你内心悲伤的悲伤还是你自己的悲伤，你自己的悲伤也是来访者诱你悲伤的根源。你伤心是由于自己的一些难过的事被调动起来，你被触动了。但是同时，这是你的工 [196]作，你正在履行职责。你要对此进行思考，进行干预，要注意自己回应来访者的方式。所以这里存在令人欣慰的元素。这就像你去上班，走进办公室，人们会向你打招呼，认出你是谁，无论之前发生了什么，你知道总有些事情是正常的。那么，你在精神分析中发挥自己的功能，并且发挥良好，就会产生有益的效果。但是，这很复杂，因为你要通过表达情感、共情、与别人建立亲密关系来发挥功能。精神分析的原则之一是，人们不会告诉你真相。他们告诉你事情是有原因的，他们还会以特定的方式告诉你。"

这种关系颠覆了大多数美国人对良好关系的观念：友谊与商业存在界限、亲密与互惠彼此关联、信任与诚实相互依从。这些都是人们指出精神分析学家漠视传统道德的原因之一：他们私下抱怨着，认为雇佣朋友就像嫖娼一样。分析师通常都能敏锐地意识到这些关系中的诡异之处。当然，他们的来访者会坚持不懈地质问他们，因为他们拒绝透露自己去哪里度假，或者他们是否已婚。但是分析师也在努力对抗"禁欲"要求的限制：在公共场合说出来访者的名字，在来访者哭泣时触摸他们的肩膀，或者加入他们的智力竞赛。有位分析师感慨地提及他的一位来访者："他非常聪明，充满创造力，我必须努力不去参与太深，这太有趣了。"抗争本身对分析师变得非常重要，因为精神分析工作恰恰是在抗争中进行的。

米尔顿·斯派尔（Milton Spyer）是一位声音柔和、举止优雅的绅士，他看上去非常含蓄内敛，却还是担心自己可能会被认为在着装上过于花哨、想法上过于直言不讳、创作上过于多产，由此无法成为当地机构的培训分析师。他有一种细心的、不安的、詹姆斯 ① 式的警觉。作为一名督导师，他备受追捧，他有 11 名精神分析来访者，在他所在地区，这个数量非常大，因为那里大多数分析师都没有完整的实践经验。与年轻的治疗师一样，他也在用自己的经验解读别人的经历，他对这个过程的描述就像大多数分析师一样，但更加细致入微："我确实发现，作为分析师，见每位来访者的经验都是不同的，因为，我认为我所做的无论有意还是无意——全部都同时围绕着别人的本性或个性进行着融合，用法语来说，"扭曲它"（do violence to it） ②。这不是试图给别人带来痛苦，而是一种有用的碰撞。这足以提供一种互补性，让来访者能够同时看到自己在做什么，也足以让我适应来访者的本性，深入了解他们正在经历什么。"

[197]

因此，斯派尔认为自己有两种分析方式。他试图从内部了解来访者的经历，就像他说的："我所做的第一件事就是试图倾听来访者描述事件时的感受，我会与他们一起感受，我也会试图理解我自己的感受。"他还谈到了所谓的"潜意识"，他说，因为压抑或冲突，来访者的经验

---

① 威廉·詹姆斯（William James），美国心理学之父，认为人的精神生活中有不能以生物学概念加以解释的地方，可透过某些现象来领会某种"超越性价值"。

② 借用自法语短语 faire violence à，义为"曲解"，象征性地表示分析师对来访者施加强烈的影响、干扰或改变，甚至违背来访者原本的特性，给出与其本人不同的解析。

是被支配的、带有防御性的以及未完全经历到的。这种情况下，斯派尔是站在外部正向里看的人。他正在进行"扭曲"："当我听到这些内容，我开始更多地思考潜意识部分，他们没有意识到的部分，他们的意识经验可能会防御的部分。例如，当有人说'很抱歉我来晚了'，我会想，你并没有因为晚到而抱歉，你经常晚到。你可能一定程度上感到遗憾，因为你觉得你可能伤害了我或侮辱了我，但是我们都知道你想伤害我，只是你对这个想法感到自责。那可能就是我在某个特定的时间点会说出口的话，如果我非常确定这是真的。"

当我们的动机令自己尴尬时，我们通常不会意识到自己的动机。分析师的工作就是指出这些动机。这也是为什么斯派尔将这种解释描述为"扭曲"。一个未经证实的解释可能在痛苦中造成高昂的代价——尽管弗洛伊德说"如果我们偶尔犯了错，向来访者提供错误的解释作为可能的真相，也不会造成损害"，但他还说"错误，一旦犯了，就无法被纠正"。[16] 然而，我们不可能知道一种解释是否正确，或者在所有可能的时机中，现在是否适合做出这种解释。近年来，分析师开始指出，正是误解，而非来访者被理解的时刻，能够为他们提供了解自己的最佳机会。这也是斯派尔的观点。

斯派尔反思道："来访者和分析师之间的这些小小的互动和小小的转变都变得至关重要。我越来越认为这些时刻与反移情—移情的僵局有关，在这种僵局中，你以一种特定的方式聆听，但在某种程度上并没有真正理解它们。你在听，但是你没有听懂。然后，有些事以某种方式发生，让你明白在移情中你对来访者来说扮演着什么角色，你的感觉是什么，你正在做什么不利于推进你与来访者之间相互理解的事情，他们正与你一起做什么事情来阻止你。这并不是说，你把这些察觉呈现给来访者知晓，就会像海水在摩西面前分开一样有奇迹发生。但有的时候确实如此，有时他们会为你带来一个新的工作模型。

[198]　　"我觉得我对分析技术的了解越来越少，对分析技术的信任也越来越少。我真的相信技术是每位分析师与来访者共同探索出来的——当然，是由我可以阐明的重要的原则所指导的。这并不是完全'野蛮'的过程。[17] 但是，当你读到人们所写的抽象的技术原理时，你会发现这些真的很蠢。我的意思是，我想，我现在更擅长搞清楚如何为每个人单独做分析。"

对于专家治疗师来说，治疗存在着两难困境，一方面是认同的需要，要想象来访者最深层次的特质，试图理解什么造就了他们这个个体，什么赋予了他们特殊性，和他们一起感受他们的感受；另一方面，你需要从认同中退后一步，通过与他人进行比较做出理解——去探索来访者的自卑感是否确实像查尔斯·布伦纳（Charles Brenner）在《精神分析初级教材》（*An Elementary Textbook of Psychoanalysis*）中所说的那样，是在某种形式的自我攻击中形成。[18] 精神分析学家担心模式识别会干扰他们与来访者建立联系。通常，像斯派尔一样，他们会谈论抑制超然地思考的诱惑——从字面上看，也就是分析的诱惑。

斯派尔继续说道："我现在的聆听方式与我过去的聆听方式截然不同。我发现我现在不那么依赖分析公式了，我几乎试图摆脱它们，我不喜欢再用以前的思考方式了。我的意思是，我有自己的分析公式，但是，我更惊讶于这些公式是如何妨碍我聆听来访者的。有种公式是，男人在某种程度上害怕被母亲阉割，出于恐惧，他们会认同母亲，并以某种方式成为母亲那样的人，他们会暗暗希望父亲能够保护自己免受母亲的伤害等。现在，我不能说自己不会有这样的印象，但我会动态地理解每个来访者，我不会像从前那样看待他们。"

当然，这是一种自负，就像专业的摄影师谈论一双未受过训练的睿智眼睛一样。斯派尔可以自由地放弃分析公式，只是因为他已经对构建公式的艺术如鱼得水了。但这种自负也很能说明问题，"无法完全理解来访者"是种不可避免的失败，分析师对此非常在意。他们努力理解所有的事情，理解所有行为和想法的含义，即使他们深信完全理解必定是无法实现的。有人可能会把这称为人类认知的悖论：我们对一个人了解越多，就越能意识到我们对他们的了解是如此地少。老练的分析师们把自己卷入了这个人类认知的悖论。引用斯派尔的话来说："没有人能够不带记忆和欲望地聆听。我的意思是，这是多么可怕的想法。这个领域怎么能相信潜意识，怎么敢说有人可以做到这一点？"分析师经常会关 [199] 注做治疗的困难之处。与其他领域的专家不同，分析师们会发表一些行不通的案例，就像弗洛伊德与朵拉（Dora）的著名案例一样，[19] 他们谈论并记录下了完全理解的不可能性，不经过自我意识的过滤就对他人进行倾听是不可能的。他们的案例教导人们，必须接受不确定性，也必须放弃追求正确的需要。

这种失败感会引发强烈的感觉：令人钦佩的不是以某种方式行事，（分析师们通常都对来访者不太传统的行为非常宽容），而是尽可能诚实地理解自己的行为，尽管这项任务是不可能的。这当中存在一种坚定的道德承诺，那就是要努力看清自己，看清自己的不足、自己的尴尬、自己的不适之处，以及自己在坦白过程中的不诚实。当然，精神分析学家也有自己的个人道德标准，他们憎恶谋杀、撒谎、贪污等。但是这些道德立场并不是特别针对精神分析的。针对精神分析的道德意识涉及对自我理解过程的承诺。

"他们在努力做真实的自己吗？"斯派尔继续说道，"这里，我十分强调努力，因为很多人都会撒谎，一个人可以谈论撒谎，谈论他如何对自己和所爱的人撒谎，研究它，并进一步理解和改变它，这是一件非常美妙的事情。我认为，有人想要克服痛苦，一些人会把这称为承担责任。还有一些东西也很有价值，那就是一个人审视自己、探索情感的柔韧性。有的人能够以非常丰富的方式观察自己的内心地图，并加以利用。因此，他们如果决定接受一份有着不同风险的新工作，为了了解自己的感受，则会审视自己雄心勃勃或华而不实的部分，或者他们觉得自己不够有创造力的部分，以及具有自我毁灭性的部分。那么他们具备的是什么呢？是勇气。还有一件事，我认为一个人承受情感的能力也很有价值。承受强烈的情绪——爱、热情、痛苦、孤独、亲密、残暴、兴奋。你知道的，所有的情感，体验它们，享受它们，承受它们。"

菲利普·里夫认为，整个精神分析领域都建立在一种天真、高尚的希望之上。严格地说，学习去了解和体会我们的感受（这或多或少就是斯派尔所说的"承受它们"），并不会让我们更好。"弗洛伊德没有说明为什么毫不隐瞒的诚实会压倒毫不隐瞒的邪恶。"[20]里夫指出，谁也不能保证一旦人们释放了内心深处的黑暗，那些对黑暗有更深刻认识的人能够表现得更加公正、体贴。也许，神经症实际上抑制了患者下流的冲动。毕竟，弗洛伊德关于我们的潜意识的很多说法都是令人警醒的。如果他是对的，在我们欲望的黑魆魆的大锅里，充满了仇恨和热汗涔涔的渴望，谁都不敢将这些欲望释放给人类。但是精神分析实践表现得好像知识（以及分析师的关心）能够引导向善，至少对那些因为不快乐而接受治疗的人来说是这样的。里夫低估了分析师，分析师将实现真实性的尝试视为一种道德立场。分析师们似乎真的想要相信，如果你了解并接受自己，你就能够爱别人。在对汉娜·阿伦特的追随中，他们假设学会思考和感受的人不会做出邪恶之事。

[200]

一位资深分析师曾经向我反映（我曾经在一次公开会议上听到他为一名声名狼藉的分析师辩护，理由是这位分析师的本意是好的，尽管行为很天真，还造成了灾难性后果）："精神分析能够帮助人们，但是它的真相并不吸引人。你可以感受到人类是容易犯错的，不断地试图通过幻想来保护自己。接受自己需要放弃那些浮夸的幻想，不再幻想一个人可以成为任何东西，或者拥有理想化的父母来照顾一切。你需要放弃那种让人能够过得下去的日常生活中的不诚实。积极的一面是，你独自承受这些，你可以自立，你可以接受配偶的、工作的以及自己能力的失败，并找到一种方法为自己创造一个充实的角落。精神分析的经验可以让你面对自己的不诚实，那种让人在日常生活中蒙混过关的不诚实。"

精神分析是现代世界关于真实性信仰的有力表达。如果我们能够了解"真正"的自己，我们就能够以某种方式成为自己。我们将能够认识到我们作为他人存在的方式，他人塑造我们的方式，以及我们之所以独特的方式，因为我们既反映了他人，也实现了自我转变。我们的独特性部分在于我们的局限性。在生活中不因为这些局限性而对自己撒谎就是在做我们自己——做自由的自己。这种通过自我发现以获救赎的信念是精神分析真正的特征，而里夫指出了这一说法的弱点。他是对的，在这个以自我为中心、充满毁灭性的世纪的末期，认为知识，尤其是自我认知，一定能够导向优秀的品质的说法似乎太天真了。

但精神分析也体现了一种更古老、更宗教性的冲动，里夫并没有真正领会到这一点。这种冲动贯穿于精神分析实践中，包括分析师回应患者的方式，他们作为分析师对其他分析师做出判断的方式，以及他们看待自己的为人处世的方式。弗洛伊德在给卡尔·荣格（Carl Jung）的信中说，精神分析是通过爱去治愈的。乔纳森·李尔（Jonathan Lear）是 [201] 哲学家及精神分析学家，他在《爱及其在自然界中的地位》（*Love and Its Place in Nature*）这本书中阐述了这一主题。李尔所说的爱就是明智的养育。他认为，养育体现在基本的分析承诺中：为了使治疗起到疗效，分析师必须与患者有情感上的互动，并且必须（在某种程度上）共情患者，通过这个过程，患者可能会成长为一个更加健全的个体，增强自己的内在责任感和自由感。分析师认为，对他人的尊重和爱会与对自己的尊重和爱一起成长，而对自己的尊重和爱可以在分析师的呵护下得到培养。分析师在谈论他们的患者时，就好像自己是明智的导师或者父母一样，他们显然是关心患者的，而且非常关心。除了"爱"之外，没有其他词可以很好地捕捉到分析师与来访者之间互动的这种情感基调（尽管爱的存在并不意味着不存在其他情感），没有其他词能描述出分析师想象他们帮助来访者"成为"自己时的情感基调。正如李尔所说，在精神分析中，"个体的创造和对个体的关怀是一体的"[21]。

这种意义上的精神分析仍有其天真之处，但这种天真与人类的信仰一样古老。事实上，当代精神分析有一点基督教的感觉，尽管大多数精神分析学家可能会对这种描述表示惊讶。他们对来访者的爱很少以如此直白的词语被表达出来，这样的比较对他们很有冲击力，但基督教传统中表达的爱意与分析师对来访者的呵护并没有太大不同。精神分析的教义是，认识自我和真诚是好的，有助于我们变得更好。这种教义无疑是种信念，即爱会让我们去爱人，当我们去爱时，我们会信任他人、保护他人。我们因此会成为好朋友、好公民，成为一个好的、完整的人。越来越多的精神分析学家在他们的著作和论述中强调分析师爱来访者、接受来访者的必要性和影响力。他们也很快就给他们所说的那种爱做出限定：与肉欲和占有欲无关。他们似乎指的是对他人善的能力的信仰，有时可以说是"基督之爱"，这种爱是兄弟之爱，是一个人对另一个人无私的爱，是上帝对人类的爱。这就是伟大的老师埃尔文·塞姆拉德（Elvin Semrad）在谈到爱来访者的时候所引用的那种爱："最重要的、最有影响的，也是我们作为精神科医生所面对的，是爱和人性。"[22]一位分析师向我解释说，她无法接受为战犯做治疗，或者是为任何她无法爱的人做治疗。这是一种普遍的情绪，尽管它更多地通过实践得以表达，而不是作为一个原则被表示出来。大多数分析师确实表现得好像很爱他们的来访者。在这种感性中，有一种最根本的信仰，就是相信当一个不快乐的人受到养育、指导和接纳时，他会茁壮成长，成为一个体面的人，这就像明智的父母会爱、会养育、会指导，并接受他们的孩子一

[202]

样。至少人们相信，这样的爱对一个不快乐的人来说，是使其变好和值得信任的必要条件，即使对战犯和反社会者来说也是这样的，只是这样的爱对他来说可能还不够。我相信，正是这种情感激励了我的导师告诉我要读《卢迪老师》。精神分析患者在分析师的爱的陪伴下进行自我探索，就像约瑟夫·奈希特在对自己所管辖的人的爱的陪伴下开展工作一样。在精神分析的框架中，服务就是爱，而爱就是接受别人、养育别人，使他们能够健康、睿智地成长。李尔写道："这本书是一种诠释，于是它也是一种爱的行为。"

我上面引用过的那位资深分析师还说过："我喜欢这张 10 世纪的大胖禅僧的画像，他手里拿着一堆虾，脸上洋溢着美妙的笑。他显然因为手里拿着这些虾感到无比快乐。我喜欢那张画像。它代表了一种形象，我认为这是关于一个人需要对自己做些什么的形象，你可以用一种充满爱心的方式，一种接纳的方式把自己握在手中，并且拥抱它。"如果说科学家的道德权威来自他所获得的知识，那么精神分析学家的道德权威则来自他所给予的爱。

第五章

分裂从何而来

这种分裂的意识从何而来？20世纪精神病学的故事是，精神分析是从欧洲传入的，当时的人们基本上只会对精神疾病患者采取监禁措施，精神分析迅速确立为解释精神疾病的那个理论和治愈精神疾病的那个治疗方法。但是，就像大多数只给出单一答案的治疗方法一样，精神分析承诺得太多了。当新的精神药理学治疗方法和理论出现，并且成功地治愈了精神分析无法治疗的疾病之后，新的精神病学科学声称赢得了意识形态之战，取代了它之前的对手。对于新的追随者来说，精神分析就是江湖骗子，精神障碍是大脑功能失调所致。精神分析学家们也给出了同样的回应。在实践中，越来越多生物医学和精神动力学的方法在20世纪80年代稳定下来，用某位资深临床医生的话说，形成了一种"快乐的多元主义"。然后，经济潮流发生了变化，随着医疗管理机构开始控制保险报销，精神药理学和精神分析之间意识形态的紧张关系似乎呈现为一种选择，精神药理学方法是看起来更加便宜，也更像其他医学的选项。与这些经济因素的力量相比，意识形态上的紧张关系就像是内部的争吵，但这两方面较量正一起以一种几乎不可抗拒的力量将精神动力学方法从精神病学中推出去。

从患者的角度来看，这是一个错误。无论患上精神障碍的原因是什么，事实上，对于大多数精神类问题，精神药理学和心理治疗的结合能够提供最有效的治疗，这方面证据相当明确。美国精神病学会最近开始发布所谓的"实践指南"，旨在针对所选定的疾病，描述相应治疗的适当标准，标准代表了"该领域专家根据当前科学知识以及合理的临床实践所达成的共识"。在大多数情况下，每种疾病的心理治疗指南都会以有关该疾病患者心理治疗结果的详细研究作为支撑，基本上，指南都建议将心理治疗和精神药理学结合以提供最佳的治疗方案。[1]该领域最广泛使用的指南直言不讳地指出："在治疗重度抑郁症时，心理治疗与抗抑郁药物联合使用比单独使用任何一种治疗方法都更有效"；"对于双相情感障碍患者，心理治疗与抗躁狂药物（例如锂药物）联合使用比单独使用任何一种治疗方法都更有效"；"抗精神病药物在治疗精神分裂症患者方面不如药物与社会心理干预的结合疗法有效"。[2]

这样的指南非常直观。我们可以非常轻松地将精神障碍分为三组：一类是明显由大脑引发的、器质性疾病，例如精神分裂症、重度抑郁症以及强迫症；一类是后天习得和生理脆弱性似乎同样具有影响的疾病，例如惊恐发作，可能还有人格障碍；还有一类是后天习得可能占主导地位的疾病，如进食障碍，可能还有创伤障碍。（我必须指出，这只是用来说明问题，这种分类是有争议的。）最器质性的疾病可能与其他医学问题非常相似：你是易感某种疾病的体质，如果易感性很高，那么即使身处良好的环境，也有可能患病，但是如果易感性很低，那么只有在压力环境下，你才会患病。糟糕的养育行为确实会在其中发挥作用，但是贫穷、父母患病也会，或者，只是因为天性过于活泼好动的孩子遇上了天性紧张敏感的母亲。关键在于后天习得在大多数精神障碍形成中所扮演着的重要角色。可以肯定的是，在与疾病共存方面后天习得很重要。心理治疗本质上是一个学习的过程。在心理治疗中，患者学习如何用语言表达并理解自己的困难，心理治疗能够教会患者如何理解自己的情感世界——他如何解释他人并做出反应，他人如何解释他并对此做出回应——这可能能够帮助患者更有效地应对，尤其是当他也开始通过药物调节自己的情绪的时候。

当然，有相当多的研究支持这一观点。有很多心理治疗研究，有些关注抑郁症患者，有些关注暴食症患者、双相情感障碍患者、精神分裂患者、社交恐惧症患者、边缘型人格障碍患者——各种精神问题。[3] 这些研究一再得出结论，各种形式的心理治疗有助于减轻患者的症状，达到更好的效果，使患者离开医院的时间更为长久，在工作中表现得更有成效。像药物研究一样，这是一个统计学意义上的说法。糟糕的治疗会让事情变得更糟。然而，研究一再表明，平均而言，心理治疗对重病患者和有些郁郁寡欢的患者都是有帮助的。例如，有项被广泛引用的研究对128名接受心理治疗和药物治疗的抑郁症患者进行了三年随访，研究显示，无论是否使用药物治疗，仅心理治疗就显著延长了患者疾病复发的间隔时间（最好的结果似乎是联合治疗）。[4] 1994 年的一项研究表明，在心理治疗结束时，接受心理治疗的患者的平均状况比 80% 未接受的患者更好。[5]

[205]

　　然而，就其本质而言，心理治疗的研究不如大多数的药物研究严格。当研究参数严格到产生可测试的结果时，心理治疗的条件往往已经远离了现实世界。[6] 在研究环境中，治疗师经常根据非常具体的治疗手册对有且只有一个可诊断症状的患者进行治疗。但大多数患者不会因为自己有睡眠问题就去看治疗师，他们是因为绝望而去看治疗师。如果他们每周进行一次心理治疗，六个月以后感觉好转了，那么很难确切地说治疗师做了什么，因为没有人确切地知道为什么治疗是有效的（药物治疗也是如此，但心理治疗的不确定性要分散得多）。因此，一份来自1995 年的美国精神卫生研究所结果测量项目的研究报告指出："尽管在这一领域有数百项研究，但我们对各种形式的治疗所带来的变化几乎没有明确的说明。"[7] 最令人信服的对照结果研究实际上是针对那些病情严重到需要住院的患者进行的，因为有一些粗略的衡量标准（即患者在医院住院的天数）可以区分研究组和对照组。相比之下，心理治疗对那些病症没有严重到需要住院治疗的患者的影响更加难以判断。婚姻或工作的延续是否能够证明研究的价值？对于那些专注于将特定结果与特定干预联系起来的"理性"医疗的人来说，心理治疗的研究似乎从本质上来说就是模糊的。

　　不用担心客观参数变化的一种方法，是简单地询问大量接受过心理治疗的人关于这一经历的看法。1995 年，《消费者报告》(*Consumer Reports*) 报道了对其订阅者的调查，这是有史以来规模最大的精神卫生护理调查。大约 2 900 名受访者接受了精神卫生专业人员的心理治疗，其中大多数专业人员为精神科医生或心理治疗师。"大多数人都取得了长足的进步，能试着解决这些致使他们来寻求治疗的问题，"报告称，"几乎所有人都说自己的生活变得更加可控。我们询问的所有情况都是如此，即使是那些一开始感觉最糟糕的人也是这样回应的。"[8] 事实上，那些一开始感觉最糟糕的人取得了最大的进步。[9]　　[206]

　　此外，《消费者报告》的调查对治疗时长报告得非常清楚：人们接受治疗的时间越长，改善的程度越大。显然，在《消费者报告》的调查中没有对照组，但是调查依赖于现实世界的情况，也确实告诉了我们一些重要的事情：大多数选择心理治疗师进行咨询的人都觉得他们从咨询中受益，而且他们接受治疗的时间越长，他们就越觉得自己受益良多。数据表明，一年的治疗"可能非常值得"，并且"接受治疗超过两年的人所报告的结果是最好的"。[10] 最近，有些研究支持了这样的说法，即长期治疗往往会产生更好的结果，尤其对于慢性精神疾病患者来说（比如一些抑郁症患者），或者是当患者受到创伤或难以与治疗师保持稳定关系（如边缘型人格障碍这种最具有戏剧性的人格障碍）时。[11]1992 年，一项异常大规模的研究报告了 650 多名接受精神动力学心理治疗（包括精神分析治疗）的德国患者的情况。在治疗过程中，患者用药显著减少了，就诊次数下降了三分之一，缺席工作的时长减少了五分之二，住院天数减少了三分之二。治疗结束后，这种下降持续了两年多，治疗时间越长，疗效越好。[12]

《消费者报告》调查还得出结论，精神卫生专业人员在心理治疗方面接受培训的程度会对治疗效果产生影响。一些人在调查中给出的反馈是，他们会向自己的家庭医生寻求帮助。他们往往表现得很好，但那些向精神健康专家寻求帮助的人表现得更好。无论是咨询精神科医生、心理治疗师还是社会工作者，受访者都表达了一样的满意度。在会见婚姻和家庭咨询师之后，他们不太会觉得自己得到了帮助。与社会工作者相比，婚姻和家庭咨询师拿到硕士学位的时间通常较短，并且他们只有一年而非两年的接受督导的临床经验。这一证据并不表明精神科医生比心理治疗师和社会工作者在心理治疗方面做得更好。但是，它确实表明心理治疗非常有用，应该与精神药理学结合使用，如果有人正在治疗严重的精神疾病，心理治疗就应该成为患者理解的且可以使用的方法。但是，如果患者正在接受药物治疗，那么让精神科医生进行治疗可能会降低总成本，因为这样保险公司无须分别负责药物治疗和心理治疗的就诊费用。

[207]　　然而，《消费者报告》的研究一直饱受批评，尤其是它的选择性偏差。批评家们质问谁会对这样的调查做出回应。他们回答说，当然是那些从心理治疗中有所获益并想要为它辩护的人，而且那些接受心理治疗时间最长的人肯定是对心理治疗事业最信任的人。[13]这些疑问也为心理培训能够起到作用的说法蒙上了一层阴影。

事实上，评估心理治疗最重要的问题之一是，心理治疗师在如今的培训下可以从事许多不同种类的心理治疗。当然，精神动力学治疗侧重潜意识冲突和阻碍成年人行为的防御机制，这是与精神分析密切相关的治疗方法，也是精神科住院医师们（接受心理治疗培训的时候）接受过最彻底训练的治疗方法，即使他们会接触到各种疗法。"人际关系"治疗源于精神动力学治疗，特别关注当下与他人的关系和沟通；"认知行为"治疗帮助患者识别并中断失真的（且是消极的）思维模式；"行为"治疗针对特定行为，试图用更有益的行为取代有害的行为；"家庭"治疗将家庭视为一个整体，而不是专注其中的某个成员。

在现实世界中，人们带着一大堆抱怨而非某种特定的症状来接受治疗，治疗师通常会组合使用这些不同的方法。事实上，我观察到精神科医生们会学习不同的治疗方法，并且实践自己的技术，在我一个人类学家看来，似乎大多数心理治疗方法之间的相似性大于不同之处，一个无法从一个重点切换到另一个重点的临床医生可能是一个糟糕的临床医生。《消费者报告》的研究也明确地支持了所谓的"渡渡鸟假说"：假设不同模式下治疗师与患者之间存等量的接触，则没有证据表明心理治疗的某种模式优于其他任何一种模式。[14]（在《爱丽丝梦游仙境》中，渡渡鸟担任竞走比赛的裁判，它宣称"每个人都赢了，所有人都必须有奖品！"）

然而，在医疗理性化和定量配给的新世界里，这样的说法似乎模糊得令人难以忍受。在充分治疗试验的长度、类型或谁来实施治疗方面，研究者没有向任何人提供指导。正如"医疗质量"这一新领域的一位研究人员向我指出的那样："无论真假，对于心理治疗的长期论断——各种形式的心理治疗都能够帮助患者，并且时间越长，疗效越好——在当代医疗卫生的资源分配过程中并不起作用。你不能用这种宽泛的说法来反驳管理式医疗。你必须确定治疗起到明确作用的重点领域，以及根据确定的群体、清晰的治疗过程和在可信的时间进程中会得到的具体的治疗结果来界定疗效。"但是，他接着表示，许多精神科医生都抵制这种零碎的方法，全面的抵制使得管理式医疗全方位的成本削减活动经久不息。[208]

确实有研究表明，特定治疗方法对特定症状的疗效会更好或更坏，如对精神分裂症进行家庭治疗，对惊恐障碍进行认知行为治疗，对抑郁症进行人际关系治疗，等等，尽管这些说法在研究文献中经常存在争议。[15] 但是，不仅存在许多不同类型的心理治疗，还有许多不同类型的心理社会治疗：为来访者提供俱乐部、住院和日间治疗项目、家庭教育、职业培训、物质滥用咨询、针对患有慢性病和严重问题的来访者的社区治疗项目。要说服持怀疑态度的公司，让他们相信这些干预措施是有效的，需要做严格分析，针对相似类型的患者进行项目之间的比较，并且患者的数目要足够大，大到分析结果在统计学上具有显著差异。

然而，仅靠药物治疗往往是无效的。"你想要用一种药，"曾经有位精神科医生对我说，"当它在最初几年还有效的时候。"他的意思是，药物的新颖性和别致性给予了一种安慰剂光环，令它起作用，但是之后它可能并不会再生效了。精神病学领域有句口头禅是，心理治疗和精神药理学都有大致相同的成功概率：三分之一的时间里，它们效果很好；三分之一的时间里，它们会产生一些影响；三分之一的时间里，它们根本不起作用。[16] 毋庸置疑，这句口头禅有待佐证，但是它抓住了一些实质。现在，精神科医生如果不为患有最严重的精神障碍的患者开处方药（或提出为他们开处方药），就会被认为玩忽职守。对于症状严重的患者，精神药理学治疗势在必行。然而，药物经常不起作用，也经常效果不佳。大约三分之二的抑郁症患者对至少一种抗抑郁药有积极的反应（他们的病情有 50% 或更大的改善），但是有大约三分之一的人对安慰剂也有同样好的反应。与此同时，三分之一的抑郁症患者——这是一个巨大的数字，因为十分之一的美国人在一生中会患有重度抑郁症——对药物根本没有反应。[17] 80% 的双相情感障碍患者对锂药物有反应，这个比例很高，但还是有五分之一的人没有反应，而人口中有 1%—2% 会患双相情感障碍。[18] 对于精神分裂症患者来说，服用药物后两年内的复发率为 40%。[19]

心理治疗能够帮助一些对药物没有反应或者疾病复发的患者。（至少有 10%—25% 的患者——例如孕妇——是不能或是不愿意用药的。[20]）

有研究指出[21]，家庭治疗能够降低精神分裂症患者的复发率，并将复发率降到与服用抗精神病药物后相同的程度。许多将心理治疗和精神药理学进行比较的研究甚至表明，它们通常是同等有效的。例如，一项研究选取了 150 名有抑郁症的女性门诊患者，她们所有人在初期治疗中都会对常见的抗抑郁药物（阿米替林）产生反应，她们被随机分配到了药物治疗组、安慰剂组、心理治疗组、心理治疗和药物治疗组、心理治疗和安慰剂组以及对照组，研究发现单独进行药物治疗或单独进行心理治疗在预防复发方面几乎同样有效。[22]

[209]

甚至，有证据表明，有时精神药理学和心理治疗可能对患者产生的最终影响也是相同的，每种方法都改变了神经递质的生化作用过程，尽管精神科医生们通常认为药物和心理治疗起作用的方式是不同的：药物减轻症状，心理治疗帮助人们与其他人相处。在一项现在很著名的强迫症研究中，患者进行药物治疗 [氯米帕明（Anafranil）] 或心理治疗。如果患者有所好转，他的大脑扫描结果会发生变化。无论是服用药物还是进行谈话，扫描结果显示他们的大脑变化是一致的。[23] 毕竟，心理治疗涉及大脑的学习过程。（有一项关于海蛞蝓学习的神经学事实的有趣研究，题为"心理治疗和单突触"。[24]）1996 年，《科学美国人》（*Scientific American*）报道说，"尽管有关于'神奇药物'百忧解的说法，但大量独立研究发现，在治疗人们最常见的疾病（包括抑郁症、强迫症和惊恐发作）上，药物并不比'谈话疗法'更有显著成效"[25]。至少一些研究表明，只有两种疾病的药物治疗明显优于谈话疗法：双相情感障碍的锂药物治疗和针对精神分裂症的抗精神病药物治疗，特别是使用新的非典型抗精神病药。[26]

同时，为这些患者提供心理治疗可能会降低医疗费用。为什么呢？心理治疗至少可以帮助患者继续服药，这不是一件小事，因为当患者停止服用他们的"药"时，他们通常会病情加重并重新回到医院，直到他们病情稳定，可以在医院外生存——这通常需要花费 5—10 天。[27] 拒绝服药（术语称为"不遵医嘱"）是患者再入院的主要原因之一。每次心理治疗的费用是 60 美元，每次住院的费用是 600 美元（两者都是估算，通常都会更贵些），甚至，如果能够避免一次为期六天的住院，那么进行为期一年的每周一次的门诊心理治疗也可以省钱。事实上，有充分的证据表明，出于这个原因，提供心理治疗是经济划算的。[28] 最近，有一项对 1984—1994 年间发表的关于该主题的英文论文的分析发现，在

[210]　88% 的研究中，心理治疗降低了重性精神障碍（精神分裂症、双相情感障碍、边缘型人格障碍、物质滥用等）患者的治疗成本。[29] 而且，这种成本上的节省体现在整个疾病谱系中。当安泰保险公司将其规则从 1975 年的无限制门诊心理治疗转变为 1976 年和 1977 年的每年 20 次就诊时，由于精神科住院率急剧上升，其开销并没有任何节省。1989—1992 年，当公民健康医疗联合服务项目（Champus）扩大了门诊精神科的覆盖范围（其费用从 8 100 万美元增长到 1.03 亿美元）时，由于患者的住院率急剧下降，其开销净节省了 2 亿美元。在心理治疗上每花 1 美元，就能省下 4 美元。[30]1990 年的一项研究发现，在药物治疗外还接受了心理治疗的精神分裂症患者在 20 个月内在医院度过的平均天数从 112 天（对照组数据）减少到 43 天。[31]1992 年一项关于边缘型人格障碍患者的研究发现，每周两次的心理治疗减少了患者住院治疗、接受急诊室护理以及与非精神科医生预约的天数；节省的费用据计算每位患者达 10 000 美元，这个数字非常惊人，也反映了医院护理的高成本和这些患者住院的高风险。[32]

　　一些研究表明，接受心理治疗的人不仅减少了因精神病住院的天数，在医疗住院和非精神病服务方面的门诊使用也有所减少。1990 年的一项研究显示，在某个医疗保健组织中，团体治疗使患者门诊就诊

次数减少了 50%。[33]1991 年的一项研究报告称，精神科咨询使得老年髋部骨折的患者减少了住院治疗，节省的钱是心理治疗费用的五倍。[34]转移性乳腺癌患者，每周接受一次团体治疗，并持续一年，他们所经历的焦虑、恶心和疼痛症状较少，其生存率是对照组的两倍。[35]对恶性黑色素瘤患者的研究也有类似的结果。[36]许多研究都报告了这样的结果。[37]

　　然而，我们不知道的是，如果通过普通的医疗保险政策能够免费获得心理治疗，有多少人会加以利用。一些研究人员将此称为"隐藏的冰山"问题。[38]即使在现在，看心理治疗师也带有一定的病耻感。如果病耻感完全消失，人们的需求会发生什么变化？另一方面，人们担心，也许多达 70% 的非精神病医疗就诊本质上是针对身心问题或心理社会问题的，这就是为什么免费提供心理治疗可以降低整体医疗成本的原因。然而，我们怎么知道心理治疗何时是"医学上必要的"呢？大多数因人际关系糟糕或工作压力大而寻求帮助来治疗的人，会很乐意接受自杀患者比他们更迫切需要心理治疗的事实，就像急诊室里大多数扭伤脚踝的人都认同心脏病发作的患者比他们更迫切需要医生的护理一样。但是，大多数人预约他们的内科医生是因为鼻塞和膝盖疼痛，而并非因为严重的急症。因此，实现精神病学和非精神病学医疗护理的公平是一个噩梦般的政策问题。[211]

　　当然，心理治疗的某些使用方式存在问题。最近，公众对心理治疗"找回"的虚假记忆，以及一些更奇怪的诸如患者被外星人绑架、被撒旦的教徒虐待等说法表示了强烈抗议。在某些案例中，治疗师被指控诱使患者回忆一些可能没有发生的事件。在一片混乱中人们有时会忘记，无论是精神病性的还是非精神病性的，诊断的过程总受到热情的影响。人们来到临床医生的办公室抱怨痛苦，那些具有迷惑症状的人在被诊断后更有可能得到来自专业人士和公众的大量关注，也因此，这种病情可能会被过度诊断。例如，注意力缺陷障碍是当下流行的诊断，进食障碍和精神分裂症在之前的时代很流行。在 20 世纪 80 年代初，创伤诊断似乎解释了以前被忽视的问题。很可能的情况是，那些抱怨遭受奇怪创伤的人，实际上经历的是更常见的使其生病的创伤（性虐待、欺凌）。事实上，撒旦的存在和被外星人绑架的幻想可能向我们揭示了很多，说明了某些类型的创伤患者容易受到暗示。

医学是会犯错的，这是一个基本的事实。在 20 世纪 60 年代，抗精神病药物的"适当"剂量比如今要大得多。外科医生曾经建议更年期妇女切除子宫，因为更年期妇女的潮热令人烦恼。但人们不应该因为过度推崇和滥用而忽视精神药理学或外科手术；同样，对心理治疗的狂热也不应该是人们忽略心理治疗这门技术的理由。争议总是随之而来，然而，有证据表明，心理治疗的一般技术有助于患者感觉更好，可以更有效地应对问题。

在管理式医疗的时代，心理治疗师的困境在于如何为心理治疗"手段"维持医疗资助，他们知道这种"手段"是有用的，但它很难被当前医疗环境中日益必要的严格研究所证明。

精神科药物——尤其是百忧解——深刻地改变了许多美国人对心理治疗的看法。当我给本科生教授心理人类学课的时候，他们中的一些人在精神分析课上焦躁不安。然后，他们去小型讨论小组抱怨他们不应该读弗洛伊德，因为他已经被"反驳"了。在这两种看待精神疾病的方式之间，他们经常看到非此即彼的选择，一种选择植根于药物，涉及大脑和神经递质的论述；另一种选择植根于语言，涉及自我意识的论述。这是一种错误的看法，但从 20 世纪精神病学的历史来看，却并非一个不合理的推论，因为精神分析曾经是精神病学实践的关键所在，而过去几十年的精神病学史是，精神分析衰落和精神药理学崛起的历史。不过 20 世纪精神病学的真实故事是，精神疾病极度复杂，治疗极度困难，面对这种复杂性，人们像可怜的游泳者紧抓着木筏一样试图对疾病进行连贯

[212]

的解释。

到第二次世界大战结束的时候，精神分析完全主导了美国精神病学，并几乎成了后者的同义词。美国精神分析学会投票决定，只允许医生——事实上，只允许精神科医生——接受培训成为精神分析学家，这明确地违背了弗洛伊德的愿望。[39]（1986 年，当心理学家赢得了对美国精神分析学会的诉讼后，这种情况发生了变化，心理学家和其他专业人士现在都被允许接受培训。尽管在早期几十年里，也有一些例外存在。）在战后几十年里，大多数精神科住院医师都沉浸在精神分析之中。大多数雄心勃勃的精神科医生都成了精神分析学家，大多数精神病学教科书也是由精神分析学家撰写的，大多数精神病学教师都会教授精神分析理论。几乎所有的精神科领袖（也有例外）都是精神分析学家。"在某些方面，"1990 年，当精神科领袖们回顾战后几十年时沉思道，"人们认为精神分析已经完全、彻底地接管了美国的精神病学。"[40]

为什么呢？精神分析引入了一种思维理论，该理论的复杂性和解释力明显优于之前的理论，并且显然能更好地处理精神压力。在 19 世纪中后期的美国，婚姻困难、经济不幸以及焦虑并不属于专业人士的工作领域，尽管消除这些问题是他们的工作。到 19 世纪末，美国人看起来开始相信，快速的社会变革正在造成一种"神经"的流行病，而正是这种流行病造成了这些困难。到 20 世纪 20 年代，有许多竞争者在追逐存在个人问题的客户群：神经科医生、社会工作者、神职人员、"积极思考"的倡导者等等。不可避免地，一场职业争夺战出现了，焦点是，对于这些需要帮助来解决自己日常生活中的不和以及痛苦的人，哪门学科应该负主要责任。[41] 在这种背景下，弗洛伊德的理论就像蜡烛工厂里的手电筒。他提供了思维模型、详尽的理论、具体的解释（解释内容关于精神病发作、歇斯底里，甚至有一些关于精神分析的笑话）和技术。 ［213］

竞争者们持有乐观的神学主义和一些朴素的家常疗法。弗洛伊德的思想起到了决定性作用，为精神科医生赢得了对普通人类的不快乐的管辖权。这一胜利大大拓宽了精神科医生的患者群。

精神分析也与患者护理的明显改善有关。战后时期并不是一个进行系统结果研究的医学时代，因此，尽管许多案例研究证明了精神分析方法的力量，但缺乏系统的数据。然而，战前的几十年开启了一个更加富有同情心和乐观精神的精神病护理时代。一项对波士顿精神病医院的研究绝妙地描述了 20 世纪初的转变：起初，精神照护是典狱长灵敏地识别疯子并将其锁起来；后来，精神照护变成了医生对患者的灵敏感知，他们帮助这些稍微"不正常"的人适应社会，让他们在这个疯狂的世界中找到自己的方向。[42] 新的精神科医生不再只存在于精神病院里了，他们出现在各大医院里。很快，他们还有了门诊诊所和私人诊所。患者不再像 19 世纪那样（或多或少）被想象成怪异的、与普通人不一样的以及身体受损的人。他们和我们其他人一样，是在日常中挣扎的受害者，只是他们受到的伤害比那些不是患者的人稍微多一些。注意力从"异类"转移到日常生活并不是精神分析造成的（在精神分析对美国精神病学产生很大影响之前，这就已经开始了），但随着这种转变的发生，精神分析成了一种强大的理论，用以证明精神科医生对普通人治疗的合理性，精神分析被誉为一种强大的方法，它在复杂性和技术深度上超越了任何其他方法。并非所有精神专科医院都坚持人道主义护理的新标准[例如，在 1946 年，有一部令人感到不安的自传体小说《毒龙潭》（The Snake Pit）将精神专科医院描绘成监狱]。但是，患者护理的基调似乎明显变得更加友善和充满希望。[43]

第二次世界大战本身就在精神病学和公众对精神问题的认识中确立了精神分析的价值。[44] 在前线，受到炮弹惊吓的士兵接受了各种技术的治疗，但症状——令人丧失能力的焦虑、反复出现的噩梦、对受害者的侵入性想法——似乎在呼唤一种类似"潜意识"的解释。有位同代人回忆说："即使不研究深奥的理论，你也可以证明那些（在战斗创伤中产生的）症状替代或压抑 ① 之类的情况。除了分析师之外，没有人能解释这些事情，他们可以动员士兵们接受治疗。"⁴⁵ 公众还会对一些消息感到震惊：至少有 1 100 000 人，甚至可能多达 1 875 000 人因精神障碍或神经系统疾病而被拒绝参与军事任务，在 1942 年 1 月至 1945 年 12 月期间，超过一百万神经精神损伤患者被送往军队医院。⁴⁶ 以精神分析为导向的精神病学似乎认为精神障碍治愈有望。在这之后，像《纽曼军医》（*Captain Newman*）这样的小说（显然）对战争进行了几乎虚构的描述，其中还描述了军队精神科医生如何具备精神分析概念，包括压抑、移情、症状替代，尤其是潜意识层面，能找出士兵恐惧的根源，令士兵有所恢复。1946 年，《国家精神卫生法》（the National Mental Health Act）大大增加了可用于培训和研究的资金，创建了美国精神卫生研究所，并为退伍军人管理局创建了一个由 69 家新医院组成的医疗网，主要用于处理精神方面的创伤。直到那时，大多数医院都以精神分析为重点。⁴⁷

　　到 20 世纪 60 年代初，美国公众已经热情高涨地接受了精神分析。相距 40 年往回看那个时代，精神分析看起来如此格格不入，带有独有的欧洲风格，与战后"特百惠郊区" ② 的欢快气氛形成了鲜明的对比，以致人们得出结论，美国公众如此热切地接受精神分析，只是因为没有完全理解弗洛伊德本质上的悲观主义。一些学者将这种流行的渴望与美国

[214]

---

①　症状替代（symptom substitution）指某种未被解决的心理冲突或问题在原有症状缓解或消失后，以另一种症状形式重新表现出来。压抑（repression）指阻止不可能接受的思维、情感或冲动进入意识层面的防御过程。

②　特百惠（Tupperware）是全球知名的美国家居用品品牌，代表产品为塑料食品容器，该产品在 20 世纪五六十年代的郊区白人家庭中非常流行。"特百惠郊区"用来形容二战后的美国郊区生活，代表一种安全、舒适、消费主义的现代性生活。

人特有的、与弗洛伊德截然不同的、关于自我完美性的乐观主义联系起来。[48] 无论如何，在 1961 年，《大西洋月刊》(*The Atlantic*) 专门发布了一期特刊讨论"美国生活中的精神病学"。编辑在引言中表示："精神分析革命的影响无法估量。精神分析和精神病学在很大程度上影响了医学、艺术评论、大众娱乐、广告、儿童养育、社会学、人类学、法律思想和时间、幽默、礼仪和习俗，甚至对有组织的宗教也产生了影响。"[49] 在 1963 年秋季出版的《代达罗斯》(*Daedalus*) 杂志上，一位精神科医生评论道："精神分析的思想渗透到现代美国生活的方方面面，几乎已经没有必要对其渗透程度进行记录了。"[50] 作者将精神分析的广泛吸引力描述为一种"职业困境"：精神科医生想要提供帮助，但他们无法解决所有社会问题，也不可能同时出现在所有地方。这种假设似乎认为，精神科医生如果可以无处不在，那么将能够解决所有的社会弊病。这不是混乱的欧洲式精神分析，而是一种闪亮耀眼的智力设备，一台作用于混乱心灵的自动地板抛光机。一位美国评论员（非精神科医生）高兴地称精神分析使"出现一个比我们已知的任何时候都更加人道的人类社会"成为可能。[51]

[215]　　　权力会放大弱点。即使在当时，精神分析的主导地位也很明显无法维持下去。首先，理论本身造成了验证问题。精神分析强调潜意识动机在人类痛苦中的影响，它的核心假设是，我们最深层次的动机通常存在于潜意识中，而且往往是可怕的（具有自我毁灭性、对他人的破坏性，充满愤怒、贪婪、欲望和嫉妒），我们创造了一系列防御机制（压抑、回避、替代、幽默、升华，这里我仅仅列出了一些明显的防御机制）来保护自己免受这些冲动的驱使，但是我们由此产生的情感冲突仍然驱使着我们。从这个角度来看，人们生病是因为无法忍受他们所发现的自己承受着的冲突。他们如果无法忍受自己在某些方面对母亲的憎恨，就可能会生病，会痛苦，这会给他们的生活造成负担，而这样的憎恨只停留

在他们的潜意识里。他们夹在爱恨之间，会感到内疚，因此拒绝让自己获得安慰与平静。分析师的作用（至少在当时）便被设想为帮助某人理解他无法亲眼看到的内心世界的方方面面，然后帮助他们承担起相关的责任。精神分析的过程（正如它被概念化的那样）会帮助患者理解他们如何在潜意识层面伤害了自己，帮助他们学会打破这些模式，过上更有价值和现实意义的生活。

事实上，就连弗洛伊德也不确定分析师的解释和患者的洞察力是否共同促成了人类的改变，或者治疗的其他特征——分析师坚定不移的关注、始终如一的关心、稳妥可靠的存在——是否同样重要或更重要。但是人们普遍认为患者的洞察力——患者对自己精神动力的认知理解——对精神分析过程是很重要的，在战后时期，洞察力通常被认为在治疗变化中起着至关重要的作用。

就其本质而言，解释和洞察力都是不可靠的。一个训练有素的精神分析学家，读过很多书，在治疗中见过很多人，也许能够理解一个人的心理"语法"，从而帮助这个人理解他因为害怕而试图对自己隐藏的东西。为了实现这一点，分析师向患者提供对其潜意识模式的解释或描述。患者如果接受这种解释，并认为是准确的，就会体验到分析师所说的洞察力（他也可能体验到独立于分析师解释之外的洞察力）。没有证据能够表明分析师是对的，分析师也不能免受自己潜意识中的恐惧、怀疑和错误的影响。患者拒绝分析师的解释并不能证明解释是错误的，患者热情的认可也不能证明分析师的解释准确无疑。[52]

然而，当精神分析的力量达到顶峰时，精神分析学家们漫不经心地认为，对精神分析的批评——来自患者、媒体，以及新的精神病学科学家——是由面对精神分析解释时的恐惧和焦虑所驱动的。在一个由不可知的潜意识概念主导的领域，批评总是可以被解释为对弗洛伊德理论的残酷真相的"抵抗"。因此，那些对精神分析理论的某些方面，甚至对 [216]

其前辈的行为表示了抗议的年轻分析师们，通常被认为是在像患者一样表现出自己的潜意识冲突，而不是像同事那样表达合理的批评。在其最成功的时期，精神分析成了一种正统的职业，对那些偏离常规的人表现得严厉而无情。一位杰出的精神分析学家温和地写道："当代分析的新手缺少一个得当的立场来理解 20 世纪五六十年代时，弗洛伊德精神分析写作和讨论的严格特征。"[53] 所有患者都被理解为因情感冲突而得病，处于极度不快乐的状态。而患者本身被认为是解决冲突的最大障碍。这就是他们的"抵抗"：拒绝正视冲突的本质，在心理上扭曲真实经历。精神分析认为，我们每个人都为自己建造了囚禁的牢笼，然后大声疾呼反对囚禁的不公，这种认识是深刻而精辟的。但这也可以用来辩称分析师一贯是正确的。治疗失败总是可以归咎于患者。

　　这种傲慢隐含着一种假设，认为在分析中，接受分析师的权威是通往治愈的途径，这种认知会使人将注意力聚焦于对疾病的解释，而非疾病本身。例如，1961 年发表的一篇文章解释了躁郁症中的躁狂症状是一种防御机制，是为了避免承认痛苦的个人现实。作者引用了资深精神分析专家海伦·多伊奇（Helene Deutsch）的话作为支持：

　　　　患者否认自己"没有阴茎"，这个潜在否认是核心，由此产生了一系列明显的次生否认①。多伊奇写道（1933 年）："在她接受分析的那段时间里，她的丈夫和情人都抛弃了她，她失去了大部分钱，还经历了作为母亲的忧伤命运——成长中的儿子抛弃她，投入了另一个女人的怀抱。最后，她不得不接受我对她的自恋打击，我告诉她，她无法成为精神分析学家。这些都

---

① 否认（denial）在精神分析中指一种防御机制，个体为了逃避不愉快的经验，减轻内心的焦虑，而否定或重新解释某种痛苦的现实。

不能扰乱她极度兴奋的情绪。"[54]

现代读者不仅对这种解释感到震惊，还非常惊讶于分析师可以一种顺带一提的方式记录了她本应关注的生活的解体。20 世纪 90 年代末，精神科医生将躁狂症状的"欣快感"视为可能导致失去丈夫、爱人、金钱和儿子的情绪波动。1961 年，患者对分析师"阴茎嫉妒"解释的拒绝被视为"核心"的否认，而她生活中其余的崩溃则是"次生"的。当新的精神病学科学家指责分析师完全忽视了患者的疾病时，这种对分析师解释的重视反而又会给精神分析师造成困扰。 [217]

另一个问题是，人们可以把患者没有好转归咎于治疗师，而非患者，特别是归因于治疗师对患者的焦虑和恐惧。在这里，真正的阻力在于医生，而不是患者。强调医生的挣扎的精神分析师可能会向年轻的精神科医生传授同情和善良。他们会说，必须明确地教导医生学会关怀，否则他对亲密关系和建立联系的潜意识恐惧会阻止他尽可能多地帮助患者。在过去的几十年里，对这种担忧的重视丝毫没有被淡化。但同样，也有危险，这种方法可能导致人们混淆实践者的局限性和实践的局限性。这种精神分析方法的傲慢之处在于，它假设了精神分析治疗的唯一限度是医生同情心的极限。

埃尔文·塞姆拉德在 1954—1776 年担任马萨诸塞州精神卫生中心（Massachusetts Mental Health Center）的住院医师主任，颇有盛名。该中心是一家哈佛大学附属教学医院，当今许多精神病学领袖都在这里接受过培训。塞姆拉德是一个肥胖的内布拉斯加人，不是特别英俊，但温暖、热情，仪态举止很细心周到。他看起来是那种能够让你感觉自己头脑清醒且能干的人，好像你可以直面自己害怕的现实，并有能力决定如何应对它。正如他手下的一位住院医师告诉我的那样，他让人们觉得他比任何人都更仔细地倾听他们的声音，他教导他的学生，这就是患者应该对他们产生的感觉。他告诉他们，他们的工作是与患者"坐"在一起，分析师经常用这个词来描述他们在患者面前试图理解、容忍、接受患者的愤怒和痛苦的过程，他们通过"坐在一起"帮助患者找到解决个人问题的方法，直面自己的生活。塞姆拉德讨厌药物治疗，他认为这是廉价拐杖，人们借此回避了对实际问题的解决。"如果他们必须一定要依赖于什么，"他在谈到患者时说道，"那我宁愿他们依赖心理治疗而不是药物……服用药物迟早会中毒，是药三分毒。"[55]

[218]　　　塞姆拉德教导医生们通过爱来治愈——当然，这是一种特殊的、保守的爱，但无论如何，爱仍然是爱。医生的治病能力就是他的关怀能力。有位塞姆拉德之前教导过的住院医师，当我认识他时，他自己就已是一名颇受欢迎的导师，他仍然满怀敬意地谈论着塞姆拉德，按照塞姆拉德的传统通过故事教导学生。"当我第一次来到马萨诸塞州精神卫生中心时，"他说，"在我还未对这个地方有所感觉的时候，我便遇到了一位割腕的患者。她会用任何能拿到手的东西割伤自己的手腕，这让我很恼火。我无法阻止她，每个人都对我生气。塞姆拉德的门一直是敞开的。他与他指导的住院医师们都建立了紧密的联系。这是一个令人紧张十足的学徒期，我要在那里为患者服务，通过我的关怀来治愈他们，但我当时真的不太理解，我只知道我很绝望，于是我去和他说话。令我非常尴尬的是，我开始在他面前哭泣，而塞姆拉德什么也没说。所以我打起了精神，坐在那里，以为我的精神病学生涯已经毁了。在许多医院，这些眼泪可能是对患者过度介入的标志。但塞姆拉德用一种非常温和但自信的语气说——我无法传达出这种语气——'我敢肯定，如果你向她表明你有多在乎她，她会停下来的。'于是我又回到了她身边。我告诉她我很困惑，不知道该怎么办，我很沮丧——她停下了。"塞姆拉德的教导似乎相当直接，但他常常使用充满矛盾的格言：例如，爱是"唯一在社会上可接受的精神障碍"[56]，或者，他建议住院医师"去感受患者

的感受以及他所不能的部分；帮助患者承认他自己无法忍受的事情，陪伴他，直到他能够忍受为止"[57]。在塞姆拉德死后，他的两名学生将他们能记住的格言收录在一本书中。很明显，他们回报了他所给予的爱。

如果精神疾病仅仅被理解为对情感冲突的反应，这就说得通了。从这个角度来看，精神病、神经症和健康之间的区别在于程度的不同。真正的心理健康是一种幻觉。在某种程度上，我们都是一团糟的。我们都曾在内心和身体里以不被允许的方式对父母产生不被允许的欲望，在情感上，我们都在向着光明摸索。精神障碍患者比其他人更容易被焦虑或愤怒情绪淹没，精神病发作和抑郁症则是他们处理这些无法掌控的情绪的不同方式。年轻的精神科医生逐渐明白，他们的基本工作是共情地倾听患者，设法从患者的角度理解他们的经历，理解、描述（或阐释）患者的冲突。精神科医生的存在会帮助患者明白，他可以过上一种不被痛苦侵扰的不同的生活，有了这种认识，患者可以决定放弃此前一直当作避难所的症状。但是，精神科医生只有真正接受和理解患者所害怕的事情，才能创造这个奇迹，让这些事情看起来不那么可怕。因此，精神科医生对患者充满关怀的接纳非常重要。　　　　　[219]

即使在马萨诸塞州精神卫生中心，这也是很难做到的。马萨诸塞州精神卫生中心的患者属于波士顿地区病情最严重、经济最困难、病程最漫长的群体。他们中的大多数被认为患有精神分裂症，这是所有精神障碍中最黑暗的一种，表现为精神错乱、情感退缩和严重功能障碍。在那些日子里，这个标签包括了那些同样慢性的、困难的、显然无法被治疗以及治愈的患者，自从州立精神病院成立以来，他们就挤满了医院。许多治疗这些患者的人都能明显察觉到他们的大脑出现了生理性问题。但是，在精神分析的"帝国主义"时期，精神分裂症患者的精神错乱、情感淡漠、功能丧失都被认为是患者强烈的情感矛盾引起的。一名精神分裂症患者的母亲（她被称为"引起精神分裂症"的母亲）给了患者矛盾的信号，他只能通过精神分裂症的情绪退缩来解决。这个两难困境的著名例子是这样的：一位母亲看望她患有精神分裂症的儿子，儿子很高兴见到她并拥抱住她，她僵住了，儿子后退问道："难道你不爱我了吗？"[58]

对塞姆拉德来说，精神分裂症患者是最令人兴奋的患者，也是最强硬、最棘手的，他们能够让年轻的住院医师成为"真正的"精神科医生，尤其在精神分裂症患者首次"崩溃"或精神错乱发作时，因为那时他们的意识就像破裂的头骨一样被打开，展露出本隐藏起来的内在潜意识运作方式。通过观察精神错乱患者们无意义的语言和手势，医生可以帮助患者。塞姆拉德意识到，对这些患者进行日常治疗是很困难的。但是，这种精神还是明确清晰的。正如马萨诸塞州精神卫生中心经典研究的编年史作者所指出的那样："对于大多数精神科医生而言，用精神分析方法治疗精神分裂症成为他们尝试涉足的终极职业挑战。"[59]这证明了医生并不害怕患者，潜意识也没建立极高的防御机制阻止他们与患者进行情感接触，正如塞姆拉德所说，医生有勇气承担患者无法承受的事情，这样患者就能明白这些负担是可以承受的。塞姆拉德说："为了让精神分裂症患者参与治疗，治疗师的基本态度必须是接纳患者本来的样子——接纳他的人生目标、他的价值观、他的处事模式，即使这些与治疗师的不同，甚至格格不入。治疗师接近患者时的首要关注点，就是爱处于代偿失调① 状态（精神病发作）中的患者。"[60]

这些都是非常重要的经验。但是，关怀患者本身并不能很大程度上缓解重性精神障碍的症状，尽管它可能有助于减轻大多数精神分裂症患者所害怕的强烈孤独感，并可能防止他们再度陷入更严重的精神错乱状态。甚至，不是所有塞姆拉德教导的住院医师们都秉承着希望，相信治

[220]

---

① 在疾病过程中，患者的功能障碍持续加重，机体的自我调节能力已不能克服功能障碍所引起的后果，机体内新建立的平衡关系又被打破，继而出现各种障碍。

疗精神分裂症患者的工作虽艰苦但有益。30 年后，有位住院医师对我说：“这是胡说八道，你面对他们完全无能为力。”这种精神得以维持可能是因为“精神分裂症”这个词在当时比现在涵盖的范围更广泛，事实上，当时它包括了很多现在不会被诊断为精神分裂症的人，而这部分人的症状确实有所改善。（其中一些患者现在被称为边缘型人格障碍、躁郁症患者等。而且，即使按照目前的狭义定义，精神分裂症患者中的很大一部分——可能高达 30%——最终也会得到改善。目前还不清楚他们的改善是否与治疗有关。）结果就是，虽然流行的叙述描述了精神分析治疗带给病重患者的神奇转变——《迪布斯》（*Dibs*）、《乔迪》（*Jordi*）、《丽莎和大卫》（*Lisa and David*）、《卡夫卡的妄想》（*The Fifty Minute Hour*）、《我从未承诺给你一座玫瑰园》、《一个精神分裂症女孩的自传》（*Autobiography of a Schizophrenic Girl*）——但那些最严重的患者仍然像以前一样。

如果没有适当的药物治疗，精神分析本身对重性精神障碍没有太大的作用。然而，要让这种批评充分站住脚非常困难，因为理论本身会让观察者去指责患者或治疗师，而不是指责这门技术。当一位精神科医生公开抱怨说精神分析对他的患者不起作用时，他就要冒着被别人认为是傻瓜的风险。最终，经济和社会问题创造了条件，使得旧的精神分析范式做出了让步。因为让步是不情愿的，所以旧的精神分析范式在让步时并没有显出风度。

首先面临的问题是，分析师们要治疗的对象是谁。1970 年，阿诺德·罗高（Arnold Rogow）出版了一本引人注意的书，名为《精神科医生》（*The Psychiatrists*），这本书可能代表了公众对精神分析方法信任的巅峰。罗高是一名政治学家，他对精神病学的兴趣基于精神科医生在美国人生活中似乎拥有的巨大影响力：“也许无须多说，过去公众把视线转向行政部长、工业领袖，或者科学家，现在他们把视线越来越多地转向了精神科医生。"⁶¹ 他说，这不禁让他想起温斯顿·丘吉尔（Winston Churchill）关于英国战斗机飞行员的话，他把这些话与精神科医生联系起来："从来没有这么多人对这么小的一个群体有过这么多的亏欠。"这项研究呼吁更多的人成为心理治疗师，因为有太多的美国人急需这种帮助。到 1970 年，对心理治疗的需求远远超过了有资格提供心理治疗的精神科医生的数量。罗高迫切地写道，人们需要更多的心理治疗师。他呼吁教授们放下书本，开始接受各种形式的培训。他引用了 1969 年一项针对纽约市学龄儿童的研究来支持他的呼吁，该研究称，只有 12% 的学生拥有良好的心理状态。

[221]

　　事实上，到目前为止，有很多报告声称美国社区中患精神障碍的比例很高。1962 年，曼哈顿中城研究（Midtown Manhattan Study）报告称，在 1 020 位社会经济地位"最低"的男性和女性中，47% 受到了"精神损害"，23% 出现了"中度症状"，只有 5% 感觉"良好"。⁶² 那个时期的文献使用这样的数据来记录对精神科医生的迫切需求。1968 年，在美国精神卫生人力委员会（National Commission on Mental Health Manpower）支持下编写的一份报告表达了热切的招聘请求：邀请人们探索精神卫生领域的职业。报告言辞恳切地说："没有一个州能达到最低的人员配置标准，没有一个专业能培养出足够的毕业生来满足需求。现在的形势很严峻，临近的未来更堪忧，因为人口正在增长，而精神健康方面的人力资源却几乎没有变化。"报告承诺，精神分析学家将"发现自己备受需要"。⁶³ 在他们自身权威的光环下，精神科医生承担起了社会责任，从当下回看，这似乎是一种辛酸的雄心壮志。在 1970 年对美国精神病学会发表的总统演讲中，演讲者宣布："作为精神科医生，我们关注个人的精神健康已经太久了。"⁶⁴ 他表示，是时候将精神病学的注意力转向污染、人口过剩、种族主义以及核战争了。

　　但罗高自己的数据揭示了精神分析机构面临的一个主要经济困难。

尽管精神分析承诺治疗所有的精神疾病，大多数精神科医生也通过治疗重症患者获得了训练，但是分析师们不喜欢治疗病情最严重的患者。罗高依据美国精神病学会和美国精神分析学会的会员名单，每 30 人中择一发送一份问卷，共有 184 名精神科医生回答了问卷。其中，有 35 位既是精神分析师也是精神科医生，有四分之一是犹太人，大多数是中产阶级出身。他们中的大多数人自称以精神分析为导向，会对大多数类型的患者使用这种治疗方法。他们中的大多数人更喜欢治疗"神经症"——换句话说，治疗病情不太严重的患者。大多数患者是经商或从事专业技术工作的白人。五分之一的分析师有 75%—100% 的患者是犹太人；另外四分之一的分析师有 50%—75% 的患者是犹太人。分析师们的患者中没有波多黎各人、墨西哥人和印第安人。只有三名分析师有黑人患者，而且黑人所占比例很小。只有一名精神分析师有蓝领患者，而略多于一半的精神科医生至少有一名蓝领患者。一半的患者是女性，她们大部分是家庭主妇。1970 年，在许多城市，一次心理治疗的费用平均是 35 美元，因此，为期一年的每周一次的治疗需要花费 1 500 美元到 2 000 美元，而一年的分析费用远远超过 5 000 美元。1969 年，美国平民的收入中值为 6 899 美元。[65]

［222］

　　这份文件呈现出了一个无法回避的画面：医疗行业中，最重要的从业人员看到的是患者中最富有和最健康的群体。另一项发表于 1969 年的研究讽刺地评论道："尽管只有 2% 的美国成年人会承认他们曾经因为个人问题咨询过精神科医生或心理咨询师，但实际上接受治疗的人的重要性远非纯粹的数字能反映的。"[66] 这与医学的其他领域形成了鲜明的对比。在其他领域，顶尖医生的患者可能很富有，但通常也是病得最严重的。来咨询精神科医生的重要人物几乎不属于这一类。1970 年，每两张病床中就有一张住着精神障碍患者，大多数关于精神障碍的培训都是在满是长期患者的医院进行的。但是这些患者并不是最受尊敬的精神科医生的患者（不过尽管存在阶级偏见，一些最好的精神科医生还是会选择继续治疗最为病重和最为贫穷的患者群体）。最受人尊敬的精神科医生是精神分析学家，他们的患者都很健康，不需要住院。甚至还有一些常见的精神分析思想支持这一观点。弗洛伊德曾写过关于精神分析"适用性"的文章，清楚地指出，只有具有健康的自我力量（而非精神错乱）的患者才适合进行精神分析治疗。于是，这个领域的雄心壮志和实际操作之间出现了矛盾，然而，在真正的治疗替代方案出现之前，人们并没有太多的动力来直面矛盾。

　　但是，在 20 世纪 70 年代初，社群精神健康运动试图将精神病学的思想应用到全社会的穷困患者中，但是它明显失败了，精神分析开始遭受诋毁，至少不被视为一种治疗重病的方法。1963 年，约翰·肯尼迪（John F. Kennedy）总统在关于精神健康的总统演讲中提出"大胆尝试新方法的时机已经成熟"。[67] 该倡议建立了社区精神健康中心，旨在于当地预防性地治疗精神问题，使住院患者能够回到家人身边，使有患病风险的人不会发展为重症患者。当地的精神科医生负责当地的工作，并凭借其专业技能维护社区的精神健康。这一时期的理想主义仍然萦绕在那些投身为精神科医生、社会工作者和心理治疗师的人的记忆中。"那太棒了，"一位精神科护士悲伤地回忆起她在一家为社区精神健康服务的医院里工作的日子，"大家情绪高涨，尽心尽力，这非常令人兴奋。现在不一样了。"拨款并没有物尽其用，尽管地方性社区医疗资源缺乏，许多住院患者还是出院了。[68] 这被称为"去机构化"。由于社区精神卫生医疗基础设施未建立起来，许多曾经的患者被迫无家可归。公众明确认识到了许多精神疾病都是严重的慢性病，这是显而易见的，特别是在接下来的十年中，房地产市场火速升温，许多以前的经济适用房被转化为了更有利可图的投资。[69]

　　与此同时，一场"反精神病学"运动兴起了，并聚集了一些力量。

[223]

自 20 世纪 60 年代初以来，欧文·戈夫曼、R. D. 莱恩、托马斯·萨兹（Thomas Szasz）、托马斯·谢夫（Thomas Scheff）等人（有些是精神科医生，有些不是）一直通过生动、精彩的写作来论证所谓的精神疾病并不是病，只是不符合社会规范。该运动是那个叛逆、反建制的时代的产物，获得了广泛的受众。他们以不同的方式批判精神病学：戈夫曼指出，机构生活深刻地塑造了人类行为，所以精神病院的患者们很快就学会了在精神层面表现出生病的样子；谢夫认为，精神疾病的显著症状更适合被理解为非常规行为，而这被社会群体贴上了"异常"标签。当时的普遍说法是，精神疾病是一个"标签"问题：精神障碍是被虚构的。[70]1974 年，精神科医生富勒·托里（E. Fuller Torrey）出版了一本名为《精神病学的死亡》（*the Death of Psychiatry*）的书，书的开头写道："精神病学是一位穿着新衣赤身裸体站立的皇帝。"他认为，大多数接受精神科医生治疗的人遇到的是生活上的问题，其实不需要由受过医学培训的人治疗；剩下的人患有脑部疾病，精神科应该把这部分患者归还给神经科医生。精神分析导向的精神科医生认为，精神障碍的根源是情感冲突，这些反精神科医生则认为精神疾病是一种对现有建制反叛的、艺术的、不落俗套的拒绝。1973 年，美国精神病学会的成员们通过投票，将同性恋从精神疾病的名单中删除，就好像疾病的标签只是一个意见问题，这无法消减这些广为人知的疑虑。

　　事实上，由于精神分析的界限在健康与患病之间是流动的，所以很难说谁是真正生病的人。1973 年，《科学》（*Science*）杂志发表的一篇文章让精神病学界深感尴尬。作者是一位名叫大卫·罗森汉（David Rosenhan）的学术型心理学家，他说服了八个人到 12 家不同的医院就诊，每个人都在医院抱怨自己听到了一个一直在对自己说"砰"的声音。他们使用了化名，如果在精神健康领域就职，还隐瞒自己的职业，除这些信息与这种"幻听"之外，他们会如实说出自己的生活史。每位假患者都被收治住院；除一人外，所有人都被诊断为精神分裂症；他们的平均住院时间是 19 天。很多时候，病房里的其他患者会怀疑这些假患者是记者或检查员，或者不管怎样，是神智健全者，但是医院的医护人员们从来都没有产生怀疑。相反，他们为假患者们准备了病历和病例报告，好像这些假患者真的是精神分裂症患者。一位假患者的出院总结描述如下：

> 39 岁，白人男性……他在长期的亲密关系史中表现得相当矛盾，这种矛盾始于童年早期。他和母亲的亲密关系在青春期冷淡下来，他和父亲的关系被认为十分疏远。他试图控制自己对妻子和孩子的情绪，但有时会爆发愤怒的情绪，有时他还会打孩子的屁股。虽然他说他有几个好朋友，但能感觉到这些关系中隐含着相当大的矛盾情绪。[71]

矛盾情绪是精神分裂症患者在精神动力学上的标志。罗森汉巧妙地总结了精神科医护人员对假患者的态度：患者在精神科住院，所以他一定是精神失常的。[72]

健康与患病之间的流动性再次产生了经济上的影响。在精神分析时代，诊断本身并不特别重要。许多精神科医生认为诊断的标签无关紧要，他们下诊断时也充满了随意性。一项又一项的研究证明了诊断过程的不可靠。有项研究发现，年轻的精神科医生不太可能同意检查人员对患者所下的诊断，二者做出一致诊断的概率并不会高于随机猜测的情况。[73] 由于这种程度的模糊性，确定实际生病的人数成了一个重大的公共卫生难题，当然，这也使人们对曼哈顿中城研究早些时候的可怕预估产生了怀疑。1978 年，总统精神健康委员会（President's Commission on Mental Health）报告称，有 15% 的人会在某些时刻需要某种形式的精神健康服务——令人吃惊的是，报告同时在脚注中注明，该预估并没有数据支持："理想情况下，我们需要知道真实的精神障碍患病率……在数据还未存在的情况下，我们如何接受所得出的事实？"[74]换句话说，这样的预估只是猜测。

对保险公司来说，这是一个重要问题，因为到 20 世纪 70 年代，保险公司的项目已经开始广泛地覆盖医疗保健领域。在 20 世纪 60 年代，安泰保险公司和蓝十字保险公司通过联邦雇员福利计划（Federal Employees Benefit Program）对精神疾病的治疗费用进行与其他医疗疾病一样的全额报销。到 20 世纪 70 年代中期，安泰保险已经将保险覆盖范围缩减到每年 20 天门诊和 40 天住院。一位官员解释了原因： [225]

> 与其他类型的（医疗）服务相比，关于精神诊断、治疗方式和提供护理的设施类型，其术语缺乏明确性和统一性……这个问题，一个方面源于许多服务的潜在性或私密性，只有患者和治疗师对所提供服务的内容和原因有直接的了解。[75]

当然，这是事实。由于保密性，除了诊断结果之外，保险公司无法得到其他任何信息，诊断结果也几乎没有提供什么信息。

此外，精神分析的堡垒突然面临来自闯入者的竞争，这些闯入者被允许提供帮助，共同承担对心理治疗日益增长的需求。在 20 世纪 60 年代中期，只有精神科医生被认为是心理治疗的合法提供者，正如我们所看到的，只有精神科医生才能参加培训并成为精神分析学家。心理治疗师确实也能够提供治疗，但只有咨询精神科医生才能得到保险公司的报销。然而，由于对治疗的需求远远超过了供给，到 1972 年，医疗补助计划允许心理治疗师提供收费服务，首先是进行心理测量，然后是进行心理治疗；到 1974 年，政府允许临床心理治疗师成为具备资质的独立的心理治疗提供者。[76] 很快，社会工作者随之而来，这一大门被打开了。精神科医生似乎不再是在做一些其他人无法从事的特殊工作。

大约在 20 世纪 70 年代，一种新的精神科医生出现了。这些精神科医生认为自己是科学家，对他们来说，这个词将他们与精神分析区分开来，他们中的许多人公开反对精神分析，也很少有人认为精神分析是一门科学。[精神分析学家仍然倾向于认为自己是科学家，就像弗洛伊德一样。我用"精神病学科学"（psychiatric science）一词来指代精神病学领域的这个新运动]。精神病学科学家致力于他们所谓的严格证据的标准，他们倾向于认为精神分析的因果关系理论既不能被这些标准证明，也不能被证伪。他们决心创建一种精神病学，使它看起来更像其他的医学学科，在这种医学中，患者患病，医生识别出患者所患疾病，然后治疗患者的身体，就像医学上识别并治疗心脏病、甲状腺炎和糖尿病一样。

[226]　　　这些精神科医生们已经有药物了。精神科药物治疗从 1954 年就存在了，当时史克制药公司（Smith Kline and French）开始生产氯丙嗪，这是一种可以减少精神病幻觉症状的药物。[77] [实际上，更早的时候，医生们会用一种叫作利血平（reserpine）的药物，但由于它会诱发抑郁症，医生便不再经常开这种药了。] 许多精神科医生——他们中有许多人会教导住院医师、在期刊上发表论文以及制定政策——在早期都对药物治疗嗤之以鼻，认为它们只是处理症状的粗糙的工具，无法解决疾病潜在的精神动力学问题。的确，氯丙嗪是一柄钝器：它能减少精神病性症状的发作，但常常使患者处于晕眩状态，还会产生肌肉抽搐和步履蹒跚的副作用。60 年代，慢性病患者服用大剂量的氯丙嗪，而精神分析模型仍然是解释患者症状的主要工具，医院中的住院医师们学会了谈论"氯丙嗪曳步"。然而，到了 70 年代，一大批新的精神药物出现了，其中许多药物起效更精确，副作用更小。[78] 锂药物开始被广泛用于治疗躁郁症的情绪波动，它在改善症状方面非常有帮助 [锂药物是由约翰·凯

德（John Cade）在 1949 年发现的，但由于它可能具有毒性，直到 70 年代初开发了测量和控制血液水平的测试，该药物才被自由使用]。眠尔通（Miltown）、利眠宁（Librium）、安定以及其他抗焦虑药物——它们是"母亲的小帮手"——都是医生经常开的处方药。还有可靠的抗抑郁药物（三环类药物），尽管它们具有令人不舒服的副作用。精神科有大量的药物可以使用，但精神科医生还没能将患者的病症与具体的医疗计划清楚地匹配起来。

新兴的"科学"或"再医疗化"精神病学学派不再效忠于弗洛伊德，而是效忠于与弗洛伊德同年（1856 年）出生的德国精神病学家埃米尔·克雷佩林（Emil Kraepelin）。克雷佩林通过研究症状和最终结果，以及通过收集家族史来追踪遗传特征，创造了重要的精神障碍分类法。[79]他还因将术语"早发性痴呆"用于描述青少年时期始发、最终导致痴呆症的疾病而闻名（现在使用的术语是精神分裂症）。实际上，新的精神病学科学家认为，精神病学追随弗洛伊德而不是克雷佩林，这令精神病学走上了错误的道路。（他们的方法论被称为新克雷佩林主义。）他们倾向于认为，如果一种精神障碍可以通过具体的标准、常见的临床病程被明确地识别出来，也许还有家族史，那么它可能具有潜在的器质性原因，是一种像其他疾病一样的疾病。

最初的许多工作在华盛顿大学进行，其中最著名的研究人员包括伊莱·罗宾斯（Eli Robins）、李·内尔肯·罗宾斯（Lee Nelken Robins）、塞缪尔·古泽（Samuel Guze）和乔治·威诺克（George Winokur），他们自 20 世纪 50 年代以来便一直在做研究。他们对精神障碍做出描述，然后起草诊断标准（例如，自杀意念、抑郁心境、注意力不集中），这些标准要足够清晰，能让不同的观察者对同一名患者做出相同的诊断。为此，他们运用临床思维，进行实验室研究、家庭研究以及随访研究。这是一个新颖而具有威胁性的想法，在 20 世纪 80 年代，这样的研究似

[227]

乎很奇怪。他们制定的标准有时被称为"费纳标准"（Feighner criteria），这是以一位幸运的住院医师的名字命名的，1972 年，费纳以第一作者身份在《普通精神病学档案》（*The Archives of General Psychiatry*）上发表了著名的论文《用于精神病学研究的诊断标准》（"Diagnostic Criteria for Use in Psychiatric Research"）。这篇论文在目录栏上略显奇怪，它夹在《论爱的无能为力》（"On the Incapacity to Love"）、《从中国儿童故事看中国人对父母权威的态度》（"The Chinese Attitude Toward Parental Authority as Expressed in Chinese Children's Stories"）等的论文中。它写得很朴素，但枯燥的文笔中具有一种革命性的基调："诊断在精神病学中的作用与在其他医学学科中的作用一样重要。"[80]

1980 年，美国精神病学会出版了《精神疾病诊断与统计手册》第三版，该手册更常见的叫法是 *DSM III*。前两版 *DSM* 都是用螺旋圈装订的很薄的小册子，并未受到业界多大重视。当美国精神病学会于 1952 年出版其第一本诊断手册时，大多数精神障碍都被列在一个明确的标题下，即"心理成因或没有明确定义的生理原因或大脑结构变化的疾病"。[81]当前精神疾病标签的诊断原型在那时被清楚地标记出来，但它们是作为形容词，不是名词。手册中没有提"精神分裂症"，而是提了"精神分裂症的反应"。它的语言明显具有精神分析导向。例如，"精神神经障碍"是"焦虑反应""强迫反应"和"抑郁反应"，而不是（现在所说的）"广泛性焦虑障碍""强迫症"和"重度抑郁症"。早期手册对所有这些问题的描述是这样的："这些障碍的主要特征是'焦虑'，它可能能够直接被感受到并表达出来，或者可能在潜意识层面被人们利用各种心理防御机制自动地控制住。"[82]

DSM III 则是一本厚厚的书。它收录了更多的诊断内容，它们更加精确、更加详细，并且得到科学研究的支持。精神动力学从手册中消失了，克雷佩林代替了弗洛伊德的幽灵。（"这非同寻常。"一位精神分析

学家在我描述年轻精神科医生所接受的培训时对我说，"克雷佩林。他们要重新忠于克雷佩林了。"）从医学角度来说，*DSM III* 就像它脱胎自的费纳标准一样，是"科学的"（至少，这是它的本意）。负责 *DSM III* 的精神科医生们是在罗伯特·斯皮策（Robert Spitzer）的指导下被召集的，罗伯特·斯皮策是一个高大、敏捷、害羞的人，他接受过精神分析师的训练。斯皮策认为，*DSM III* 的"创新"是"对应用于精神问题的医学模型的辩护"。[83] 命名和统计专责小组第一次会议的会议记录如下： [228]

> 符合诊断标准，则应做出此类诊断……希望这能够激发精神科医生对已知和假设之间的区别的认识……诊断手册里的诊断标准基本上是行为性的，除了已知病因的病症以外……人们一致认为，"功能性"不再适用于称呼一组疾病，即精神分裂症和情感障碍，这些疾病不再被视为纯粹的心因性疾病。[84]

换句话说，精神病学诊断是很重要的。诊断，意味着不同的医生都能够可靠地识别出接受诊察的患者所患的疾病。该手册列出了 200 多个类别（只有少数是常用的）。每个类别下都有诊断标准，通常还有纳入规则：以下九项中的六项，或以下 16 项中的八项，患者如果符合这些诊断标准，则患有精神疾病；如果没有这些症状，就没有患病。患者的个人病史——矛盾心理、如厕训练、基本信任、俄狄浦斯情结的解决、依赖等——都无关紧要。从 *DSM III* 的角度来看，患者患抑郁症的过程和原因并不重要，重要的是他符合必要数量的标准，这（或多或少）可以通过简短的访谈获得鉴定。突然之间，精神健康和精神疾病之间有了一条清晰又明显的分界线。

人们认为，这条分界线是由科学决定的。聪明的临床医生无须再对精神动力学沟通的微妙之处保持敏感。这些诊断基于任何人都能观察到的表现（这是从理论上来说，事实上，使用手册还是需要相当多的技巧），委员会花了很大的努力证明不同的人能够对同一位患者做出相同的诊断。关于这些类别的有效性和可靠性的研究，以数字和大多数精神科医生从未遇到过的统计术语进行了报告。例如，1979 年一篇关于情感障碍类别诊断可靠性的文章，列出了包括"F"分数、"kappa"分数、"双尾"显著性分数、交叉表、差异和非差异标准、可靠性系数等表格。作者报告道："大多数关于诊断可靠性的研究，产生的 kappa 值（一种纠正偶然一致性的可靠性指数）范围是 0.4—0.6，但 RDC（Research Diagnostic Criteria，研究诊断标准）的 kappa 值通常高于 0.7，甚至高于 0.8。"[85] 在振奋人心的《DSM 的销售》（*The Selling of DSM*）一书中，两位社会学家指责斯皮策用虚假的统计准确性迷惑了这一领域。他们说，他使用了一个统计术语——"kappa"——其适用性值得怀疑，他靠大量的 kappa 值来证明精神病学是一门科学。[86] 毫无疑问，他们有一部分指责是对的，然而，这些新的类别也显然比旧的类别要具体得多。反观 *DSM II* 对精神分裂症的定义，其中包括了大多数人处于低谷时候的状态：

[229]

　　　　这种精神病发作的主要特征是外部联系和兴趣缓慢而隐蔽地减少，情感淡漠导致人际关系贫乏，精神状态恶化且功能水平降低。一般来说，这种情况不像精神分裂症的青春型、紧张症和偏执型那样具有明显的精神病性。此外，它与精神分裂样人格形成鲜明对比，后者的精神病性症状几乎不会变化。

在 *DSM III* 中，精神分裂症的定义是：

　　　　A. 在疾病过程中至少符合以下一项：

1. 奇怪的妄想（内容明显荒谬，没有可能的事实依据），例如被控制的妄想、思维被广播、思维插入或思维被夺。①

2. 身体妄想、夸大妄想、宗教妄想、虚无妄想或其他没有迫害或嫉妒内容的妄想。

3. 带有迫害或嫉妒内容的妄想，且伴有任一形式的幻觉。

4. 幻听，一种声音持续不断地评论个人的行为或想法，或者两种或多种声音相互交谈。

5. 幻听，发生多次，内容超过一两个词语，与情绪抑郁或兴奋没有明显关系。

6. 语无伦次，联想明显松散、思维明显不合逻辑或言语明显贫乏，与以下至少一项有关：

　　a. 迟钝、淡漠或不恰当的情感；

　　b. 妄想或幻觉；

　　c. 紧张或其他严重混乱的行为。

B. 相比从前，工作、社会关系和自我照顾等领域的功能水平退化。　［230］

C. 持续时间：在过去的时间中，患者至少有六个月有持续的患病迹象，且目前仍然有症状。六个月间必须包括一个活跃期，在活跃期出现 A 中的症状，无论有无前驱期。相关定义如下：

---

① 思维被广播（thought broadcasting），患者认为自己的想法通过媒体被广播扩散出去，甚至世人皆知。思维插入（thought insertion），患者感觉自己的想法是别人强加给自己的，不受自己的支配和控制。思维被夺（thought withdrawal），患者思维出现停顿、空白，感觉思维被抽取了，自己却不能加以阻止。

前驱期（prodromal phrase）：在疾病的活跃期之前，功能明显恶化，不是由心境紊乱或物质滥用所致，并且涉及以下至少两种症状。

残留期（residual phrase）：在疾病的活跃期之后，持续存在以下至少两种症状，且不是由心境紊乱或物质滥用所致。

前驱或残留症状：

1. 社交孤立或退缩。

2. 作为工薪阶层、学生或家庭主妇的角色功能明显受损。

3. 明显异常行为（例如，收集垃圾、在公共场合自言自语或囤积食物）。

4. 个人卫生和仪容仪表明显受损。

5. 迟钝、淡漠或不恰当的情感。

6. 说话离题、含糊、过度阐述、捕风捉影或使用隐喻。

7. 离奇、怪异的想法，或奇幻思维，例如迷信、预见力、心灵感应、"第六感"、"别人能感觉到我的感受"、超价观念、牵连观念。①

8. 不寻常的知觉体验，例如反复出现的幻觉，感知到实际不存在的力量或人的存在。

示例：患有前驱症状六个月，A 中症状持续一周；没有前驱症状，A 中症状持续六个月；没有前驱症状，A 中

---

① 超价观念，指在强烈情绪的影响下对事实做出过度的评价，并坚持此观念。牵连观念，指将无关的外界现象与本人做出关联，解释为与本人有关。

症状持续两周，残留症状持续六个月；A 中症状持续六个月，随后几年症状完全缓解，当前 A 中症状持续发作一周。

D. 如果存在完全抑郁或躁狂综合征（重度抑郁或躁狂发作的标准 A 和 B），则应在精神病性症状后出现，或相对于 A 中的精神病性症状持续时间较短。 [231]

E. 前驱期或活跃期开始于 45 岁之前。

F. 不是由于任何器质性精神障碍或智力发育迟滞所造成的。[87]

无论人们如何指责工作组在统计等方面实施了操控，毫无疑问，比起 *DSM II*，两位精神科医生使用 *DSM III* 时更有可能使用相同的标签来描述同一位患者。同样明显的是，如果精神科医生们在进行入院访谈时使用的是 *DSM III*，那么罗森汉的假患者就永远不会被诊断为精神分裂症。

关于 *DSM III*，精神科领域进行了一场激烈的辩论（尽管如此，它仍然立即被采用了）。对于旁观者来说，这场辩论很有趣，因为它的拥护者可以清楚地阐明其好处，而反对者则在一种难以言状的恐惧中挣扎：在对科学声名的渴求中，该领域已经出现了严重的问题。1984 年，《美国精神病学杂志》（*American Journal of Psychiatry*）发表了一篇精神病学领域四巨头关于 *DSM III* 的辩论，四巨头分别为：杰拉尔德·克莱曼（Gerald Klerman）、乔治·维兰特（George Vaillant）、罗伯特·斯皮策和罗伯特·米歇尔斯（Robert Michels）。如前所述，斯皮策领导了 *DSM III* 工作小组。维兰特是一位受欢迎的精神动力学老师，他因为一本关于成人发展的著作《适应生活》（*Adaptation to Life*）而闻名。米歇尔斯是康奈尔大学的精神分析学家和精神病学系主任，不久后成为康奈尔医学院院长。克莱曼在哈佛大学担任名誉主席。克莱曼和斯皮策站在支持 *DSM* 的一方，他们指出，*DSM III* 的疾病分类使得医生能够对不同的精神疾病进行梳理，并令精神科医生们能够用描述性语言跨城市、跨州甚至是跨国交谈。（克莱曼写道："在日本，我很高兴能够看到日本精神科医生，特别是教授们，随身携带迷你版 *DSM III*，并结合日本特征对此进行研究。"）此外，这些疾病分类不依赖于任何必须由复杂的、无法证明的过程所推断出来的东西。[88] 反对方（维兰特和米歇尔斯）指出，如果你对精神分裂症感兴趣，这些可靠的数据（例如谁长得高）可能不是很有效或有用。他们认为这些诊断是狭隘的，也是简化的。但最主要的是，反对的论点声称有一些内在的情感痛苦是 *DSM III* 不能涉及的。正如维兰特所指出的："精神病学与伟大戏剧中无法避免的模糊性更为相似，而不是像 *DSM III* 这样，寻求与计算机科学中冷冰冰的二进制逻辑兼容的算法。"[89]

[232]　　　到了 20 世纪 80 年代初，许多医院的精神病学领域已成为对抗的场域，当时被认为的"两个阵营"之间的冲突逐渐蔓延开来：一方认为，精神障碍就像疾病，可靠的诊断很重要，精神药理学干预是主要的、关键的。另一方认为，诊断并不重要，精神药理学只是一副拐杖。在一些医院中，战争悄然发生着，至少，在我调研过的最大的精神专科医院里留下了一堆苦涩的传说，据说在那段日子里，生物学精神科医生（这是其中一方后来的叫法）和精神分析师坐在不同的桌子上吃午餐，案例讨论会也可能变成两个阵营之间残酷的、秘密的决斗。一些年轻的精神科医生对于新方法明显感到松了一口气。科学导向的精神病学减轻了住院医师们的责任负担，他们本想以关怀来治愈病得最重的患者，却发现尽管意图很好，他们也很努力，但这些都不会产生任何影响。精神分析督导师经常将患者没有好转视为年轻医生内心害怕的迹象，认为他们害怕与患者产生亲密联系，害怕过于投入治疗过程：这意味着精神科医生并

没有"真正"努力。(这里的问题之一是，住院医师在医院里看到的患者比分析师以为的私人患者病情要严重得多。)借助新的生物医学方法，这些年轻的精神科医生便可以摆脱这种批评。并不是他们不够努力，相反，他们是治疗慢性病患者的医生，是这些疾病没有得到足够的医疗诊治。"住院医师时期结束时，精神分析让我倍感压力，"一位资深精神科医生回忆道，"精神分析模型确实占主导地位，当我对患者有不同的看法时，我会被告知是我对患者产生了阻抗心理，这令我感觉难以胜任。当生物医学革命来临时，它让我感到很熟悉，我觉得自己被证明是正确的。"

1980 年，权力的平衡随着 *DSM III* 出版而改变，在这之前刚出现了最著名的意识形态的斗争。1979 年 1 月 2 日，一位名叫拉斐尔·奥谢罗夫 (Rafael Osheroff) 的 42 岁内科医生，因为焦虑和抑郁的症状被送入华盛顿特区郊外的精英精神病院——栗树小屋 (Chestnut Lodge)。在栗树小屋，他接受了精神分析导向的强化心理治疗。尽管接受了治疗，他的抑郁症状还是明显恶化了。他的体重下降了 40 磅，睡不着觉，他开始不停地踱步，脚也肿胀了，起了水泡。几个月后，家属面对长时间住院所感到的压力以及患者病情没有改善的事实，促使医护人员针对他的治疗计划召开病例会议。病例会议的结论是，奥谢罗夫博士正在接受合适的精神动力学导向的心理治疗。更确切地说，会议得出结论，精神科药物可能会干扰心理治疗过程。奥谢罗夫的病情继续恶化。在住院治疗七个月后，他沮丧的家人让他从栗树小屋出院，入住了另一家精神专科医院——康涅狄格州的银山基金会 (Silver Hill Foundation)。在那里，他立即接受了药物治疗，并在三周内得到了明显的改善。奥谢罗夫在三个月内出院并很快恢复了正常生活。[90] [233]

1982 年，奥谢罗夫以玩忽职守的罪名起诉了栗树小屋。他起诉的精神科医生都是精神分析学家，他们认为他的抑郁症状是他人格障碍的众多症状之一，他是自恋的——这个词承载了大量的精神分析理论。自恋者是一个成年巨婴，在童年早期被父母失败的养育伤害颇深，很难感知到其他人的需求。从精神分析的角度来看，奥谢罗夫的抑郁症状表明，他弥补这种缺陷的适应性机制最终崩溃了。他的医生拒绝为他开药，理由是药物不能解决他们认为的根本问题，事实上还可能抑制他改变的动力。对于出庭为奥谢罗夫做证，反对栗树小屋的精神科医生来说，抑郁症是一系列的症状——体重下降、失眠、坐立不安、情绪低落——精神科医生的工作就是用他们自己的权力治疗这些症状，无论发生了什么。这种逻辑打破了精神分析师对疾病起源的理解和疾病本身之间的因果关系，将抑郁症完全作为一个医学问题。在这个逻辑背后是这样一种信念：精神科医生能看到的就是精神科医生应该治疗的。

当案件在庭外和解时（很久以后，在 1988 年），奥谢罗夫显然已经取得了道德上的胜利。1990 年 4 月，杰拉尔德·克莱曼在《美国精神病学杂志》上发表了《精神障碍患者获得有效治疗的权利：奥谢罗夫与栗树小屋的启示》（"The Psychiatric Patient's Right to Effective Treatment: Implications of *Osheroff vs. Chestnut Lodge*"）一文。[91] 克莱曼用清晰、理智的行文阐述了他认为的患者在住院期间发生的事情。一名私人精神科医生在住院前曾给奥谢罗夫开过抗抑郁药，虽然奥谢罗夫很快就停药了，但从栗树小屋医生所写的病历来看，这种药物改善了他的情绪。栗树小屋的医生拒绝开药，尽管有充分的证据表明他患有抑郁症，心理治疗不起作用。自从新医生接手奥谢罗夫并开了药，他的病情就迅速好转了。然而，这篇文章令人不寒而栗的部分是它对精神分析导向的心理治疗的判断——"精神动力学导向的个体强化心理治疗的价值，没有科学证据能证明。"[92] 没有科学证据。[93] 大多数精神动力学精神病学家认为心理治疗是一种微妙的关系，其影响取决于患者信任的亲密程度和医生的直觉，这显然不是可以用量化单位衡量的。他们知道这种治疗是有效

[234]

的，他们中的许多人认为精神分析是一门科学，因此，这种指控充满迷惑，令人费解。

艾伦·斯通（Alan Stone）是哈佛大学法学院的教授，曾是美国精神病学会的主席，他一向以睿智闻名，他在同一期刊上为栗树小屋的医生们辩护，反对克莱曼的指控。他详细解释说，该案最终在庭外和解，所以没有创造任何法律先例——事实上，他宣布他不会谈论"奥谢罗夫案"——他说，该诉讼以及克莱曼的论文有"潜在的严重的法律后果"。[94]他反驳克莱曼的判断，为栗树小屋的医生们辩护说，1979 年的医疗标准有所不同，同时也指出，直到后来，这些标准仍然有效。他指出，奥谢罗夫的病情有所好转，是因为他在栗树小屋时太过愤怒，转院使他心中充满了一种与健康状态无异的胜利的喜悦。为了替栗树小屋的医生们所使用的方法做辩护，斯通甚至一度评论："所有医生所做的大部分工作都没有被证明是有效的——即使是所谓的有效药物的处方。"[95]几个月后，编辑收到了一封信，信中悲伤地评论道："医学博士艾伦·斯通所做的，很可能是一个聪明人能做出的最好的辩驳。"[96]

斯通的论点曲折复杂，部分原因是他站在了失败者的一边。没有人否认拉斐尔·奥谢罗夫患有严重的抑郁症。到了 1990 年，抑郁症患者病重到被送入精神科住院却没有得到药物治疗，似乎会被认为是荒谬的。但斯通辩论中来回反复的复杂之处，也与在论争中面临的根本性转变有关，那些精神分析学家认为理所当然的东西，突然间不再是对话的一部分了。这就是人们阅读这个时代的精神分析学家和精神病学科学家交流时的感受：在争论后困惑地摸索，完全不理解对方在说什么，攻击对方从未想到的观点。在整个 20 世纪 80 年代，苦苦摸索的是分析师们。面对争论，他们看上去非常无助，他们模糊地意识到另一方也有优点，但似乎很少能够真正地理解对方的思维方式，因为双方思维方式的结构和目标截然不同。现在，有时情况正好相反。这种不理解是精神疾

[235]
病转变为一种完全不同的情况的结果，分析师们望向精神病学科学家时，无法看出科学家们在研究什么，而科学家们回头看，也看不出分析师们为什么感到困惑。

在这些斗争中，新精神病学科学的支持者们显得明智、直白，精神分析学家的支持者们则节节败退，他们的想法显得迂回、模糊、复杂。有时这些想法听起来还很尖锐。在克莱曼和斯通就奥谢罗夫案发表了不同意见的几个月后，《美国精神病学杂志》发表了一系列信件。大多数信都在敦促精神科医生们不要将这一领域划分为生物精神病学和精神分析学，并明确表明了自己的立场。精神分析的支持者认为，制药公司证明药物有效只是因为他们想把药卖出去——"这无意间给了研究人员相当大的压力，他们需要得出支持药物疗效的结果"——而针对药物反应的双盲研究（医生和患者都不知道谁在服用什么）也很少是真正的双盲研究（也就是说，医生和患者经常猜测他们在服用什么药物）。因此，精神分析的支持者们认为，精神药理学功效的报告很大程度上归因于医生对接受"真正"的药物治疗的患者所产生的安慰剂反应。[97] 事实上，这一观点有一些实证支持。药物治疗有副作用，通常可以根据患者报告的身体感觉来确定哪些患者在服用"真正"的药物。一篇关于使用活性安慰剂（"活性"安慰剂能够产生多种身体感觉）和惰性安慰剂 ① 的抗抑郁药物试验的综述表明，使用惰性安慰剂的研究中，有 59% 报告称，药物治疗的效果优于安慰剂，但是在使用了活性安慰剂的研究中，只有 14% 的研究得出了这样的结论。[98] 然而，这些信的基调引发了人们对药物及药物疗效的更大规模的拒绝。

---

① 惰性安慰剂（inactive placebo）指一般意义上的安慰剂，不含活性成分，受试者服用时不会感到任何药物带来的生理变化。活性安慰剂（active placebo）不包含药物的有效成分，但含有会带来身体反应甚至副作用的活性成分，使用目的是更好地控制实验中的心理因素，确保无法轻易区分真正的治疗和安慰剂。

在权力平衡转移之前，精神分析的自我辩护常常带着这种令人遗憾的语气出现。在奥谢罗夫住进栗树小屋那一年，在新精神病学科学的力量完全显现之前，在结果研究变得可量化和可复制之前，《美国精神病学杂志》上发表了一篇旨在描述精神分析有效性的文章。作者约翰·盖多（John Gedo）解释说："报告基于从业者群体工作，对于精神分析作为疗法所具有的潜力，制造了一种误导性的悲观印象，因为这样的调查包括了不成比例的缺乏经验的分析师。"他所说的"缺乏经验的分析师"，似乎是指所有那些不完全从事精神分析的人。碰巧的是，除了少数训练有素的精神分析师之外，这样的说法涵盖了其他所有的精神分析师，因为大多数精神分析师每周一次或两次会针对非分析患者进行治疗。盖多继续评论说，他全心全意致力于精神分析，因此他能够胜任技术专家一职，他意图指出，大多数时候，这种技术是有效的。这是一个男人对这个领域的辩护，他毫不尴尬地写道，他在 20 年的职业生涯中帮助了 36 个人，他们都是"专业领域的学术精英"。他声称，他所有的患者都患有"复杂而严重的性格障碍"，但"无论出现什么症状，我都坚持一项不变的政策，接受任何认真寻求自我理解的人（来治疗）"。他解释说，他的分析至少需要 600—1 000 次治疗才得出成功的结论，即使在失败的情况下，他也不会"勉强得出结论"，他会一直等待时机，直到分析能够"在几年内以寻常的方式展开"。他继续解释说——这就是他这篇文章的重点——他的大多数患者都有所改善。不幸的是，他承认，他没有系统地随访，但他之后也多多少少听说了患者们的情况，他说："相比之下，我很少收到未能顺利完成精神分析的患者的消息。"[99]这表述令读者感到惊讶。

[236]

在过去 15 年中，精神科药物的显著改进为生物医学方法提供了强有力的支持。药物比以前多得多，这些药物有时会更加有效，通常服用感更好，危险性更小。（旧式精神科药物的主要问题之一是副作用令患者无法忍受，他们往往在出院后自行停药。）很明显，最重要的新发展是百忧解［盐酸氟西汀（fluoxetine hydrochloride）］及其"表亲"帕罗西汀、左洛复（Zoloft）等。百忧解于 1987 年首次上市，现在全球有2 000 万人在服用，事实上，治疗抑郁症方面，它并不比老一代抗抑郁药（三环类抗抑郁药）更有效。[100] 但是，当患者服用三环类药物时，他们体重会增加，伴随排尿困难、便秘、眼干、嘴巴干涩、手掌湿润、嗜睡的副作用，患心脏问题的风险也会增加。而服用百忧解，（至少在一段时间内）患者实际上会减重，大多数人的主要副作用似乎是神经过敏，对于很大一部分男性来说，还有阳痿。因此，百忧解的上市意味着服用精神科药物治疗常见的焦虑症和抑郁症，实际上已经没有风险了（虽然，几十年来并没有关于服用百忧解后果的可靠数据）。此外，百忧解以一种相对容易理解的方式起作用：它抑制神经元对神经递质血清素的再摄取（尽管人们仍然没搞清楚这意味着什么）。事实上，几乎所有有效的抑郁症药物都与血清素有关。百忧解成为第一个很好的例子，其药效明显与大脑功能相关，涉及血清素调节的问题。它促使许多研究人员进一步探索神经递质在精神障碍中的作用。

［237］

　　如今，研究型精神病学成为神经科学的一个分支。该领域许多领先的研究人员都会出席神经科学学会的年度会议（它曾经是小型学术会议，现在有超两万名与会者）。许多与会者都在实验室工作，使用化学物品和培养皿，还用大鼠做实验。他们扫描大脑以确定各种条件下的相对血流量。人们对这项工作作为一门科学的尊重反映在国会对美国精神卫生研究所（NIMH）的资助中。在 20 世纪 70 年代早期，国会非常不信任 NIMH——该研究所 1976 年获得的美元资助比 1969 年还要低——这正是因为 NIMH 没有办法将精神健康与患病区分开来。当时一位很有影响力的精神科医生向我解释说，国会的政治信息是"如果你们能向我们展示你们正从事真正的研究，我们便会提供资助"。1983 年，NIMH

的预算增加了2 000万美元，之后继续增长。到1994年，NIMH的预算为6亿美元，比1976年高了9 000万美元。在刘易斯·贾德（Lewis Judd）的领导下，NIMH说服国会宣布20世纪90年代为"大脑的十年"，在这十年中，神经科学研究，包括精神病学研究，将被赋予国家最高优先级。贾德认为："神经科学已经成为生命科学中增长最快、发展最快的分支……世界各主权国家的神经科学和神经精神药理学界出现了'草根们'的努力，他们一起使得全球范围内的'大脑的十年'逐渐成为现实。"[101]

然而，新的精神病学科学本身并没有对精神动力学导向的精神病学构成致命的威胁，因为，尽管精神分析在其傲慢自大的时代是愚蠢的，但精神动力学心理治疗对患者的生活产生了重大影响，大多数精神科医生都知道这一点。尽管存在意识形态冲突，但到20世纪80年代中期，许多医院的斗争已经平稳下来，很多人认为这是精神病学的两个流派。住院医师项目提到（正如他们一直谈论的那样）需要一个"整合"的精神病学。在20世纪80年代中期和晚期的住院医师项目中，（粗略地说）有两种精神病学取向：生物医学和精神动力学。（这种两极分化过度简化了精神病学实践的复杂性，但分化往往确实是一种简化，意识形态紧张的后果之一便是创造了更加对立的感知。）年轻的住院医师与这两种取向的前辈们都会有密切的联系。尽管住院医师项目一直在强调整合，但不可否认，许多人似乎都有过在两者之间做出选择的经历。即使在20世纪90年代早期，许多年轻的精神科医生也感受到了这两种方法之间尖锐紧张的关系。"到第二年结束时，你必须决定要待在哪个阵营"，他们会说类似于这样的话。许多人告诉我，他们会在住院医师时期故意选择"折中主义"，因为他们看到了该领域的深刻分歧。我的感觉是，在很多情况下，"整合"只意味着并行着解决问题。"我试图将两者结合起来，"一位刚刚结束住院医师时期的精神科医生说，"但这更像是我在滞

[238]

涩地换挡，我总是需要来回切换。"在 20 世纪 90 年代初，大多数年轻的精神科医生都认为真正实现整合的模式很少。我问一位新来的住院医师："你是否知道好的精神科医生是怎样的？""我知道，但我又不知道，"她说，"我知道的一件事是，做治疗和做精神药物的医护人员之间确实存在分歧。我知道真正擅长其中一个领域的人是怎样的，我想两者兼修。但是在医护人员中很难找到一个人两者都擅长。"

对精神动力学导向的精神病学来说，真正的危机不是来自新精神病学科学，而是 20 世纪 90 年代管理式医疗和医疗保健的革命。更具体地说，不只是管理式医疗，是在意识形态紧张的背景下的管理式医疗，它正在将精神动力学导向的精神病学变成幽灵，这使得思考心理治疗、思考患者的精神动力、将患者与这些想法关联变得更加困难，因为在医院必须做的事情都完全属于新精神病学科学的领域，后者的思维方式被认为是对心理治疗努力的否认和反驳。这并不是说精神科医生认为心理治疗不重要。他们中的大多数人都做心理治疗，甚至认为精神科医生应该学会做心理治疗，这不应该仅仅是心理学家和社会工作者的领域。但是，他们与保险代理人的协商时间越长，因为患者仍然有自杀倾向，他们要将六天的住院时间延长到九天，他们需要做的入院访谈就越多，他们需要写的出院总结就越多，精神动力学导向的精神病学思维方式和经验就越发不适合被运用到工作中来——它们看起来越发不相关，甚至不真实，如此，精神科医生就越加愿意回到认为精神障碍的起因和治疗方法都属于生物学和精神药理学范畴这样的意识形态立场。我看到这两种方法在培训计划发生变化时逐渐分化。这就是这一章我要描述的大部分内容。在我的田野调查结束时，我看到天平已经不可逆转地倾斜了。

管理式医疗的危机

　　1996 年，我在格特鲁德做住院医师的那家医院遇到了乔纳森。格特鲁德和她的同学们一起毕业之后，医院发生了巨大的变化。"他们决定把精神分析期刊从图书馆中剔除。那可是精神分析期刊。"乔纳森当时在做住院医师，他是个高大、有着淡黄色头发的年轻人，口才很好，但是他明显很苦恼。"有时，"他继续说，"感觉当权者为了生存，把任何东西扔出窗外都在所不惜。他们会做出任何事情。然而，他们不会这样承认——我们知道应该保持对人性和精神病理学的平衡观点，但我们会正大光明地撒谎说只相信生物学。'滚雪球'就发生了，相信这种方法的人便开始成为负责的人，他们能够晋升，其他人却没有，最终你会发现，你身处的这家机构的人都用上了这种说辞。我认为在精神分析学家统治的时代就存在着对立，有些人显然是在报复他们。

　　"但是，你知道的，"乔纳森继续道，"我现在认为这不再是生物导向的人和精神动力学导向的人之间的分歧了，这更多的是认为自己主要是临床工作者的人和认为自己属于治疗系统的人之间的分歧。在整个精神病学中，人们越来越感觉到，你作为医生治疗患者，患者的最佳利益并不是你主要关心的和专注的事情。现在，医生与患者的关系明显受到机构需求的污染，尤其是保险公司的需求。医生与患者的关系的确一直包含了医生自己的需求，但如今更为复杂。以前，你可能希望每周与患者进行五次治疗，因为这样你能赚更多的钱。但是你自己的良心可能会 [240] 有所挣扎。这是一个庞大的系统，它远远超出了医院范畴，还涵盖了保险公司和其他机构。作为一名医生，你是这部机器的先锋……你不是与患者有个人关系的医生。分歧似乎存在于两群人之间，一类人认为自己是医疗保健系统的一部分，另一类人认为自己是照顾患者的医生。以生物学为导向的医生更能适应这部机器的运作，但并非总是如此，改变制度的过程潜伏着风险。我曾经认为我应该把正在发生的这一切都记录下来，做足笔记，但是我没有，甚至有时，坐在这里，我会想，这一切到底是如何发生的？我感到有什么溜走了，有一种巨大的丧失感，仿佛我是一个流亡的孩子。我只是想说，这个制度太疯狂了，它根本不起作用，而老人们会说，以前并不是这样的。"

几年前，我与格特鲁德和她在的班级一起度过了几个月，那几个月正好处于两个漫长的夏天之间，与医院合作的几家最重要的保险公司聘请了公司来管理他们不断膨胀的医疗费用。我记得在第二年夏天的一个温暖下午，我坐在一家精神专科医院的管理者办公室里，当时医院正在举办大型培训项目，一个务实的女人讲着新政策对医院的影响，听得我愈来愈不舒服。1988 年，保险公司可以支付大约 11 万天住院日的治疗费用。而那一年，1993 年，大约只有 6.9 万天，下降了 4 万天，医院一年的收入也下降了 4 000 万美元。患者的平均住院时间从一个月减少到13 天，并且数字仍然在下降。与此同时，入院人数平均增加了一倍多。这要花费巨大的人力成本，因为大部分困难的工作是在入院和出院的时候完成的——写下冗长的记录、口述摘要、做出安排。在不增加工作人员的情况下，让床位满员但将住院时间缩短一半以上，工作量就会增加一倍。事实上，有些医护人员会被无奈解雇。据这位负责人估计，医院护理一位患者，每天最低成本大约在 700 美元，但医院刚与一家大型保险公司达成协议，后者只支付 535 美元的费用。她说，如果不这样做，这些患者就会去别的地方，医院就会破产。但是，她又说道，在这条路上有一家医院，没有场地，没有学生，也没有资深的精神病学领域的"明星"，它的报价是 400 美元。这就是竞争。在我们谈话的时候，她的医院在那年面临着 900 万美元的经费短缺。

　　"过去，人们想成为精神科医生，是因为他们想与患者交谈。"负责人悲伤地继续说道。她认为这种情况不会再出现了，因为精神科医生们根本没有足够的时间，他们会更像内科医生，和每位患者只能待 15 分钟 [241]左右的时间，还要带领一群社工和护士。他们太忙了，没有时间坐下来了解患者。患者也只能在医院待很短的时间——五天或者两三天。主任把这个新时代下的精神动力学治疗比作整容手术。"但你知道，"她补充说，"你仍然可以坐下来和患者进行六次会话，讨论孩子进入青春期的问题。"在大厅尽头的房间里，其他管理人员正忙着设计一个计算机程序，为有特定疾病的患者提供精确的治疗指南（包含住院时间、药物和剂量）。当时的假设是，医生作为个体，将不再被允许独立做出这些判断。

　　到 1990 年，美国的医疗保健费用超过 6 000 亿美元，占国民生产总值的 12% 以上，仅从 1989 年到 1990 年就增长了 10.5%。[1] 到 1994 年，美国每年的医疗保健总费用接近 9 000 亿美元。[2] 医疗保险公司为了应对这一现象，越来越多地采取"管理式医疗"策略，在此策略下，医疗费用不是简单地进行事后报销，而是通过与保险公司事前达成的协议来"管理"。在接收患者之前，医院（或医生）必须致电患者的保险公司，获得住院许可和住院时间许可。有些为大量的患者提供服务的保险公司，例如蓝十字／蓝盾公司，将与一系列的医院协商医院的每日住院费用，其中包括所有相关费用，这些费用大大低于以前对于相同服务的报销额度。医院会为这些合同竞争。因此，管理式医疗有时被称为"管理式竞争"。政策制定者们的希望是，服务提供者之间的自由市场竞争能够在不大幅降低医疗质量的前提下降低总成本。事实上，他们认为市场竞争可以提高质量。然而，决策者并没有充分理解，基于质量的竞争依赖既有意义又切实可行的质量衡量标准，而制定这样的标准是一件非常困难的事情。

管理式医疗绝不是一种罪恶。旧的精神分析方法让患者在医院里待上几个月，甚至几年，即使在精神药理学出现之后也是如此。对一些患者来说，住院时间的延长是一种救赎。在医院的安全环境中，他们能够尝试并最终掌握更有效的方法来处理自己的困难。对其他许多人来说，长时间待在这里就像是回到托儿所，在这里，别人喂他们吃饭，帮他们洗衣服，为他们制定生活规则。这些患者非但没有好转，反而陷入了一种儿童依赖性的退行状态。有理论认为，患者的防御系统需要被打破，这样他才能从精神错乱的茧中挣脱出来，成为一个更成熟、更有韧性的人，但即使在那个时代，许多精神科医生也不相信这套理论。有天下午，我坐在一位精神动力学导向的精神科医生的办公室里，听她抱怨这个领域太愚蠢，没有制定出改善患者状态的合理措施。过了一会儿，她停了下来，抬头看着我，她慢慢地说："事实上，很多削减对患者真的更有好处。现在，住院治疗的重点是如何立即让患者达到更健康的功能水平，而不是做深层的、内在的工作。治疗者的工作重点从内部转移到了外部，这会让人感觉更有能力，更有掌控力，也更有自尊。而且患者的退行状态对我们也没多少好处。"许多精神科医生回顾那个长期以精神分析为导向的住院治疗的时代，或多或少会感到有些恐惧。从更现代的角度来看，这些非常长时间的住院似乎是一种无效的浪费，尽管临床医生痛苦地抱怨目前的混乱状态，但似乎很少有人想回到过去几乎像监狱一样的限制中。

此外，在管理式医疗出现之前，一些精神科医生为了自己的经济利益严重滥用医院、患者和保险公司的资源，免费的办公室和工作的时间被他们用来经营大量的私人业务。他们精心挑选，为有钱的患者实施日常心理治疗，尽管这些患者中的一些人并不能够参与治疗或从中获益。其中有些工作，如马萨诸塞州总医院对精神分裂症患者的精神分析疗法由临床哲学推动，而有些工作主要是为了经济利益。在全国范围内，对

[242]

于那些定义不明确的问题，不同临床医生之间的治疗方法存在很大差异，前来寻求帮助的患者也很难理解这些方法。许多精神科医生现在似乎如释重负，因为这个行业被要求更加严格地关注治疗方案及其结果。[3]

然而，管理式医疗的问题在短期内还是非常突显的，许多治疗项目都处于令人苦恼的混乱之中。拥有培训项目的医院在与不那么精英的机构的竞争中惨遭损失。首先，医学院附属医院提供的医疗服务会更加昂贵。学生学习的进程很慢，他们需要督导，他们需要讲座、研讨会以及案例会议。尽管学生能够提供廉价的劳动力，但是整个体系的效率更低，成本也更高。为了覆盖较高的成本，医疗保险和医疗补助支付给医院的培训费一直偏高。此外，被送到大学中心的患者很可能比被送到其他地方的患者病情更为严重，因为大学医院集中了研究人员和精英医生，他们提供所谓的"三级护理"，这远超普通医院所能提供的水准。由于患者病情重于平均水平，花费成本也高于平均水平，新的报销政策使许多大学医院濒临破产。精神病学等领域面临着尤其严重的资金短缺，因为精神科治疗所需的时间是模糊不定的。当管理式医疗接管了精神科服务时，精神病学领域几乎就没有"疗效"研究了。"疗效"研究旨在评估治疗与患者康复的关系。药物试验必然涉及特定研究周期内的疗效（研究必须证明药物的效果显著优于安慰剂），而心理治疗领域的疗效研究相对较少（自 20 世纪 90 年代初以来这样的研究明显增多），几乎没有研究会对比任何特定诊断下患者入院十天和入院两周之间的治疗差异。相比许多非精神科的医疗问题，缩短精神病患者住院时间所受的常规限制也更少，在精神病学领域，没有需要患者留院接受诊疗的昂贵医疗器械或静脉注射药物（电击疗法可能是一个例外）。因此，在管理式医疗政策之下，精神科的治疗受到了比任何其他医学分支都更加严重的打击。

[243]

在乔纳森做住院医师时，重访格特鲁德的医院有点像在大轰炸后回到原先绿树成荫的伦敦社区。行政人员疯狂地试图削减成本，几乎所有的非医疗服务——食品制备、衣物清洗、草坪护理——都外包给了独立承包商，而园丁、食堂工人和其他的医院员工都被解雇了，有些人甚至已在医院工作了几十年。医院像马戏团的帐篷一样，打开、关闭、移动、重组。例如，精神障碍科室在那个夏天要进行两次搬迁，为医院在绝望中组建起来的一个又一个新项目腾出空间，以提供其他医院没有的特色服务。在周末，患者及他们的物品、文件和药物，公告板，厨房——这里可以睡下 20 人，并且容纳医护人员的所有用具——都必须被装箱、移动，再重新打开。有时候，一个新项目几乎已经开发到了可以收治患者的程度，然后可能会被新的商业计划砍掉，那些投入毕生精力设计这个项目的人就会被解雇，或重新分配工作。第二个夏天过后不久，三分之一的员工被解雇了，其他人的基本工资很快也被减半，许多人是自愿离开的，希望其他地方的情况会更好。行政人员的所作所为看[244]起来是在虐待他们的下属，就像在严重的饥荒中囤积食物一样。（然而，他们也可能使这家医院免于破产。）有位临床医生告诉我，在一次罕见的临床医生会议上，院长展示了一张幻灯片，标题是"应对管理式医疗，你拥有的选择"，上面还突出标示了建议：搬到怀俄明州去。没有人笑。医生间流传着这样的故事：有位一辈子都在医院工作的医生在电话里被解雇，另一名医生在答录机留言里被解雇。这些医护人员在工作中都没有出现什么问题，直到他们参加了一个全医院的会议，在会上，他们得知自己的工作已经被外包给了外部服务机构。留下的医护人员则变得充满敌意和怨恨。一位精神科医生回忆说："那时，可怕的事情是持续发生的。感觉就像他们把大家都带到了一个房间里，告诉大家，一个月后有 80% 的人会被枪杀。一个月过完了，他们告诉你，并不是这样的，只有 20% 的人出局了。你非常非常担心自己的安危，活下来也只感到侥幸。"

"我变得不像我自己了，"这位精神科医生继续说道，"当时，一位患者被送到我病房的第一天就两次试图上吊，然后'使用审查'部门（与保险公司谈判的医院科室）说她只被允许入院两天，两天后必须出院。我一直在想，如果她自杀了，而我是那个要被追究责任的人，陪审团会说什么。"这是一种很现实的恐惧，患者出院的法律责任要由医生来承担。如果精神科医生认为患者还没有准备好出院，但保险公司拒绝承保进一步的治疗，精神科医生就不得不做出选择，允许可能自杀的患者出院并承担会给双方带来后果的风险，或者继续为他们提供治疗，尽管医生知道多住院一天都会给患者家庭带来巨大的经济负担，他们可能永远无法支付起相应的医疗费用。

　　这些新的政策深刻地改变了心理治疗的作用。如果患者只住五天，那么住院心理治疗就没有什么意义了，医院干脆不再提供这种治疗。患者住进病房，在安全、封闭的环境中被提供药物治疗来缓解症状。住院的目标是稳定病情，仅此而已。与此同时，门诊治疗项目一片混乱。在为期一年、每周进行的心理治疗项目中，曾经，保险公司会承保一半的费用，现在，规定变了，患者必须打电话给保险公司，解释自己需要心理治疗，并获得一次经授权的就诊；治疗师必须在治疗结束后给保险公司打电话，确认问题，并获取进行更多治疗的权限。这个过程极度耗费精力，充满尴尬、令人烦躁，因此，经常有医生和患者在中途放弃。我记得一位精神科医生在谈到一个患者时面露难色，那位患者想要治疗焦虑和阳痿，他无法忍受自己需要反复给保险公司办公室打电话，向听筒里干巴巴的声音解释那些令自己感到羞辱的问题。大多数分析师在这期间离职或被解雇。许多大楼都设有精神分析师的办公室，大楼前的停车场经常空空如也，而这些地方曾经都很难找到停车位。　[245]

　　住院病房的状况也不太好。大部分住院患者都处于病情最严重的时期，因为病情稍好点的患者都不会再被收治入院了。患者们要服用大量药物，他们经常对医生感到愤怒。有精神病性症状的患者尤其如此，而他们往往在完全意识到自己严重的病情之前就出院了。年长的精神科医生说，早些时候，精神错乱的患者住进病房里会因为被监禁而大发雷霆；而住院三四个星期之后，他们会冷静下来，为自己发疯时的所作所为沮丧；等出院的时候，他们会感谢医生让他们恢复正常，有时还会热泪盈眶。"这让我们觉得很好，"一位精神科医生说，"但现在患者再也不会有那种感觉了。现在他们离开时和进来时一样愤怒，只是疯得不那么厉害了。"因此，病房气氛紧张，医护人员士气低落，患者的病情也比以往任何时候都要严重。患者生着病出院，这会让精神科医生发疯，他们要为一个常有自杀倾向、功能紊乱的人的出院负责。厄运和恐慌的暗流无处不在。

住院医师实习期结束时，格特鲁德（她已经成为一名优秀的精神科医生）对精神病学领域发生的事情感到震惊，她说："这非常令人沮丧。我们在住院部的很多行为明显都由管理式医疗决定。在患者准备好之前就把他们转移出去，这对我们来说压力巨大，我们也会极度焦虑，因为有些患者仍然有自杀倾向。管理式医疗则仍然表示，我们必须让他们搬出去，责任也显然要医生来承担。如果你让一位患者出院，而之后这位患者自杀了，那这就是你的过失了。医疗管理机构会告诫我们'请不要做你认为不符合临床原则的事情'，但是他们之后会让患者的家庭支付这笔巨额账单。这对患者家庭和我们都很不公平。后来变得更糟了。我在那里的第一年这种情况才刚刚开始。第二年，我们开始治疗门诊患者，门诊的情况还是很不错的。但如果让一个门诊患者去住院，他们不会得到真正的治疗，只能得到'创可贴'式治疗。他们会在医院住三天，因为医疗管理机构不愿意再支付更多费用。所以，我们也只能将病得很重的患者当作门诊患者来治疗，这是很不好的事情。

"你能真切地感受到心理治疗被边缘化了。你知道自己在住院部的
[246]　目标是尽可能快地稳定患者的病情，而在以前，他们会在病房里接受心

理治疗。起初，在我还是医学生时，我每周必须开展三次心理治疗，这是科室对我的要求。现在就完全不存在这样的要求了。你只需要在病房里进行精神药物的管理，有时甚至这也不需要——患者只住院三天，你无法给他们尝试新的药物。给精神错乱患者实施治疗最容易，你有明确的理由让他们必须待在医院，所以医疗管理机构不会插手，你至少可以给他们开氯氮平或者对他们着手治疗。至于其他也病得很重的患者，他们没有明显的精神病性症状，情况就比较棘手了。你有时会明白地感觉到针对他们的医疗方案不合理。"

精神药理学比心理治疗更容易适应这些时间限制。然而，正如格特鲁德所指出的，在很短的住院时间（三到五天）内，甚至没有足够的时间来使用新的药物并判断患者对它的反应。在这种情况下，精神药理学的"管理"通常包括给患者重新开具患者在入院之前已在服用的药物。心理治疗仍然存在于医院之外。心理治疗师、社会工作者、婚姻咨询师以及其他人仍然在实施心理治疗，尽管随着报销减少，他们的治疗也受到了影响。但问题并不在于临床心理治疗师在失去治疗"关系"方面的掌控，问题在于，在意识形态分裂的背景下，心理治疗开始显得不那么有效，不那么必要，甚至是一种浪费。心理治疗的思维方式似乎开始与治疗患者不那么相关。

格特鲁德提出的担忧，不仅在于精神病学和精神科医院中这种有效治疗方法会遭受风险，还在于丧失这种方法会损害精神科医生日常工作中有效处理患者的能力，无论他们是用药物治疗还是进行谈话治疗，这种能力都会受到损害。从格特鲁德的角度来看，管理式医疗的问题不只是患者得到的医疗护理太少——例如，患者可以在仍然有自杀倾向的情况下出院，这会使重度抑郁症患者突然回到有着剃须刀、药丸和绳索的家中——除此之外，医生所受的训练也不如从前。她认为，年轻的精神科医生很难诊断出问题所在（她的新工作包括督导年轻的精神科医生），她把这归咎于心理治疗的突然贬值，她对此深信不疑，尽管她已经明确地将自己定义为精神药理学家。

格特鲁德说："毫无疑问，如果不深入接触心理治疗，就不可能成为优秀的精神药理学家，心理治疗给予你背景知识和直觉。如果患者的母亲在产后出现了抑郁，那么亲子的依恋关系会受到影响，所以患者可能不太会服用你开的药。通过心理治疗培训，你就知道为什么有些患者很难相处。一些可怜的内科医生对于某位患者为什么这么难搞毫无头绪，而你只是听到病例就能够有所感觉，你会想，这个人听起来像个边缘型人格障碍患者。关键完全在于一个人如何与父母建立联系，这很大程度上影响了成年后如何与世界互动。人们会装模作样，而你必须倾听那些微妙的、无关紧要的事情，这些事情他们认为并不重要，但会让你感到异样。有人说，我母亲缺席了我的成长，他们会漫不经心地说出来。嗯，这很重要，你还不知道这意味着什么，但是你在心里记下了一个重要的标注。

"我自己是一名精神药理学家，但没有这种心理治疗背景，我就算不上训练有素。在我现在工作的科室里有些没有受过良好的心理治疗训练的人，他们尝试用药的原因可能并不恰当，我看到了很多这样的情况。事实上，他们似乎根本没有接受过心理治疗方面的培训。当然，培训项目要获得认可，一定包含心理治疗的部分，但我的意思是，这不是从前那样的心理治疗培训。现在，他们认为一切都与抑郁症有关，甚至资深的医生们也这样认为。我们确实不能忽略管理式医疗带来的压力，如果你说患者的问题与其性格有关，医疗管理机构不会为此付费。但我认为，我们所做的这一切不仅仅是为了让患者获得医疗资助。在我看来，他们看待诊断的方式有问题，因为他们没有心理治疗背景。如果心理治疗不复存在，我们的诊断就会陷入较大困境。"

格特鲁德是对的：精神科医生确实能够通过心理治疗培训成为更好

[247]

的诊断专家。轴 I 型诊断的实践训练会让住院医师学会将患者的经验融入原型——或者，就像一位精神科医生怒斥的："整体而言，生物学导向的精神科医生实际上只倾听患者话语中符合他们生物范式的部分。"[4] 或许没有必要如此愤怒，但认为期望会影响我们倾听的方式却是有道理的。人们很容易只关注那些主要的、可诊断的、可报销的轴 I 型精神障碍：精神分裂症、抑郁症以及双相情感障碍。但患有抑郁症或精神分裂症等轴 I 型精神障碍的人通常也有人格障碍：在治疗难有成效的住院患者中，这种组合（专业上称之为"共病"）可能存在于多达 71% 的患者中。[5] "症状嵌入在性格结构中，"一本教科书这样开篇，"精神动力学导向的精神科医生认识到，在许多病例中，如果不首先解决性格结构，就无法治疗症状。"[6] 事实上，如果不了解患者的性格，就无法准确地识别症状。这是格特鲁德的观察，当然，也是我的观察。当住院医师接受培训时，他们真正得到改变的并不是识别抑郁症的能力，他们在第一年就可以很容易地做到这一点，真正得到改变的是他们鉴别诊断抑郁症的能力——看起来像抑郁症的患者实际上可能是边缘型人格障碍患者，可能是酒精成瘾者，又或者是一位精神分裂症患者正在理解并接受自己的疾病，或者是一个焦虑、内疚的学生为开始看精神科医生而倍感羞耻。这是精神动力学训练教授的一种识别技能，住院部的生物医学护理往往不会教授这样的技能。正因此，许多精神科医生认为，不管专业是什么，精神科医生都同时需要生物医学和精神动力学技能来更好地完成自己的任务。[7] 精神科医生越专注于生物医学模型，在识别人格障碍和其他看似主要与生物医学相关但实际并非如此的人格问题时就越困难。

[248]

例如，1993 年，我参加了一场病例讨论会，患者是一位年轻女性，我叫她邦妮。邦妮 17 岁，似乎患有精神分裂症。在入院前的六个月里，她总觉得人们都在看着她，并一直在笑她。她认为人们知道一些有关她身体疾病的尴尬的细节。她声称自己知道一些同学在谈论她，她在街对面看到了其中的一个同学，那个人会读她的唇语，把她的想法告诉了其他人。那些同学们跟踪她，取笑她，对她评头论足。后来，即使他们不在场，邦妮也还是觉得他们在和自己说话。她能听到他们的声音，在叫她"小混蛋"。一天下午，她看到他们的一辆车在外面，于是，她就把天线扯了下来。事情发生时，邻居报了警，并把邦妮送进了医院，当时她看起来并没有躁狂症状，也没有说话急促、思维奔逸或精力旺盛的病史，但是她在学校的表现明显比前一年差了，她还有轻微的强迫症状，有时要花三个小时才能吃完饭，会反复洗手。

比单纯的精神分裂症更复杂的是，邦妮的母亲在很多方面与邦妮的疾病相关联。她竭力从生理上解释邦妮的困扰。她让邦妮被诊断为对一系列普通食物过敏，她认为学校的空气被污染了，因此将邦妮带离学校，她还认为邦妮的幻听和幻视等痛苦都源于一系列肠道疾病。她把邦妮留在家里，不让她上学，因为她觉得邦妮需要养好肠道。邦妮在医院报告说，如果母亲不让她排便，她就不能排便。从许多方面看，这位母亲和这位青少年的关系更像是母亲和一个更小孩子之间的关系，这似乎是母亲的选择。她除了照顾邦妮，其他什么事也做不了，也无法打扫屋子，家里一团糟。

[249]　　如果你是一名精神科医生，看到这位患者，你会怎么做？至少，你必须对这位患者的家庭背景感兴趣，必须意识到，在这个少女的生活中，存在着一种二联性精神障碍。然后你就会知道，单靠药物并不能真正解决她的问题。精神分裂症一般不会自行消失，而在处理患者和他人共同生活中所产生的困扰上，家庭治疗通常很有帮助。但这里的特别之处在于，理解患者的疾病意味着理解她母亲的行为可能加剧了患者的问题，邦妮的母亲可能也潜存强迫症相关问题，治疗这位患者意味着也要治疗其母亲，让母亲参与治疗是使改变可能的关键。邦妮的问题不仅在于精神病发作，还在于与母亲的纠缠。精神科医生必须看到所有这些才

能帮助患者，而在教育环境和经济环境"鼓励"之下只去寻找器质性脑功能障碍的精神科医生可能不会在意这些。

此外，精神科医生要想发挥作用，必须能够让患者出院进入一个他们能够接受的环境中，必须能够让患者在出院后自愿服药。医生需要对患者的能力快速评估——判断患者是否能融入这个或那个家庭小组，预测患者是否确确实实能服药——这种评估能力无疑会通过精神动力学训练中以人为本的特性而得以增强，建立一种让患者信任医生的关系需要一定时间的心理治疗。在管理式医疗的新情况下，医生很少有时间对患者评估并决定他们的治疗方案，因此，能够迅速预测每个人的特定需求和弱点的技能就变得更加重要。[8] 精神药理学的专业技能是知道药物是如何相互作用的，具备哪种药物对哪种患者有效的直觉。精神动力学的专业性则在于需要判断患者是什么类型的人，判断患者将如何对特定环境做出反应。

我清楚地看到，在我在医院的那段时间里，在我与医护人员和患者的讨论中，心理治疗在管理式医疗政策的影响下被压制了，这种压制是为了顾及保险公司的担忧。这并不是因为精神药理学和生物精神病学的新发展使精神科医生认为谈话导向的治疗方法不重要，而是心理治疗无法适应保险公司理所当然青睐的短期治疗方法。当然，有些精神科医生希望完全放弃心理治疗。有一次，一位精神病学家怒气冲冲地对我说：[250] "心理治疗是牧师做的事情，我们是医生。"然而，大多数人相信心理治疗培训能使精神科医生更好地治疗患者。但不争的事实是，保险公司不会为住院治疗的时长买单，而只有长程住院才会使住院心理治疗成为可能。此外，保险公司还非常犹豫是否要为门诊心理治疗买单，尤其是为精神科医生实施的心理治疗买单，无论这位精神科医生是否已经为患者做了精神药物治疗。到 20 世纪 90 年代中期，我所认识的精神科医生中，无论属于何种学科取向，很少有人认为报销政策能让大多数精神障碍患者获得足够的照护。同时，也很少有精神科医生认为目前的培训实践能够教会他们提供那种照护。

　　不仅仅是资金变得非常短缺。真正的问题在于，在挥之不去的意识形态紧张的气氛中，一场金融危机出现了。面对精神科治疗无法报销的恐惧，许多精神科医生、精神科游说团体和患者游说团体［最有效的可能是全美精神疾病联盟（the National Alliance for the Mentally Ill）］争辩说精神疾病属于医学疾病，应该得到平等的报销，或"平等对待"。大多数精神健康保险年度和终身的报销限额远远低于非精神疾病医疗保险的上限。精神疾病的医疗性质是一个有意义的论点，但随着争论的持续，精神科医生和非精神科医生渐渐就将精神疾病模糊的复杂性简化为由简单的生物功能障碍引起的疾病，认为最好通过简单的药物干预来治疗。

　　与此同时，也是由于这种意识形态的紧张关系，精神病学的制度结构继续将精神动力学与生物医学区分开来。这些方法开始出现在不同的讲座中，由不同的老师教授，与不同的患者产生联系，在不同的环境中被学习。新政策大大加强了这种区分，严重压制了心理治疗。除了特别的患者群体（心理治疗仍然是创伤患者的唯一干预措施，并且在住院环境中建立的治疗关系通常在门诊基础上继续），心理治疗甚至不再是住院治疗中主流内容的一部分。即使是与患者密切接触，在住院治疗的基础上也几乎不可能建立"强烈的亲密关系"，因为这要花费大量的工作，而患者的入院时间却很短。在我访问的一家医院里，一位住院医师在病房里要负责一到两位患者。那时，住院医师可能会每天花半个小时或更长时间与患者交谈。现在，同一位医生可能同时有四个或更多患者要负责，患者非常迅速地入院再出院。住院医师无法每天都和所有患者见面。她能做的只是在每位患者入院时与之交谈，并在组会之前或之后与他会面几分钟。门诊心理治疗已被彻底削减，精神药理学的门诊患者在诊所安排的 15 分钟间隔内就诊的情况也并不罕见。大多数精神科医生

［251］

也不再期望自己住院医师毕业后会继续从事心理治疗。

因此，年轻的精神科医生越来越难以看到心理治疗作为一种截然不同的方法所呈现出的意义，他们的老师也很难找到一种可以适应不同现实情况的教学方式。这令精神动力学老师们感到沮丧。"我问了一年级的同学们，"有位老师郁闷地说，"如果一位接受心理治疗的患者用他们的名字来称呼他们，而不是叫某某医生，他们会怎么想，他们要如何处理这种情况。其中一位住院医师说，她会认为这位患者有轻度躁狂。"换句话说，住院医师没有想到，治疗通常是亲密且私人的体验，她不明白，这个问题的重点是，如何在保持医患关系的界限的同时，保持这种亲密关系。现实是，住院医生认为这样的会面是在诊断一位患者，而不是与一个陷入困境的人交谈。这位精神动力学导向的老师被吓到了。"你能说什么呢？"这位老师继续说，"你能说些什么来让那个住院医师了解患者的感受呢？"我经常能听到在不同时期授课的精神动力学老师们发表这样士气低落的言论。"我只能哀悼，"一位资深精神科医生叹了口气，"很少有住院医师有兴趣学习如何与患者拉近距离，所以我哀悼，我为火炬传给了生物学家而哀悼，无论它在某些方面多么可取。我觉得一些非常特别的东西被丢掉了。"

这种哀悼逐渐蔓延开来。1995 年，在北加州美丽的山丘上，我参加了一个小型的、精英聚集的精神病学系主任会议。在研讨会上，他们展示了服务利用率图表和财务流程图。他们知道哪些人使用了服务，多久使用一次，使用多长时间。他们解释了在各自州自己得到了什么报销，以及这些报销模式如何改变着精神病学的未来，并将最终改变精神病学住院医师的结构。所有这些住院医师都幸存了下来，其中没有人真正怀疑精神病学是否能作为一种职业存续，大多数人都成为了科学家和生物医学研究人员。然而，几乎所有人都表达了他们的绝望。他们似乎惊恐而无奈地看着管理式医疗下的新精神病学。这些男男女女在很多方面都是这些变化的建筑师。他们帮助精神病学生存下来，尽管医疗管理机构认为精神疾病不是真正的医学疾病，因此也不属于健康保险的范畴。他们成功地说服了政府机构和保险公司，将精神疾病认定为医学疾病，因此需要医疗保险，但代价是，这几乎摧毁了定义这一领域并吸引他们进入这一领域的感性。"你有机会看到我们职业的美丽落日。"一位著名的精神科医生曾经悄悄地对我说。9

乔纳森是对的，这不是大脑战胜心灵的故事。精神病学所遭受的沉重损失是与患者失去密切的临床关系，在这种临床关系中，医生能够非常了解和理解自己的患者，能对他们的医疗承担全责。这一直是整个医学领域的临床护理模式，随着管理式医疗官僚化并且理性化我们的医疗保健，各个学科都在为这些长期的、引起个人共鸣的关系的丧失哀悼。但是，其他学科并不像精神病学，特别是精神动力学导向的精神病学那样包含丰富的关系，没有学科对关系有如此深刻的理解，也没有学科因关系的失去而如此震动。在管理式医疗下，精神科医生已经开始了转变，从与患者建立一对一关系转变为仅是负责由心理学家、社会工作者和护士组成的治疗团队。当然，精神科医生已经在医院里作为治疗小组的成员工作了很多年。然而，他们是这些团队中最昂贵的成员，也因此他们是保险公司最不想负担的成员。越来越多的精神科医生被推到团队中的管理职位，或者脱离管理职位，扮演一个顾问式的角色，当然，也脱离了与患者之间紧张的、直接的关系。

其结果是，人们失去了对人及人群互动方式的多维度思考。1993年，格特鲁德的医院开始改变的同一年，我访问了该州的另一家医院。20世纪90年代初以前，莱西医院（Lacey Hospital）一直都是特立独行的知识分子的聚集地，这是一家为当地城市贫民提供服务的公立医院。这里的办公室又小又脏，数量也不够；有时，三位住院医生会被分配到一个房间，所以他们必须提前仔细安排治疗时间。整个精神科只有一台可供使用的传真机和一台复印机，走廊也需要刷漆，其中一个治疗项目被设在停车场的一辆拖车里。然而，这里的精神病学住院医师培训是全国最具竞争力的项目之一，也是最精英的项目之一。这里的大多数医生都受过良好且昂贵的教育，他们读当代小说，往往是激进的自由主义者。在我访问期间，医院里一位年轻的分析师决定在精神科开研讨会，他谈到了乔伊斯和海德格尔所提出的"时间"概念。这个话题不仅被认为符合正式的教学目标——在其他医院，这样的研讨会通常会以"多巴胺和 D_2 受体"之类的内容为题——而且研讨会大厅里坐满了人。

[253]

　　在具有这种精神的中心往往有一个古怪但有魅力的人。正如马萨诸塞州总医院全盛时期的塞姆拉德一样，哈珀·弗兰克（Harper Frank）因治疗重性精神错乱患者而备受赞誉，他特别擅长治疗偏执型患者。在访谈中，他会与患者并排坐在椅子上，让自己进入患者疯狂的、扭曲的世界——患者会低声说："医生，我觉得他们都在跟着我。"弗兰克也会低声回答："是的，你不能相信这里的任何人。你一转身，他们有人就会往你身上插刀子。"——直到患者吃吃地笑起来，并责备弗兰克医生这古怪的信念。住院医师们通常觉得自己无法有效发挥这种技术。他们来哈珀·弗兰克这里并不是为了学习他必须传授的具体的知识，更多是为了参与到他对世界的感知中。弗兰克喜欢格言和隐喻，对制度有着毫不妥协的蔑视，他小心翼翼又充满好奇地凝视着这个世界，这让年轻的住院医师们深深着迷。一位住院医生解释说："他教给我的是，一个人可以掌握所有的事实，但仍然不能掌握真相。"

　　我在一个科室中待了超过十个星期，这个科室有时会被描述为一个时间胶囊，作为一个精神病学科室，它的运作方式仍然与精神药理学革命之前的运作方式保持一致。两位科室主任都强烈地认为自己是心理治疗师，他们说，理解患者比对患者做出诊断更加重要。当他们提到自己每天所做的事情时，他们谈论的是"任务"和"工作"。① 他们每周举行几次"社群会议"，与会者是所有患者（病房共有 21 张床位）和大部分医护人员（人数和患者大致相当：七位精神科医生，其中五位是住院医师；五位心理治疗师，其中四位是实习生；五位社会工作者，其中四位是实习生；全职和兼职护士以及精神卫生工作者的人数有一定波动）。医护人员和患者的社群会议会持续半个小时，会议没有固定议程，人们在会上谈论对自己来说重要的任何事情。他们通常谈论科主任和副主任，主任们被谈到时，通常会保持沉默。之后，医护人员会另外进行半小时的讨论——这被称为"总结"——用以讨论会上所说内容的含义。医护人员会议也会以同样的方式举行，不过没有正式的总结。为了理解患者，他们认为他们需要花时间来交谈。

[254]　　　在这个科室，一切都可以拿来公开讨论；人们认为，任何行为都具有动机，但是，人对动机的认识都是不完整的；领导者的存在不是为了指挥，而是为了承担责任，并监督其他人对发生的事情承担同等责任。他们认为，帮助患者的关键是要理解患者的感受，但是，不管对于医护人员还是患者来说，精神进程往往都是无意识的，为了帮助患者，医护人员认为他们需要相互交谈，谈论患者给他们带来的感受以及患者为什么让他们有这种感觉。人们认为，年轻的精神科医生会经历强烈又具有压倒性的感觉，这既是因为患者的痛苦会像传染病一样蔓延，也是因为"工作"所要求的小组进程会给他们带来很大压力，他们甚至会发现自己退行了，使用起小时候使用的防御机制。在这些预期背后，是威尔弗雷德·比昂（Wilfred Bion）的重要理论。

　　　精神分析世界中，有一个很具有影响力的群体关系模型，威尔弗雷德·比昂正是这模型背后的巨人。他是一个穷困又高产的作家，是精

---

① "任务"（the task）围绕着做出诊断，"工作"（the work）则倾向于理解患者。

神分析学家们眼中的精神分析学家，他对分析过程的观察——例如，分析师应该不带记忆或欲望地倾听——已经深深地渗透到分析理论中。他在群体关系方面的工作催生了塔维斯托克人际关系研究所（Tavistock Institute of Human Relations）和 A. K. 赖斯研究所（A. K. Rice Institute），几十年来，这两个研究所都迎接了成千上万的人参加他们关于群体精神动力学的体验式培训会议。在《群体中的经验》（*Experiences in Groups*）一书中，比昂阐述了其方法的前提——处在群体中的人情感上会变得像孩子一样："成年人必须与他所处的群体的情感生活建立联系，这项任务之于成年人就像婴儿要与乳房建立联系一样，是非常艰巨的，未能满足这项任务要求的人会产生退行性反应。"¹⁰

从本质上讲，这种方法采用了梅兰妮·克莱因提出的婴儿生活的黑暗模型，并将其应用于群体。克莱因认为，年幼的婴儿无法整合对母亲乳房所产生的矛盾又强烈的情感，他们既充满爱的依恋，又感到愤怒的沮丧，因此他们对乳房的感知在好和坏之间摇摆不定。现在，人们不再将克莱因的理论视为对婴儿心智的合理描述，但它作为精神分析理论的强大之处在于，像所有具有影响的精神分析理论一样，在描述成人情绪方面有着令人回味的象征性力量。比昂将这一理论应用于群体，他大致地进行了类比，并且表明，虽然群体可以经过多年，在多次下定决心之后，偶然表现得成熟、理智和科学（这样的群体被定义"工作群体"，这个短语可能是"工作"这一奥妙的术语的来源），但其余时间，群体的在集体认知摇摆不定，或者依赖领导者的善良，或者对群体中新兴组合怀抱希望，或者视领导者为糟糕的领导者，与他争吵或逃离他①。[255]

---

① 这类群体被称为"基本假设群体"（basic assumption group），以无意识反应为主导，具有非理性、幼稚、逃避任务的表现，有三种状态：依赖（dependency）、配对（pairing）、攻击或逃避（fight/flight），它和"工作群体"（work group）都是比昂提出的关于群体行为的概念。

人们阅读比昂时，很明显发现，他的许多受试者都对他从他们中得出的理论感到惊讶。他对群体的描述是这样的：

> 当时在场有三个女人和两个男人……一个女人带来了一些巧克力，她羞怯地邀请她右边的邻座，也就是另一个女人，一起分享。一个男人在吃三明治，他是一位哲学专业的毕业生，他在早期的课程中告诉小组他不相信上帝，没有宗教信仰，他像往常一样保持沉默，直到其中一位女士语带尖锐地质问他为什么没有任何问题要问。他回答说："我不需要说话，因为我知道我只需要来这里待足够长的时间，即使我什么都不做，我所有的问题也都会得到回答。"
>
> 然后我说，我已然成为了一种群体的神，这些问题对我来说显而易见，好像我不需要求助于工作就知道答案，吃东西是操纵这个群体的一部分，旨在为他们提供一种实质性依据，以便他们如希望的那样保留对我的信念，哲学家的回答表明了他并不信任祈祷的功效，但似乎与他早些时候不相信上帝的陈述不符。当我开始解释时，我不仅相信这样的解释的真实性，而且毫不怀疑我可以通过与大量材料的对质来说服其他人……但当我说完话时，我觉得我有些过失……他们都用茫然的眼神看着我，我刚才所说的证据都消失了……正在吃东西的女人也急忙吞下了她最后的巧克力。[11]

面对这种刻意的行文时，人们很难不怀疑是理论创造了证据。比昂自己也承认，没有独立的方法能够验证他的理论，但读者"要回忆自己关于某个委员会或某个聚会的记忆"。[12]

然而，毫无疑问，在这样一个群体中，在这样一个善于解释的领导者的带领之下，几个小时之后，群体中的成员对彼此，特别是对领导者，会产生强烈又带有孩子气的情绪。比昂捕捉到了人类群体经验的真实现象。我所在的科室里，住院总医师可能会在公共场合（尽管不是在患者面前）告诉科室主任，在之前的会议上，她对他很生气。在其他时候，她可能会哭泣，其他人也会哭泣。在我第三次参加医护人员会议之前，在一次全体员工大会上，我在科室的存在成了讨论的中心话题（"我们不能在人类学家面前公开交谈，"有人会低声耳语，"这很危险"），其间他们主要的讨论话题是住院医师们对主任感到的愤怒，因为他在被攻击时处于被动地位，会后我被一种情绪所笼罩，这种情绪不完全属于我，比我自己的更为强烈，这让我感到自己成了这个群体的一员，不可分割。精神病学的前提是，医护人员会将他们所感受到的患者之间的紧张关系表现出来，患者对于医护人员也是如此，因此，为了保证病房安全，有必要知道病房中谁对谁感到生气，并对此进行处理。1954 年，对栗树小屋的一项详细的人类学研究确实广泛地记录了医护人员中的紧张氛围与患者症状的严重程度之间的关系。[13]

[256]

　　这间科室现在处于危机之中。医院的生活节奏突然改变了，因为医疗补助、医疗保险和联邦保险公司为像这家医院一样的社区医院中大多数患者承保，而它们如今采取了管理式医疗策略。自秋季以来，患者住院的平均时长从 30 天下降到了 20 天，到第二年春天，平均时长下降为八天。相应地，入院人数骤然增加，科室工作量也显著增多。今年 2 月，科室主任们宣布，如果没有更多人手加入，他们便无法再开展工作，医护人员们也都开始接受培训，学习如何令保险公司支付医疗费用，而不是学习了解患者。医院行政人员们冷冰冰地回答说，无人乐见这些变化，但他们会留在这里，还（坦率表示）医护人员应该很好地习惯这些变化。科室主任们威胁要辞职，医院行政人员们只能礼貌地点点头并祝他们好运，然后开始制定重组科室的计划。因此，科室主任们决定辞职，这令整个科室陷入震惊。

　　在震惊之后，患者间的危机似乎变得更加严重。"我们会杀人的。"在我来到这个科室的第二天，科室主任戏剧性地宣布道。我是来参加早会的，这次会议旨在为医护人员总结前一天发生的事情，也包括夜班期间发生的事情。心理治疗师、社会工作者、护士、精神卫生工作者和精神科医生们聚集在一个小房间里，围着一张长桌。在患者到场后，科室主任故意轻声地说，他在前一天晚上"关闭"了病房，虽然没将所有的床位都拿走，但他已经拒绝接收更多的患者入院了。他说，他这样做是因为这个病房不安全。"团队中有些成员对其他成员有所隐瞒，因为他们不想伤害其他成员。这里充满了混乱和困惑，"他说，"在这种情况下，我们会杀人！"他突然像牧师一样大声说出了最后一句话。医护人员们在震惊和沉默中听完了那场报告的其余部分。那天的晚些时候，当我和他一起出去喝咖啡时，他告诉我，在精神科要做的就是管理这个科室的潜意识生活。

[257]

　　但是，在一个患者住院越来越是短期的世界里，谈论"科室的潜意识生活"并不是件好事。其中一名住院医师甚至公开表达过嘲笑。玛丽认为患者是这个系统中精明的操纵者。"你知道的，"她说，"科主任有点歇斯底里。我想他指的是我的患者，这位患者每年赚大约2.8万美元，患者用完了福利，可以选择自费留在医院，每天700美元，或者出院后接受治疗，每次150美元。所以他们让他出院了——他说他没有自杀的念头——然后他回家喝了过量的药，这让他能够免费地回到医院，这就是科主任所指的，但这与我们对待他的方式没有任何关系。这是财务问题，在这样的问题之下，患者也只是做了一件合理的事情。"

　　科主任主张患者过量服药的行为是痛苦和悲惨的，他可能被来自病房的压力和挫败感推到了自己所能承受的极限上。住院医师认为，这种解释过于戏剧化，有点不合理。在周遭环境如此的情况之下，她认为患者吞下足以自杀的药量，然后拨打 911，被救护车送往医院，并接受洗胃是完全"合理的"，因为他想通过这种方式说服管理式医疗人员，授权他在医院多待几天。

　　随着科主任们跳槽，他们的工作被不同的人取代，这个科室失去着且将无法挽回地失去一些东西，那就是人与人互动的微妙之处，以及对病房处于紧张状态时的感知，这对患者来说很重要。在这种情况之下，观察团队的动态已经成了一种奢侈，认为医护人员之间的紧张关系会产生或反映出患者之间的紧张关系，这也是奢侈的。对潜意识这个或那个的谈论使那些以前没有遇到过这种情况的住院医师们感到困惑，即使他们是来医院学习潜意识的，他们还是常常会对此不屑一顾。那位通过自杀企图再回医院多住几天的患者（住院医师是这么认为的）的住院医师接着说道："当我第一次来科室时，我们开了一次六小时的会讨论与患者握手这个行为，讨论它是侵犯了界限，还是传达了一些你本来没有预料到的东西。六个小时。而我想，这只是一种社会习俗。你是医生，你可以和患者握手。他们会谈论调整患者预约的治疗时间对患者来说是否是一种损失。我想，拜托，你是一名医生，你只是改了预约而已。"

　　"然后是椅子。"她继续说道，"住院总医师总是坐在同一把椅子上参加社群会议，其他人都不可以坐在那里。起初我觉得这很奇怪。现在，告诉患者不要坐在那里对我来说似乎是件很自然的事情。但是在我第一次参加医护人员会议时（会议在主任办公室举行），房间里有一把办公椅，我没有坐在那里，但是当我坐下时，他们告诉我，我坐了副主任的椅子，请我换个位置；当主任休假时，副主任会坐在主任的椅子上，但住院总医师并不会坐在副主任的椅子上，这就是我们在医护人员大会上谈论了整整一个小时的内容：谁坐在哪里的意义。有一套完整的术语：我们谈论工作、安全和保护措施。你知道的，从某些方面讲，这很好，它让我开始觉得这个科室有'框架'，有'内容'。虽然这很烦

［258］

人，但它会教你一些东西。这有点像纽约剧院的体验。"

药物越来越多地取代了医生与患者的关系。另一位住院医师，一个举止温和、总是尽职尽责的男人，我称他斯特凡。他有一位 62 岁的女性患者，她哥哥骗了她几万美元，她威胁要杀死她哥哥的女朋友，然后她被送进了精神科（在她母亲去世的那天）。她略显迟钝，又极度健谈，她说，在家的时候，她觉得自己的妈妈、爸爸、哥哥都在房间里。她还说道，她知道这是一个幻想，但这令她感觉很好，因为他们和她交谈，并警告她远离某些人。斯特凡认为她可能有精神病性症状，给她开了一种非常有效的抗精神病药——奋乃静，尽管他苦笑着说自己真的宁愿成为患者的老朋友，与患者一起谈论红袜队，而不是为他们做诊断。但很快，他就发现这位患者并非精神病发作，他想给她减少奋乃静的剂量，副主任却让他加大剂量，因为护士说，患者变得越来越激动，他们担心她会精神病发作。

然后，哈珀·弗兰克在每周的病例会议上和这位患者进行了谈话，当时所有医护人员都聚集在一起，他们会听别人的谈话并讨论他们自己的某位患者。在医护人员面前，弗兰克宣布这位患者用药过量（她可能是因为药物的副作用而激动的）。斯特凡对此感到非常欣慰，他和其他住院医师们把我带到走廊上开了个会，他们谈到了护士希望给患者增加些药量，因为他们害怕患者。之后，我走进医护人员办公室，发现住院总医师很痛苦。她一直支持副主任的意见，坚持为这位患者提供更多的奋乃静，因为她相信护士的直觉。她也亲眼见过这位患者。她泪流满面地说，她认为哈珀对病房的态度很无礼，他认为患者都用药过量，他认为精神科医生的真正角色首先是与患者建立联系。她说，相信这一点很好，也很重要，而且本质上是对的，但现在这不起作用了。这在医学上显得幼稚。当患者待在病房的时间不足以建立这些联系的时候，与患者建立联系便不再是医生的职责了。"她不是一个亲切的老太太，"住院总医师绝望地说，"她进来时有一个计划，她要谋杀一个女人，然后再自杀。"说到这里，住院总医师看起来很忧郁："哈珀确实比我们任何人都更了解患者的人性。但这位患者仍然需要服用奋乃静。"

斯特凡曾经想要了解患者的动机，他被精神动力学模型吸引。他想说服患者，告诉她不需要谋杀或自杀，他觉得他们的关系可能会让她不那么孤单，他能强烈地感觉到这一点，因为他真的不清楚她是否是精神病发作。究竟这位患者描述的是她从未打算采取行动的幻想，抑或她真有这样疯狂的妄想，这一点确实无从得知。毕竟，虽然她在入院时谈到了杀死哥哥的女朋友，但她能够认识到自己的一些疯狂想法是幻想。然而，由于她只在医院住一个星期，所以最合理、最务实，也是最安全的办法就是把她当成精神病患者一样对待，给她开药。这是种帕斯卡式 ①的赌注，即使不需要药物治疗，服药后的患者也不会像需要药物治疗的未用药患者那样危险或不可预测。患者在医院花费的时间越少，医生就越觉得他们必须针对患者模棱两可的症状进行用药。缩短住院时间可能有其充分的理由，但它将不可避免地导致医护人员们更激进地给患者用药。

当药物取代医生与患者的关系时，患者不仅会遭受激进药物治疗的副作用，而且会失去在这种关系中所获得的疗愈力量。心理治疗培训会教给医生一些与患者会面相关的东西，即与患者建立关系的重要性，以及一定深度上理解这种关系的重要性。这种关系是患者能对治疗有所反应的关键，在这种关系之下，患者会感到舒适，信任医生，从而服用医生所开的药物，患者还会感觉到，如果外界的声音充斥着暴力、令人不

---

① 帕斯卡赌注由布莱士·帕斯卡（Blaise Pascal）提出，无论上帝不存在的概率有多大，赌注的后果都有巨大的不对称性，即如果上帝不存在，作为无神论者没有任何好处，但是如果上帝存在，作为无神论者将承担巨大的后果。因此，帕斯卡提出宁愿相信上帝的存在。

安，自己能够有一个安全的地方获得照护。斯特凡可能已经浪漫化了他与患者的关系，但至少他对她的情感使他愿意倾听，愿意相信她不是精神病患者，让她相信有人关心她、在乎她。

　　管理式医疗甚至也扰乱了急诊室里的关系，在这里，患者来来去去的速度非常快。这家医院的精神科急诊服务与我所见的其他医院的一样运转良好，这是因为医护人员似乎与患者们保持着长期的关系。我在那里待了几个小时，在一个没有窗户的小房间里，就像坐在一艘无所畏惧的潜艇的船舱里。一位扎着马尾辫、拥有敏锐幽默感的男医护人员会定期出去营救那些躲起来拒绝离开家的患者，但大多数医护人员需要面对的是由家人、朋友或警察带进来的人。他们认识这些人中的许多人，也许多达三分之一。有些人就是从大街上走进来的。（治疗精神疾病开销巨大，其显著后果之一是，州行政人员有时会将患者转移到其他州。在南加州，患者会出现在精神科急诊室，解释说他们之前在明尼苏达州或伊利诺伊州，他们去了公共汽车站，一个来自县精神卫生部门的好人给他们买了一张去圣地亚哥的公共汽车票，因为他们认为自己应该去那里看看。当我在莱西时，一位患者在与“魔鬼”进行了一次糟糕的谈话后出现在了急诊室，“魔鬼”一直和他一起坐火车旅行。显然，这位患者发现自己到了纽约的宾夕法尼亚车站，一位售票员问他是否要离开，并替他付清了车费，这样他就可以离开了。）

　　然而，许多患者都是医护人员认识的当地人。急诊医护人员已经清楚地知道哪些药物会对他们有效，哪些病房会使他们更好，并且，急诊医护人员们能够在社区中（或多或少）密切地关注这些患者。当一张熟悉的面孔出现时（这些患者经常发生这种情况），医护人员知道如何有效地应对。医护人员似乎在处理这些患者方面已经得心应手了，与其他急诊室相比，这里的暴力事件较少，来自患者的操纵也较少，这里也更少有患者为了过夜而假装生病。（该市流浪者收容所的服务好于大多数

[260]

流浪者收容所的。）

然而，这些关系正在被系统打破。管理式医疗政策实施的同时，政策还决定将精神卫生医院私有化。许多医院被关了，床位的竞争也变得激烈。患者像一袋洋葱一样被运到他们不认识的人那里，这些人根据不够充分的信息便对他们做出判断，这被称为"碎片化医疗"，意味着医生与患者的关系已经出现了最根本的崩溃。

因为保险公司现在与特定的医院签订了合同，因为很多医院都要为签订这些合同而相互竞争，因为很多医院已经关闭了，所以老式社区医院的理想基本已经消失了。莱西医院最初就是依照这种理想建立的。他们曾经的理想是，医院要处理"流域"（它所服务的地理区域）中所有（或大多数）人的需求。患者将与医院及其医护人员建立长期关系，当他们在疯癫状态下来到医院的时候，医护人员们能够知道他们是谁以及怎么做可能会对他们有所帮助。这对精神障碍患者来说大有裨益。对于任何人，与特定护理人员建立长期的、了解深刻的关系都是有益的。我们不需要每次生病时都详细阐述自己的病史，我们知道，我们的医生或多或少地了解我们的情况。对经常感到恐惧和愤怒的精神科患者来说，这种信任更为重要。当人们患有需要经常回医院复诊的疾病——例如，精神分裂症、双相情感障碍——如果他们知道自己在发病时该去哪里、谁会照顾他们，那么他们的治疗效果会更好，每次在医院停留的时间也更少，在这样的情况下，医生也可以说服他们在出院后遵循医嘱。

[261]

在管理式医疗出现之前，莱西医院的患者中可能有一半是"常客"。精神科急诊室有人解释说："社区里的患者偶尔会在经过病房时停下来，走进去跟里面的人打个招呼，然后再离开。这种联系让他们团结在一起，他们入院时，也确切地知道接下来会发生什么。"然而，当我在那里的时候，这样的患者出现在急诊室时会被送往另一家医院，要么是因为他的保险公司没有与莱西医院签订合同，要么是因为莱西医院已经没有床位了，因为病房里挤满了来自其他地方的病人。在短暂的住院过程里，几乎没有时间能够将旧的病历从莱西医院带到患者被送达的医院中去。因此，不仅患者对他的新环境感到不安，他的医生以前也从未见过他，除了他能够报告的内容之外，医生只能在不了解他病史的情况下决定如何给他用药。曾经可能每年在莱西医院住院三次的患者现在可能会在一年内被送入三家不同的医院，得到三份不同且相互没有联系的病历，被置于三种不同的药物治疗方案中。从急诊室的常识看，这样的做法既耗费财力，又充满危险，患者的病情会加重，精神科的工作也变得大量而冗余。当我在莱西医院时，精神科急诊室的医护人员似乎有一半的时间在打电话，他们要打电话给保险公司以获得开展医疗服务的授权，患者则无精打采地坐在隔壁房间。通常，医院的床位很少，医院里挤满了来自其他"流域"的患者，而当地患者则只能被送去其他医院。有时，即使有床位，他们也会被送走，因为患者的保险公司已经与另一家医院签订了合同。这一切似乎对患者都没什么好处。

　　管理式医疗下极其受限的医患关系最符合生物医学模型，并且，管理式医疗对使用该模型的从业者的冒犯也是最少的。如果精神疾病是一种脑功能障碍，那么药物治疗便是其主要治疗方法，医生与患者的关系

[262]

似乎无关紧要。由于意识形态上的紧张，在管理式医疗系统下，比起精神动力学方法，生物医学方法似乎才是正确的选择。随着争论在 70 年代和 80 年代的演变，人们认为如果精神疾病是生物学层面的，它便应该采用药物治疗，如果是心理层面的，则应该采用心理治疗。现在，很多人将因果关系颠倒了过来：如果一种疾病是用药物治疗的，那么它一定是一种生物学疾病。在这样的推论下，住院时间短和药物试验失败也无须在意了。回顾意识形态斗争的历史，我们从生物医学治疗的使用中推断出了精神动力学方法的失败。

　　但在我看来，这是一个错误，它使我们看不到变化造成的巨大损

失。没有心理治疗的患者恢复得并不好，他们表现不佳，更快地再次入院，医生对他们的诊断更不准确，用药也更随机。因此，在精神健康这场革命之前便进入专业领域的医生的眼里，管理式医疗以及随之失去的心理治疗是伦理层面的问题。当他们放弃与患者密切的临床关系时，他们觉得自己犯了伦理性错误，觉得自己没有提供良好的医疗，对患者漠不关心，患者也为此受苦。

"真正值得为之奋斗的东西才是对的，"一位资深的精神科医生告诉我，"好的和对的是密不可分的，你无法在坚持谎言的同时又坚守道德。"迈克尔·格里菲斯（此处为化名）在某种程度上对精神分析训练持抗拒态度，但他随即发现，自己对管理式医疗的侵入产生了道德上的绝望。他是一个轮廓分明的英俊男人，像许多精神科医生一样直言不讳。他的一位同事羡慕地说："迈克尔很潇洒，他的患者是否喜欢他对他来说并不重要，这令他非常善于处理那些病得很重的患者。"迈克尔·格里菲斯曾在塞姆拉德于马萨诸塞州总医院教授的课程中接受过培训，但他出名的部分原因在于他证明了以洞察力为导向的治疗——强化精神动力学心理治疗——对精神分裂症患者并不是特别有帮助。他颠覆了 20 世纪中叶精神分析世界观的一个主要原则，并且他全面参与了对 DSM 诊断类别的确定。但他最终还是致力于个人生活的复杂性，虽然他认为与他合作的许多分析师有一些信念是错误的，但他对无人约束的生物医学景象感到震惊，对他所了解的精神病学遭受的丧失深感悲伤。

"也许在接受精神分析训练时，我与精神分析的距离比大多数人都要远一些，"一天下午，迈克尔向我解释道，"我不是来自城市的犹太人，所以从文化上来说，精神分析并不是我的一部分。我没有无法克服的个人问题——失败的人际关系或工作中遭受的困难——我不会热切地希望精神分析训练对这些能有强大的治疗作用。我开始接受培训的时候，正值精神药理学首次进入精神病学的实践领域，当时主流的精神分析学界仍然对它持怀疑态度，但很明显，它是基于实证产生的，是无法被忽视的。因此，精神病学中无可避免的裂痕也变成了我培训中经验的一部分。

"但我为什么偏离了主流的精神分析呢？我在培训中，首先学习精神病学，然后是精神分析，作为一名心理治疗师，我感到非常自信。一路走来，我的能力得到了非常正面的反馈。问题是，患者的反应不太好，不仅仅是精神分裂症患者，所有患者的反应都不太好，不管你的见解有多么美好，理论有多么深奥。嗯，那时我还处在训练中，我要负责长程治疗的科室。患者来来往往，社区里所有的聪明人都是他们的治疗师——毫无疑问，他们能够接受到足够的培训——但是，见鬼，有时患者会非常明显地病得更加严重。治疗师们顽强地凭借信念和奉献进行心理治疗，而患者们却并没有好转。我开始看到许多分析师被理论和自身利益蒙蔽了双眼，被错误的且无法检验的想法指导。这就像一种信仰，它缓慢地，却也不容置疑地把我推向了一种多因素的疾病和治疗模式。对精神分析在健康人生活中的地位，抑或它作为一个理解我们所看到的大部分内容的系统，我没有失望。我并不是说精神分析给出的解释是错误的，但仅靠这些是不够的。你必须也从家庭和器质性角度看待问题，还必须看到社会康复层面的问题——你需要教会患者举止得体地与其他人坐在一张桌子旁——这些问题是如此重要，而它们的重要性往往都被精神分析学家低估了。"

因此，迈克尔挑战了洞察力导向的心理治疗对病情较重的患者有用的假设，并开始提供替代性心理治疗干预。他开始研究患者经历的社会背景，为患者实施治疗，教他们如何在自己的社会背景下恢复功能。他还使用药物治疗，因此，他被老一辈的一些人视为叛徒。但他又对生物革命所带来的转变犹豫不决，他认为单独使用药物在临床上不如将药物与社会心理治疗的背景相结合更加有效。他仍然认为精神动力学理解和社会心理治疗对于充分治疗患者至关重要。他担心，纯粹的精神药理学方法甚至比他最初抗议的精神分析观点更加狭隘。

"如今，"迈克尔继续说道，"精神分析甚至社会心理的解释有时会被盲目地驳斥，这就像前几代纯粹的精神分析思想家对社会或生物因素的盲目驳斥一样。我记得有位前同事，他热心地带头，试图将我所在医院的治疗模式向生物范式转变。他说，具有不寻常和不健康的行为举止的患者可以被诊断出患有疾病，也就是脑部的紊乱。这是非常有力的信息，但是从该信息中得出的推论是错误的。如果你把一个人放在一个封闭的房间里十年，他们的大脑化学反应就会发生改变。让他出来后，他的大脑可能会恢复，也可能不会。大脑的化学反应不是由基因决定而一成不变的，相反它是可改变的，并且大脑会受到社会心理因素的极大影响。我们的大脑会记录童年发生的事件，这些事件会影响大脑的神经化学反应，而现在，你在成人的大脑中看到一些可能被药物改变的东西，这也无法说明其病因。通过使用像'脑部疾病'这样的术语，暗示其不涉及思维和社会心理因素，这是不对的。你可以从社会心理治疗中获得与药物治疗相同的效果，只是这样的治疗需要更长时间。对于不同的患者来说，社会心理治疗也可能获得更持久、更有力的效果。

"真正困扰我的是热心同事的盲目。他没有将目光放在自己的面前，他的面前是人，复杂的人有自己的生活史，有非常个性化的预后选择，在推测他们如何变成这样时有很大的不确定性，预后效果也存在很大的模糊性。我的同事用黑白分明的方式处理了其中的方方面面，就好像他对一切都了如指掌。其实他不知道的有很多，就像盲人摸象一样，他无法知道事情的全貌。"

有一次，我去看格里菲斯，他似乎一直在等我，想要告诉我一些那个星期里发生的令他非常不安的事情。他刚刚为一位被诊断为精神分裂症的年轻人做了心理咨询。这个诊断有些依据：这位年轻人孤僻，间歇

[264]

性地精神病发作，他的生活也因此变得混乱。但是，格里菲斯解释说，负责此病例的精神科医生没有考虑到的是，他父母在他生病前不久离婚了。在这个医疗系统中，认为他患有精神分裂症的诊断，以及人们对精神分裂症的预期，会给他定罪。他的监护人认为他会经历一个长期的消磨人的病程，进而与他断开联系。

"当然，经济压力正在改变精神科医生的工作方式，"格里菲斯说，"他们面临如此大的压力，必须让患者出院，任何社会心理治疗都会被削减，毕竟，目前我们无法像记录药物试验那样记录社会心理治疗的有效性。即使是现在，半夜醒来时我还是会对临床决策的失误感到愤怒。

[265]

尽管他们的所作所为是可以理解的，医疗管理机构的主要利益在于削减成本，他们需要制定规则来确定他们能够支付哪些项目，这便会导致不恰当的临床决策。随着时间的推移，我对此逐渐谅解了，我认为这是历史进程的一部分。我不能把它当作个人行为——推动这个进程的力量非常之大，如果我每天都坐在垫子上关心我无法改变的事情，我会很快地衰老下去，而且我会很不开心。"说到这里，他停顿了一下，脸上露出了巨大的痛苦。他似乎在说服自己相信自己刚才说的话，而很显然他并没有。

"我得停下来了。"迈克尔说着，摇摇头看向窗外，"你来到这里，针对我所热衷的事情提问，在面对这些可怕的侮辱时，我非常努力地保持着我的心理平衡。这对我来说太难了。"

第七章

疯狂与道德的责任

这本书本来可能在前一章就结束了，但是，还有一个深刻的道德层面的问题，它的重要性甚至超越了管理式医疗和意识形态的紧张关系。从社会层面来说，我们如何认识精神疾病很重要，它影响了与之打交道的人对精神疾病的感受方式，影响了我们对医疗卫生政策的投票方式，影响了我们对街角无家可归者的反应方式，影响了我们对我们所爱之人的照顾方式（他们与精神疾病做着斗争），影响了我们处理自己焦虑、抑郁和绝望的方式。最重要的是，我们对精神疾病的看法会影响我们将自己视为人的方式，特别是当我们面对另一个人的痛苦时，我们会构想自己如何做一个好人。它影响了我们关于人何以为人的道德直觉。

在对抗病耻感，争取与其他疾病同等的医疗健康保险上，精神疾病的疾病模式是一笔巨大的资产。显而易见，疾病模型揭示了相当多的事实。精神疾病通常具有器质性方面的问题，当人们具有幻听症状，或企图自杀时，他们无法让自己重新振作起来，他们的疾病很少单单是由糟糕的养育方式引起的。然而，停留于这种模式，认为精神疾病只不过是一种疾病，就像说歌剧只不过是音符一样。这会使我们变得贫乏，削弱我们对人类可能性的感知还会残酷地惩罚那些与精神疾病最野蛮的一面搏斗的人，他们正像与扭动的蛇搏斗的拉奥孔①一样。

"我是加州精神健康规划委员会的成员，是一位由州精神健康主任

---

① 特洛伊城的祭司，在希腊与特洛伊战争中，他违抗神的意志告诫特洛伊人不要中木马计，因而惹怒众神，引来两条巨蟒，拉奥孔与他的两个儿子被活活缠死。

任命的消费者代表。"现在 50 多岁的约翰已经与精神分裂症打交道 30 年了。他很幸运，因为在过去的十年里，他的症状有所减轻。现在的他仍然符合该疾病的诊断标准，但他是所谓的"高功能"患者，而且，他在加州精神卫生政策领域的客户中间发出了强有力的声音。他对诊断的看法得到了许多患者的认同，这些患者们的生活已经被精神疾病摧毁了。"当我们彼此介绍时，我说的是，'我叫约翰·胡德三世，我有一颗患病的大脑'，然后他们都笑了。这是我日常的一部分，也是属于我的夸张幽默。你能想象吗，如果你转向我说，'我很抱歉你有一颗患病的大脑'，那会是多么侮辱人的场面！说到底，这样的医学模型对我来说是一种侮辱。说我有一个患病的大脑并不能定义我是怎样的人，我有复杂的思维系统，我有不同的行为举止。"

约翰是一个非常聪明的人，十几岁时便被认为是数学天才。他说，他在幼儿园的时候就已经沉默寡言了，无法在"社交上举止得体"，这是他从精神卫生治疗界学到的一句话。"然后，在六年级结束时，我对自己说，我会成为一个重量级人物，我要去和学校里最受欢迎的人交朋友。我成功地做到了。但是在心理层面，我仍然无法应对现实，即使班主任选我为男生联合会代表和红十字会代表，甚至是我们班的班级代表。我还做过一些疯狂的事情，我在生理学课上给一只猫剥皮，把它钉在了一位年轻漂亮的英语老师的门上。我认为她在自己性的方面，以及我们这些高中男生性萌芽的方面，存在一些身份认同的问题。我也因此臭名昭著。后来，有一次，我花了整整一堂课来汇报从未举办过的会议，而我只是在百科全书中查找了'红十字会'。我擅长做这类查找信息的事情。"

约翰高中毕业那年，他父亲搬到了伦敦（去大学攻读博士学位），约翰最终在科罗拉多做汽车加油的工作，他住在加油站上方的一间活板门后的阁楼里。他从不洗澡，加油站里没有淋浴间，他并没有想到要

[267]

去其他地方洗澡。他也没有朋友。这样的情况持续了三个月。约翰说："从某种意义上说，所有这些东西都是病态的，但是直到后来真正的症状出现，我才意识到这些。"他上了大学——一所优秀的大学——他读了一年，成绩还不错。在那里，他参与了反主流文化。他说："如果我能在反主流文化中调整好自己，我本来会没事的。反主流文化让我在第一年保持了稳定。"

那年夏天，约翰去英国看望了他的父母。那时正赶上越南战争，披头士乐队大热，青少年们将头发留过耳朵，他们吸毒，在家里惹是生非。约翰也不例外。但在从加利福尼亚去见他那低调的父母的路上，他在纽约停留了一晚。在那里，他和一位陌生人一起住在一间便宜的小旅馆房间里，他感觉到了自己的思维奔逸。约翰说："它在旋转，它停不下来。"尽管如此，他还是顺利抵达了英国。对约翰来说，那是一个糟糕的夏天，孤独，与世隔绝。他谁都不认识，并且不断地与父母争吵，他的父母被他正在吸食的毒品吓坏了，他们还对他的头发、他的衣服、他的生活方式感到震惊。回到加州以后，因为吸毒，约翰的父母拒绝给予他支持，因此，他没有钱住在学校里，只能睡在朋友家的地板上。约翰觉得自己有很多朋友，尽管如此，还是有人为他预约了精神科医生，请他去跟医生谈一谈自己"思维的运作方式"。在去找精神科医生的前一天晚上，约翰熬夜写了一页又一页关于他自己思维哲学的文章。约翰说道："我以为我会给他上一课。"在会面期间，精神科医生问他是否愿意在医院待一段时间，约翰觉得，这可能是一个好主意。毕竟，他向精神科医生指出了自己的无家可归。约翰在医院被诊断为偏执型精神分裂症，他在医院住了十天，然后出院了，因为他父母提出，他们想接他回英国，并在家中照顾他。约翰发现，自己去了英国之后很难集中精神，除了他父母，他谁都不认识，他和父母在一起的日子过得非常糟糕。八个月后，在他父亲完成博士学位后，约翰回到了加利福尼亚。

[268]

从那以后，约翰经历了十几次住院，尽管截至目前，他已经有超过 15 年没有住院了。他服用精神药物 30 多年，在此期间，他服用了一些强大的抗精神病药。他不太喜欢吃药，他希望自己能戒掉这些药物，但他又发现这些药物很有帮助。约翰从未在耳朵中听到过别人的声音，但他能听到墙壁不断发出响亮的吱吱声。他觉得这种吱吱作响是惩罚性的："直到今天，我依然深信，有一种超自然的力量令墙壁吱吱作响，这种响声是上帝在告诉我我做错了什么。这是真实存在的吱吱声，你可能没有注意到它，但它就在那里。我知道，并且我花了 30 年的时间试图处理这些吱吱声。"约翰发现人们在向他发出信号，暗示他们正在攻击他，并通过抓挠下巴或耳朵、改变姿势、用手肘倚靠在某处来防备他。年轻时，他把这称为"社交游戏"。现在他声称这是一个妄想系统——但这也是他萨满教训练的一部分，他现在认为自己是一个萨满巫师。他说，他并不真正相信任何一个宗教的神，但从很小的时候起，他就开始认为自己是复活的基督，并为他备受期待的回归做准备："我觉得自己要做这份工作，这是一份干净的、好的工作，这是耶稣的第二次降临，即使我不相信圣经的预言或类似的东西，但我认为我满足了耶稣第二次降临的条件。因此，我认为自己应该拥有更多的权威和权力，这是我的妄想。"他在家里收藏了一系列大小不同的药瓶。他的墙上挂着另一批收藏品，是他所获得的奖项，褒奖他在精神卫生领域所做的工作。他曾在许多州政策规划委员会任职，因这些工作而获得认可，他被授予奖项、去参加典礼并获得继任。1998 年，他被授予年度精神健康个人奖，这是精神卫生领域最负盛名的本地奖项，每年都会颁发给精神健康服务的来访者或是提供服务的人。在获得这个奖项时，约翰面向 700 名听众演讲。他一直是精神卫生社区满怀热情的新闻通讯撰稿人，除此之外，他还创作戏剧和诗歌。他在一家县精神科医院担任同伴辅导员，他在那里的一个封闭病房工作，许多功能障碍最严重的患者都住在这个

[269]

病房里。

约翰积极参与精神障碍患者倡导活动，这是代表那些被诊断患有重性精神疾病的人的游说活动。这类组织各种各样。有些人称自己为"精神科幸存者"，他们强烈反对强制性使用精神药物。例如，有一本名为《树干》（*Dendron*）的杂志专门研究其作者称为的强制性精神药物治疗的替代方案。《树干》的发行量为 6 000 份，预估读者有 15 000 人。杂志在 1997—1998 年的冬季刊特别报道了伯奇之家（Burch House），这是新罕布什尔州的一家治疗中心，其模式借鉴了 R. D. 莱恩在英格兰建立的社区，在这里，急性精神病发作的患者可以在没有精神药物治疗的情况下稳定下来。然而，许多患者倡导团体认识到，伯奇之家的治疗方法在管理式医疗世界中是不可行的。尽管如此，他们仍强烈倾向于以社群为中心和以心理治疗为中心的模式，而不是医学模式。

并非所有为精神障碍患者进行游说的组织都是如此。例如，全美精神疾病联盟一直发出捍卫医学模式的强大声音，在国会也有很大的影响。它是最大的倡导团体之一，在全国范围内拥有超过十万名成员。它利用医学模型进行了有力论证，证明我们迫切需要对精神病学的研究，因为精神疾病不是社会化不良和养育不当的结果，而是一种需要医疗关注的医学状况。该联盟发行的出版物中充满了核磁共振扫描研究、精神药理学研究和流行病学调查。该联盟的政策声明也将自己描述为"脑部疾病患者及其家人"的基层组织，宣称组织提倡"主流的科学判断——'重性精神疾病'是脑部疾病，目前既无法预防也不可治愈，但可以通过组合药物、支持性咨询和社区支持服务来治疗和管理。"该联盟试图使用这种方法来消除精神疾病的污名化，进而说服公众和国会精神疾病是一种像任何其他疾病一样的疾病。该联盟在精神病学界受到广泛尊重，已经成为一个具有强大政治影响力和惊人功效的优秀组织。但许多由患者主导的倡导运动对此仍然持怀疑态度，他们将它视为一个致力于

［270］

消除父母内疚感的"父母组织"。（事实上，全美精神疾病联盟坚定地致力于一个观点：精神疾病不是任何人的错误。它的政策声明也指出，对抗精神疾病病耻感的最强武器便是科学。）患者的怀疑集中在该联盟对于医学模式的支持上。

像许多接受精神健康服务的人一样，约翰也坚决反对目前的医学模式，因为对他来说，这让他的想法、目标和欲望看起来都好像不是真正属于他自己的，而是由与他不相干的东西所造成的。他不赞成全美精神疾病联盟的立场："整个联盟的重点就是试图避免审视个人的成长经历。他们会说'约翰·胡德认为自己是一个巫师，有非常活跃的情感模式，他体内分泌了太多的多巴胺，无法为自己的想法负责'。但作为一名同伴辅导员，我关注的是，人要为自己的行为负责，你该像别人对待你一样对待别人，同时要有幽默感。如果有来访者走过来对我说，'我昨晚跳过了月球'，我会尽己所能认可这个想法。没有认可，我们就无法生活。而没有疑问，我们也无法生活。这便是医学模式的用武之地。每个人都想要一个答案。他们想要关于某事的答案。但是没有简单的答案，不可能有的。"

发疯是一件很糟糕的事情。它很难治疗，很难忍受，也很难被理解。大多数人不明白这是多么奇怪、可怕、顽固的难题，不明白看着一个疯子的眼睛却无法得到答案是件多么令人不安的事情。许多人只希望与一位患有精神病的乞丐擦肩而过，不愿与他产生交集，他们宁愿假装精神病患者不存在。我们被抑郁症和精神病发作吓坏也是很正常的，因为精神疾病扭曲了人格的基本特征，这一点会提醒我们，我们作为人存在的基础脆弱至极，犹如建立在沙子之上。疯子是那些故意藏起剃须刀的人，他们等到母亲上床睡觉时，就会隐秘地切开自己的肉，直到血液渗入床单。他们会囤积安眠药数月，即使旧的没有动过，也会收集新的处方药，然后用伏特加把这些药片吞下，并在医生的电话里留下语音信息。他们还可能连续几个月都不倒垃圾，直到屋里太过恶臭以致冒犯了邻居，看门人进来后，会在屋里发现一堆爬虫。他们不吃午饭，每天晚上只吃一个西红柿和一罐金枪鱼，把食物小心翼翼地切成一千块，一小块一小块地用叉子吃一个小时。他们会根据我们无法听到的声音和我们无法相信的信念行事。他们有自己的意念，会自己做出决定，还会自己做出选择。他们的疾病是他们身份的一部分，这似乎与癌症这样的异物入侵情况截然不同。 [271]

在我们的社会中，我们经常能够看到癌症患者、心脏病患者或腿部骨折的人，我们会把他们视为无辜的受害者，我们通常会觉得他们需要我们的帮助，会觉得支持他们熬过痛苦时期这件事，是好的也是正确的，这本不是他们自找的、应该承受的痛苦。精神疾病领域则没有这种清晰的划分。我们经常会发现，自己很难将精神障碍患者视为无辜的受害者，因为他们可能会服用过量药物，这在我们看来似乎是故意的，这样的行事方式也是癌症患者不会有的。我们有时甚至发现，很难像回应人一样回应他们，因为当一个人精神病发作时，他就失去了在人群中表现得像一个人的能力。这使得人们很难对患者的发疯共情，也很难知道如何做出适当的反应，这种尴尬深深植根于我们的宗教传统之中。

我们不应该毁灭我们自己。借用荷马的话说，命运已经用痛苦编织了生活的线。这句话可以反映出所谓的仁慈创造者的糟糕表现。但是，如果你（就像前几个世纪的人所做的那样）接受这种说法，认为上帝允许这种尖锐的痛苦存在，如果你承认上帝出于某种原因而制造痛苦，那么什么才算是正确的立场？是把你的支气管炎视作上帝的恩赐，等待他为你解除病痛；还是试图靠自己治愈它，实际上傲慢地挑战上帝的智慧？[1] 马丁·路德解决了这个难题（其他人也给出了同样的解释），他认为上帝要求人类对自己的福祉负责。[2] 他解释说："一位农民不会把他自己田地里的事都交给上帝，而自己不做任何与农业有关的事，不耕地，也不培育土壤。"[3]"许多人轻率地争论命运决定的必要性，并说：'如果上帝想保护我，即使没有食物和药物，我也会在饥荒和瘟疫中生存下来，但是，如果上帝要我灭亡，那么这一切对我都不会有任何帮助。'这些想法是不虔诚的，也是上帝所禁止的，因为他没有向我们提供他隐秘的建议，告诉我们他想要怎样或什么时候给予帮助。"[4]换句话说，拒绝寻求健康实则在要求上帝为我们做我们能为自己做的事情。

同样的道理，故意伤害自己就是在蔑视上帝。这是狂妄自大。"上帝赐给我们身体，"路德写道，"我们不应该用禁食或不眠来杀死它，而应该用食物、饮料、衣服、睡眠和药物来照顾它。"[5]从这个角度来看，自我伤害是种亵渎，甚至可能是邪恶的，即使以崇拜的名义进行。路德还说道："不要自找苦吃……上帝赐给你双眼，不是要你来伤害它们，或将它们挖出来的。上帝赐给你双腿，不是要你去砍掉它们的。相反，如果有人生病了，上帝希望你用药来治愈他们。但是，如果有暴君要谋杀你或以其他方式迫害你，那么你必须承受这些痛苦，把这一切交由上帝管理。"[6]

[272]

路德在这里用了一个古老的宗教区分，我称之为非本质痛苦和本质痛苦之间的区别，可以付诸行动的痛苦和必须献给上帝的痛苦（正如天主教神父所说的）之间的区别。本质的痛苦是我们无法预防的，但如果可以的话，我们必须生存下来。本质的痛苦是人类生活固有的困难，是我们的烦恼，是我们在世界上挣扎的方式，它使我们在特定的地点和时间，成为拥有特定性格的特定的人物。我们独一无二的痛苦史进一步塑造了我们的性格，造就了我们。人类的痛苦是不可避免的，世上所有的知识和热情都无法洗去痛苦，无法让人类变得安全和纯洁。纳丁·戈迪默（Nadine Gordimer）为我们讲述了一个年轻的南非激进分子的故事，她渴望将世界从种族隔离制度中拯救出来。有一天，她带午餐去公园，发现公园的长椅对面坐着一个安静的、与世无争的男人。当一只鸽子栖息在他的肩膀上时，她意识到，自己的三明治消失了，而这个男人已经死了。她想，当革命来临时，这个世界上会有正义、平等、友谊、人类的尊严，但也仍然会有这样的事情发生，于是，她扔掉了三明治的玻璃纸包装，像小偷一样消失在人群中。[7] 人的生活总是艰难的，我们的个人历史到处都是充满伤害的小事所留下的痕迹。

　　而非本质的痛苦则是我们可以治疗的痛苦。我们可以消除这些痛苦，因为它们作为一些事实的结果，是可以被改变的。这些痛苦在消失时，对我们来说是无关紧要的，它不会影响我们成为什么样的人。路德认为，可以治愈的疾病、可以通过进食而消除的饥饿、可以获得温暖的寒冷都是无关紧要的痛苦，我们有责任消除它们。他还认为，那些狂热的崇拜者为了追求上帝的荣耀而鞭笞自己，使自己挨饿，或者折磨自己，这些都是非常错误的行为。只有不可避免的痛苦才必须被接受。只有以爱和关怀照顾田地时，我们才能祈求上帝对我们的庄稼施以仁慈。《塔木德》(Talmud) ① 中记载道："傻瓜！从自己的工作中，你还不明白吗……即使是植物，如果不除草、不施肥、不犁地，那么它也不会生长。人的身体也是如此。肥料是药，而农民是医生。"[8]

　　这种区别被我们的犹太教和基督教文化所继承，医学处理非本质的痛苦，宗教处理本质的痛苦，而故意伤害则落入一片灰色地带，它既不属于医学治疗的范畴，也不被宗教所容忍。医生的职责是治疗可治愈的疾病，管控可控制的情况。医生没有接受过处理患者生存危机的训练，或者是更极端的，去与死亡对抗的训练。这就是为什么医院里有神父、牧师和拉比。当医生无法改变肝脏疾病所造成的个人悲剧时，他们的任务便不再是去处理它，大厅尽头的紧急情况优先于已经在接受治疗但是 ［273］

---

① 犹太法典，在拉比犹太教经典中的地位不亚于《希伯来圣经》。

身处绝望中的患者。医生们要学着理解疾病的过程，并从中阻断它们，神父或拉比们要学着如何帮助人们度过那些无法逆转的时刻。[9]我们去看医生，是寻求解决关节疼痛以及鼻塞等问题，这时候，医生仿佛是身体领域的技师；我们去教堂是为了解决我们在无限时空中的孤独。这便是为什么三四十岁的人往往开始感觉到自己需要宗教的原因之一，那时的他们已经意识到，生活由一连串迫不得已的选择构成，其后果无法预见，坏事会发生在好人身上，有的时候还以非常可怕的方式发生，尽管如此，他们还是要把生命看成是美好的，这就需要人们在精神世界中探索智慧。或者在伟大的小说中。玛丽·戈登（Mary Gordon）写道，她已经读了三遍《米德尔马契》（*Middlemarch*）。[①]在她十几岁的时候，她渴望多萝西娅嫁给浪漫又冲动的拉迪斯瓦夫；在她 20 多岁的时候，她愤怒于多萝西娅生活在男人的阴影之下，这些男人显然比不上她；在她40 多岁的时候，她意识到热烈而充满激情的多萝西娅在她所处的环境中已经尽了最大的努力生活，这是她第一次觉得《米德尔马契》是一本悲伤的书，讲述了优雅、尊严和信仰。[10]

宗教安慰的力量在于它能够重新构建和重新解释生活中无可避免的痛苦。在教堂之中，我们适应了环境为我们创造的生活，我们学会了尽自己所能，我们接受了我们的挣扎对于自己来说是至关重要的。我们学会了将痛苦理解为生活的一部分，从某种意义上说，它是一种精神层面的磨炼。相比之下，现代医学将生病的人与其所患的疾病分开，将个人意图与生理问题分开。如果有患者摔断了胳膊，没有医生会因为他在足球场上表现得像个白痴而拒绝为他治疗胳膊。无论患者是否吸烟，医生都会为其治疗肺癌。在医学上，为了给患者疗伤，医生将与疼痛相关的

---

① 英国作家乔治·艾略特（George Eliot）创作的长篇小说，其中描写了少女多萝西娅的婚姻悲剧与理想主义的破灭。

复杂情况——导致疼痛的原因和疼痛引发的后果——从身体的损伤中抽离出来。即使是那些认为自己在疗愈整个个体或致力于社会正义的医生，他们接受的也是针对疾病的培训：开展治疗、介入干预、消除异常。我们已经通过"医疗必要性"这个术语制度化了这种区别，"医疗必要性"是管理式医疗的核心政策概念。用医疗补助法规的话来说，医疗上必要的护理是"对疾病或伤害合理且必要的诊断或治疗，或者对畸形身体功能合理且必要的提升改善"[11]。医生要做的是修复异常状况，减轻不必要的痛苦，忽视人们普通生活中的低谷。一位医学史学家写道："如果要选出医学所依据的最重要的一个思想，那将是……身体的异常状况是可以识别的。"[12]

　　精神病学完全无法代入将异常的可治疗问题和生命轨迹区分开来的 ［274］二分法，因为当有人将自己的名字首字母刻在手臂上时，你无法将可治疗的问题与个人背景清晰地区分开。她没有要切除的肿瘤，也没有什么具体的东西可以单独拎出来（好像我们治好了这个东西，她的痛苦就会消失）。甚至，关于"正常性"没有一个非常明确的界限——健康的人是这样的，不健康的人是那样的——至少与医学相比，这非常复杂。[13]精神科问题与每个人独特的生活息息相关，因为它们与每个人自愿选择的生活方式息息相关，这是她想要的、意图的以及做出决定的方式。在精神疾病中，损伤是有关疼痛的复杂意图。隐喻地说，破坏恰恰是患者想要受到伤害或想要遭受失败，这种渴望并不像一个可以被手术处理的良性肿瘤，而是与许多其他的欲望、恐惧、愿望相关，这些都编织成了患者的为人。[14]意图问题是精神疾病所固有的，然而，在我们生活的文化中，宗教传统谴责个人故意制造的痛苦，医疗实践把意图排除在外。

　　因此，我们的精神疾病模型是精神疾病呈现给我们的问题的解决方案。正如我所指出的事实，重性精神疾病有着复杂的病因，精神药理学和心理治疗结合才能提供最好的治疗结果。执业精神科医生通常对个体的挣扎有着丰富、复杂、多角度因果关系的理解。但是，他们所学到的这两种方法都已成为解决意图问题的方法，特别是解决对自我毁灭意图产生共情的问题。在新教的个人主义文化中，我们帮助那些帮助自己的人。我们想要帮助那些因为飓风、洪水或其他自然灾害而失去家园的人们，我们很少同情那些烧毁自己房屋，然后声称无处可去的人。精神病学科学和精神动力学是我们文化提供的选择，由此我们可以理解自我施加的痛苦，这让我们可以对那些受苦的人产生同情，也因此想要对他们施以援手。[15]

　　精神动力学通过专注潜意识来实现这一点。它使有些意图实际变成非意图的，但将痛苦的原因嵌入一个复杂的意图网络。精神病学科学会通过积极地最小化意图来达到这一点，因此看似故意的行为（自杀性地扣动枪的扳机，吞下巴比妥酸盐和朗姆酒）成为一种需要治疗的身体功能障碍。精神动力学和精神病学科学都试图以有助于我们共情的方式掌控患者疯狂的、不可理喻的以及自我毁灭的意图。两者都对自我毁灭的意图进行解释，有效地将此解释为非故意的，但他们以不同的方式达成这样的解释，这种方式的差异对我们如何共情需要帮助的人产生了深远的影响。

[275]

　　共情依赖于同理心，而同理心总是不完美的。我们永远无法真正感受到另一个人的痛苦。相反，我们感受到的只是回声，是我们所感知到的情感痛苦的回声，它存在于我们认为自己所看到的人身上，呈现出我们想要成为的样子，承载着我们对他人的期望，以与他人有关的我们觉得能表达自我的方式回荡着。我们学着感知，这也许是最基本的人类学见解。人们永远无法对其他人"感同身受"。他们是谁，这受他们所面对的人的影响，也受到他们被理解、被回应、被接触的方式的影响。人们对彼此并非透明，所以同理心从来都不纯粹。我们从自己的期望中与他人产生共情，这些期望，在我看来是一种"架构"。它们是从我们对别人的想法及想象中构建起来的，综合了我们希望自己成为什么样人的构想，还有我们期望的受苦的人们对待我们的方式，以及我们对待他们的方式。对我们来说，这种架构往往是看不见的：我们只是以某种方式对某些人共情，并表现同情。

精神科医生，或者非精神科医生，对约翰这样的人产生共情时，根据自身理解患者痛苦的方式，会产生不同的共情。这个人是谁？他为什么会感到痛苦？从医学的角度来看，他的痛苦是非本质的痛苦，这并不会造就他是什么样的人，他的痛苦并不源自他过去的复杂经历，也不会成为他未来的核心。这就是这种精神疾病治疗方法的伟大馈赠。痛苦不是你母亲的冷漠或你父亲的过度关注，它不是你的灾难般的选择，不是你的尴尬，或者不足之处。这种痛苦不是你的一部分，就像冬天的寒冷也不是你的一部分。因此，医学模式可以将一个人从病耻感中解救出来，这种病耻感在社交生活中显得真实而可怕。患有抑郁症或精神分裂症不应该是一件比患有糖尿病更加尴尬的事情，但事实上却是如此，因为精神疾病在我们的宗教传统中引发了棘手的问题。医学模式通过将疾病视为外在的东西来解决这个问题，疾病是有意识的自我之外的东西，它强加在了患者身上，就像断腿或肾脏功能失调是我们人格之外的东西，它与我们的人格是分开的。当我们通过医学模型进行共情的时候，我们学会了同情那些受到外部环境伤害的人，我们同情他，将其视为所有受害者中的一员：患有抑郁症、精神分裂症的人与遭受洪水或其他自然灾害的人都是一类人。当精神科医生将患者置于生物医学环境中时，当他们必须对患者做出诊断和开出处方时，他们所看到的是疾病的类别：抑郁、焦虑、精神病性发作、精神分裂症、双相情感障碍等。为了治疗，患者成了自身症状反映的类别。 [276]

从精神动力学的角度来看，精神疾病的痛苦是一种本质的痛苦。它与一个人本身密切关联，是他生活经历、成长过程和未来的内在特征。疼痛可能有一些身体原因，但精神动力学流派试图理解个人经历疼痛的方式，他们认为这是这个人挣扎的核心。治疗师试着帮助这个人了解他是如何选择自己处理抑郁症的方式的，他的抑郁症是如何表现在他的爱、他的工作、他的娱乐中的。精神动力学模型的馈赠在于强调疾病不是外部的、偶然的、他者性的。至少，功能失调的部分原因是患者（潜意识中）选择处理痛苦的方式：他重复的自我指责、他对其所爱之人爆发的愤怒、他意图想摆脱自己焦虑的混乱尝试。因此，这种疾病并不是他无法控制的，他是有可能掌控的。当我们通过精神动力学模型对某人共情时，我们同情的是这个人独特的生命历程：他的希望、他的丧失、他的错误、他的弱点、他的勇气、他的力量。当精神科医生从精神动力学角度看待患者的时候，他们看到的是一个独特的生命的复杂性：这个人的梦想、恐惧、渴望、逃避、选择。

根据所采取的治疗模式以及在这段关系中希望成为怎么样的人，精神科医生会成为不同的人。他们想要拥有某种自我，适合于某种环境，他们会有目标：成为某类人，被认同为某类人，像这个环境中被尊重的最优秀的人一样获得尊重。哲学家查尔斯·泰勒（Charles Taylor）说："我们走路、移动、做手势、说话的方式，从一开始就受到我们的意识的影响，我们意识到我们出现在别人面前，我们站在公共空间里，这些空间潜在着尊重、轻蔑、骄傲或羞耻。"[16] 在心理治疗环境中，公共空间受精神分析师的典范影响，精神分析师是复杂、矛盾、难以捉摸的人，他能够有意识地在另一个人面前扮演多重角色，不断提出怀疑，指出不确定性，对人与人互动中存在的被隐藏的、不透明的以及被省略的东西感到好奇。精神分析师看到了人类生命的悲剧，这也是我们认为精神分析师是我们这个世俗时代的牧师和拉比的原因之一。精神分析师最基本的承诺，就是与患者建立一种滋养的、关爱的关系，是相信自我的认知在本质上是好的。在生物医学环境中，公共空间受科学家的形象影响，科学家是博学的人，掌握着数据、测试、实验成果和未来结果。科学家

不是临床医生，但是他为未来的医疗创造了条件。这是一种强大的道德 ［277］
层面的善，通常有益于所有患者。对科学家而言，与某个具体的患者建
立关系并不是其工作的重要组成部分。精神病学家的专业知识集中于他
们对神经递质和大脑机制的了解，而精神分析师的专业知识在于他们对
个体的了解和关怀。

当然，现实比这更为复杂。精神科医生在参与这些精神疾病模型时
比我们受到更多的影响（他们对谁受到谁的威胁，以及文化的矛盾在哪
里有所感知）。尽管如此，两种方法还是有区别的，一种方法是把精神
问题看成疾病，以精神病学家为标杆；另一种方法认为问题在于选择和
互动，以精神分析学家为标杆。对于我们这些不是精神科医生的人来
说，面对一位患者时，我们会想到有药物可以治愈他，他最终的治疗方
法取决于科学的进步，又或者想到他有一个混乱的过去，我们可以通过
理解和指导来帮助他，这两种思考角度之下，我们的共情方式是截然不
同的。

人们可能会把生物医学模型所构建的共情称为"简单共情"。照顾
精神障碍患者的任务（如果那是你的工作的话），就是尽你所能为其治
疗非本质的痛苦，真诚地希望会有更好的研究找到处理这类问题的更好
的方法。你会共情精神障碍的受害者，与精神病学家一样，对于从地球
上清除这一疾病你有着道德上的紧迫感。共情很简单，因为问题很简
单，其中不包含复杂的意图。

相比之下，人们可能会将精神动力学模型构建的共情称为"复杂共
情"。患者所遭受的痛苦并不是真的非本质痛苦，因为尽管他们自我毁
灭的意图（自杀、失败、不完美）是潜意识层面的，但这些仍然是有意
的，和这个人复杂的过去紧密交织在一起。它们是他的一部分，它们就
是他。你无法简单地将这个人视作抑郁症的受害者，把他等同于最近一
次飓风的受害者。这场抑郁症的飓风是他的一部分，与他共情就是与他

的自我毁灭、他的绝望产生共情。

只有当痛苦会消失时，简单共情和它所产生的同情才能够对患者有所帮助。当我的断腿打上沉重的石膏时，我希望有人能和我一起，为我的断腿带来的不体面和痛苦一起笑、一起哭，我希望有人能理解它有多疼，希望有人能在我拄着拐杖挣扎上楼时告诉我，这真的没什么。我想要有人帮助我，让我看到一切都能够好起来，尽管现在的我处于这样可怕、痛苦、令人沮丧的困境之中，实际上一切都没有真正地发生改变。然而，如果我的背部受伤了，如果我要永远坐在轮椅上，我并不希望有朋友告诉我轮椅不重要，因为与断腿不一样，轮椅将成为我的一部分。如果我还是觉得自己和以前一样，只是坐上了轮椅而已，那么和以前的自己相比，我永远是不够好的。如果我把自己看成一个不同的人，一个不同但仍然拥有完整人格、充满意义的自己，那么我可能会骄傲且乐观地继续生活。约翰便是如此，他知道自己是与众不同的，知道自己永远不可能得到一份高薪的工作。但他认为，自己能够以一种有意义的方式看待这个世界，他有权利待在这里，他对他人的生活有所贡献。但是，如果想到自己的思想和感觉是"病态"的，约翰便会羞愧地瑟缩起来。

当疾病达到最为严重的阶段，而后开始消散的时候；当抑郁症好转，患者从自杀的迷雾中走出来的时候；当躁狂状态缓解，患者不再感觉自己有翅膀可以飞的时候，将患者与他的精神疾病分开来理解是一种有效的治疗方式。当精神疾病被治好的时候，将患者视为只是曾经患有某种疾病的人颇有意义，因为这样可以消除病耻感的威胁。痛苦并不是那个人的错，也不是他父母的错，没有人应该受到指责。除了身体原因（也许还有一点压力）之外，什么其他因素都没有。这种观点能够带来非常深刻的好处，因为在精神分析占据主导地位的年代，人们会用通俗化的精神分析模型羞辱并冒犯患者的父母。

但是，当精神疾病持续存在的时候，医学层面的解决方案就不那么

[278]

好用了。如果人们的人格独立于精神疾病，但是疾病又永不消失，存在
于他们思考、感受和行为的方式之中，那么他们就无法将自己视为一
个完整的人，其他人也无法将其视为一个完整的人。他们的大脑生病
了，他们的意图是病态的，如果不能药到病除（这种情况经常发生），
他们会觉得自己或其他人都对此无能为力。在他们那里，人之为人的本
质——思考、选择、感受——都是病态的，他们无法控制。

当一个精神病患者仅仅把自己当作疾病的受害者，而这种疾病是持
续存在的，那么他就失去了挣扎的理由。弗农从事患者倡导工作已有
近 30 年，他说话缓慢，但是充满激情，他对这些困境有自己深入的思
考。小时候，他被诊断出患有儿童精神分裂症——"我一辈子都要带着
这个病生活了"——但现在他更常被称为患有双相情感障碍或"分裂样
情感"，这是情绪（或情感）障碍（他的情况是抑郁症）和更多精神分
裂症样症状（如幻听）的混合体。他现在比 35 年前首次入院以来的任
何时候都要好，那时，他刺伤了五名男孩。他已经停药一年多了。他认 ［279］
为，成功停药有一部分要归功于他的第一个孙子出生所带给他的喜悦。
然而，大多数情况下，他将其归因于他学会了如何与疾病一起生活，他
不再将疾病当作外部入侵的东西，而是当作他的生活方式的一部分：
"我仍然能听到一些声音，但是，我发现这很复杂。当我妻子在 1985 年
去世时，当我在空军基地时，我以为我能听到这些声音是因为我完完
全全地精神崩溃了。然而，精神科医生告诉我并不是这样的，他为我打开
了一扇大门，让我能够从另一个角度理解心理学。他问我，有没有读过
伊丽莎白·库伯勒-罗斯（Elisabeth Kübler-Ross）① 的作品？他说，这就
是存在于你身上的东西——哀伤。哀伤就像急性精神疾病的开始。知道

---

① 伊丽莎白·库伯勒-罗斯提出了库伯勒-罗斯模型，即哀伤阶段模型，其中包含哀伤的
　五个阶段：否认、愤怒、讨价还价、抑郁、接受。

了这一点，我便知道了如何照顾自己，而不需要精神科医生告诉我该怎么做。现在，我帮助患者的方式，就连全美精神疾病联盟这样的组织都不想尝试，因为它需要太长的时间。我花了 30 年的时间才停药。这很困难，但是我有了自己的生活，其中很多都是通过寻找合适的替代品来实现的。了解完库伯勒-罗斯模型之后，我认为自己是哀伤的，但不认为自己是精神障碍患者。我现在认为，精神疾病是一种生活状况，这有点像库伯勒-罗斯模型的延伸。"

我问弗农，为什么将"疾病"这个标签换成"生活状况"会有所帮助？弗农说道："我有一位精神科医生，他把我所有的问题都归在了'分裂样情感'这个类别之中，他不认为我还能有别的什么问题。但是我认为，如果以不同的方式思考它，你就会意识到这是需要一步步来的，会意识到你可以有点作为。我有一个系统，我称之为"SENAP"。S是自我意识和言论自由（Self-awareness and freedom of expression）。E是能量激活（Energy activation），这种能量以一种没有压力的方式被激活，你有权利在受限制的环境中以自己觉得舒服的方式被对待。N是对自我的新认识（New awareness of self）。如果我想好转，我需要审视我的饮食习惯和我的着装，让自己摆脱坏习惯。A是对现实的觉知（Awareness of reality）。真的，我的意思是，精神病发作、妄想、幻觉都是有意义的，有其社会和艺术层面的意义所在，你必须看到这一点。P是解决问题的方法（Problem solving）。你可以一步步地做事情，你必须看到其中存在的创造力。"

所以，听完这些，我大声地问弗农，当有人说你得病了的时候，你为什么会对此感到不舒服？他回答道："当我参与到加州精神健康来访者网络（California Network of Mental Health Clients）中来的时候，我们还无法想出答案。即使是现在，我们仍然没有想出答案。我们唯一知道的是，我们不接受仅从生物化学角度看待我们。接受精神健康服务的人可以接受生理学和一些神经病学。他们也都认为自己永远无法摆脱‘精神疾病’这个词，尽管他们非常希望能够摆脱。但这就像是说我得了糖尿病，它会持续很多年，或许直到我双目失明，我的糖尿病都无法痊愈。你如果得了精神疾病，就必须为它的最终结果做好准备。自从 1983 年以来，我已经有超过 12 个朋友自杀了。既然是生病，你还是可以做点什么，就像患上普通流感，你知道如何照顾自己。精神疾病的患病缘 [280] 由有很多种，而治疗的方式有两种——药物，除此之外，还有谈话、社群以及像聚会场所这样的地方（位于市中心、来访者可以进来互相交谈的地方），后一类是心理社会层面的治疗——它们能够给你希望，让你变得真实。精神科医生或全美精神疾病联盟的人会尽其所能，但精神疾病的治疗仍然取决于那个人、那个接受精神健康服务的人，他要告诉别人，我已经准备好进入下一个阶段了。像我一样，如果我没有参与政治工作，我可能会病得更重，我可能会被关在州立医院或监狱里，那么我就自我放弃了。”

弗农无法不顾他的精神科医生和他所在社会关于他身份的认识，而独立地维持自我意识。他和我们所有人一样，生活在他人含蓄的期望之中。正如他看待自己的方式与我们对待他和共情他的方式纠缠在一起一样，我们的期望也隐秘地与我们的道德判断纠缠在一起，这些会反过来投射到我们对如何处理精神疾病这件事情的判断上。共情往往牵涉道德，这与詹姆斯·威尔逊（James Wilson）对于同理心的著名讨论相呼应，共情——至少在幼儿阶段过后——是做出判断。[17] 共情是评估别人的境遇和性格，根据自己的职业、所处的社会、个人的经历来阐释这个人，在此基础上推断出这个人的所感所想，并且不可避免地对所发生之事的对错做出判断。为了能够感同身受，你必须了解一个人为什么会采取行动，了解他有否预见这样做的后果。[18] 从这个意义上说，同理心是我们主要的道德资源之一。

当然，道德有几个方面。人类学家兼心理学家理查德·施韦德（Richard Shweder）指出，在不同文化之间，关于什么是正确和好的，主要有三种论述。一种是自治伦理，谈论正义、伤害、权利和人类自由；一种是神性伦理，谈论纯洁、神圣和上帝意志；还有一种是社会伦理，谈论责任、义务和集体利益。[19] 不同的社会以各种方式对这些伦理的重要性进行整合。但是，无论处于一个把对家庭责任放在首位的社会，还是处于一个强调个人权利的社会，你评判人类行为的基本工具都是要了解一个人为什么会这样做，以及他是否意识到自己的行为可能产生的后果。你必须判断你对另一个人的看法，在和他的相处中你希望扮演什么角色，你认为他应该如何与你相处。[20]

也许，这不是道德应该有的样子。当然了，大卫·休谟和伊曼努尔·康德在启蒙运动中争论的焦点是情感、同情心和同理心在道德判断中的作用。休谟认为，同情心和同理心在我们的动机中扮演着至关重要[281]的角色，他声称，像其他一切一样，道德行为和良好行为都是建立在我们的激情之上的。康德则反驳说，我们的道德要求，正如我们所理解的，绝对不以我们的感觉和倾向为条件，道德考量为我们的行为提供了理由，这些行为是且必须是独立于我们的单纯欲望之外的。在康德哲学中，道德并不是基于我们是否刚好对他人有同理心来告诉我们应该如何对待他人，道德定义和限制了我们允许自己对待别人的方式，即使我们不喜欢对方，不共情也不同情他。

但是，什么是人？人类学家和哲学家对这个问题的回答大不相同。哲学家所关心的世界是：我们应该如何看待他人和他们的权利，我们应该如何看待我们的道德责任，为什么我们应该像康德所坚持的，认为每个人都必须被视为目的而非手段。人类学家则没这么有野心，他们只是简单地描述自己所发现的世界。在人类学家眼中，其研究的文化各不相同，这不仅是因为一些社会建造摩天大楼，而另一些建造泥屋，还因为构成人类理解的基本构件是截然不同的。例如，在美拉尼西亚社会中，所谓的人，并不是我们认为的，是活着的、人类的一员，在他们的眼里，人是有角色、有地位的，并且有权利养某一头特定的猪。在一个非洲部落里，除非你是一位合法妻子的合法孩子，否则你就不是一个真正的人。任何社会的偏见或种族灭绝都基于其拒绝承认该群体中的成员——妇女、犹太人、非裔美国人——是完整的人。[21]

　　人类学家关心的不是道德判断应该是什么，而是在特定的时间和地点，人们如何努力成为好人。正如一位民族志学者所言，我们生活在一个充满紧迫性和必要性的世界里，我们生活在 T. S. 艾略特（T. S. Eliot）所说的那种"无休止的使自我感觉良好的努力"中。[22] 人类学家以一种丰富而复杂的方式描述了一个人在社会中应该如何与他人相处，以及在这个社会中做人的真正意义。事实上，这是人类学理解道德的最著名尝试之一所获得的主要成就。1949—1955 年，哈佛大学开展了"五种文化中的价值观比较研究"（Comparative Study of Values in Five Cultures）项目，该项目成果最终在 1966 年以《悬崖上的人》（*The People of Rimrock*）为书名出版。埃文·沃格特（Evon Vogt）和约翰·罗伯茨（John Roberts）组织了一个由不同社会科学专业的学生组成的团队，带着他们来到新墨西哥州。在那里，他们在一天的车程之内便发现了一个纳瓦霍人保留地、一个祖尼人的普韦布洛村落、一个西班牙裔美国人的村庄、一个得克萨斯州和俄克拉荷马州农民的自耕农社区，以及一个墨西哥村庄。作为一项正式的、科学的尝试，这些研究人员们试图确定各个社会中的"价值观"。这个项目彻头彻尾地失败了，因为没有人能就抽象的术语达成一致。但是，田野调查人员很容易地描述出了每个社群中的道德行为，[23] 写出了人们在情感上所关注的想法，这些想法激励着人们，而且来自人们在社群中所学的与他人建立关系的方式，也就是我们想象别人的方式，我们如何想象自己和他们在一起，我们如何深刻地感 [282]

受到某事是正确的、好的、真实的——这是人类关系的基石，是在特定环境下成为特定的人的严苛要求的基石。

这便涉及了共情，因为共情是这个地方性过程的名称，通过这个过程，人们对彼此抱有含蓄的期望，认为对方是有希望和需求的人，他们在社群中的存在充满意义，也值得尊重。我发现"共情"是思考这些含蓄期望的一种有效方式，因为我们很少有人认识到，我们的日常情绪反应在多大程度上源于我们文化模式中隐藏的冰山，特定的地方性环境在多大程度上塑造了一个有效且良好地与他人建立关系的自我。[24] 我们的道德本能建立在一个复杂的基础上，在这个基础上，我们对和谁在一起，和他们在一起时我们想成为什么样的人，以及在整个过程中我们如何正确地行事怀有期望。当有人做了我们认为不道德的事情时，我们会感到震惊；我们如果没有不安，可能是认为这个人只是有些古怪或标新立异——这不属于不道德的范畴。当我们觉得自己的行为不道德时，我们会觉得很糟糕，我们如果不觉得糟糕，可能会说我们正在做的事情实际并不能算错，因为它让我们"觉得如此正确"。在一个社群里，人们学会了在情感上与他人建立联系，利用情感来解释、判断和塑造这些关系的好坏。

我们把自己当作道德主体，也被他人当作道德主体的这种方式会影响我们的能动性——即使是我们与精神分裂症做斗争的时候。约翰·胡德讨厌医学模式，因为这种模式让他觉得自己似乎是非人的。这并不是说他认为医学模式所展现的事实不准确。他确实认为这个模型不对，不过无法说清为什么它是错误的，他也承认自己的大脑存在一些功能失调和器质性层面的不同，他知道自己需要服用药物。但是，他的思维和说话方式与精神分裂症是分不开的，如果精神分裂症是一种脑部疾病，那么我们所看到的他的个性和人格——他的思想、感受、意志和欲望——都不可逆转地被毁坏了。然后，他必须将自己视为患者，他所患的疾病应该被切除、丢弃、消灭，但这种疾病也造就了他本质上是"谁"。

对于像约翰·胡德这样的人来说，精神分裂症的精神科诊断是一个大问题。约翰需要这个诊断，因为诊断使他有权获得福利——医疗保险、住房、津贴——没有诊断的话，他无法得到这些。然而，他认为，承认这个医疗诊断意味着他的思想和自我在生物学上是低于标准水平的。为此，他将自己解释作萨满巫师、精神分裂症患者、魔法师、主治疗师、依赖者、来访者——他是非常复杂的。"我是非常复杂的，没有人能弄清楚，"约翰说，"我以一种动态的方式与精神分裂症相处，最重要的是，我的系统错综复杂，它让我挣脱了很多束缚。"约翰一直拒绝从诊断类别的角度思考。有一次，我问他，这个由接受精神健康服务的人经营的救助中心，其创始人得到的诊断是什么。当我这样问他的时候，他皱了皱眉头。当时，我们站在一座破旧豪宅的楼上，房子曾经的优雅已被凌乱的公共休息室和厨房破坏了。创始人的照片挂在楼上的艺术工作室中，旁边是一幅风格大胆、色彩缤纷的怪异画作。约翰说道："在这里，我们并不怎么谈论诊断，这不是大家喜欢的做事方式。"

约翰想让别人觉得他是个有责任心的人。他认为患病这件事，错不在自己。三四十年前，精神分析模型会认为他（和他母亲）在某种程度上应该受到谴责。精神病学科学的一大进步就是让人们从这种可怕的负担中解脱出来。约翰承认他存在器质性问题，但他拒绝把他的精神分裂症当成一种疾病，因为精神分裂症影响了他的思想，他认为他要对自己的选择、自己的想法、自己的作品、自己的政治工作负责。他想成为这个社会中值得信赖的一员。他承认自己有缺陷，他希望在他人的眼中，即使有这些缺陷，他依然是可靠的、有活力的、正直的。这就是为什么他是一个很好的辅导者，他会告诉来访者，无论他们有什么样的缺陷，他们都可以，而且必须成为社会的公民。

[283]

　　像许多接受精神健康服务的人一样，约翰以英雄的光芒呈现自己的抗争。[25] 他告诉我：“这是这个国家最具有病耻感的群体，直到今天，我从口袋里拿出药片吃下去的时候，仍然能够看到我母亲脸上的愧疚。我思想病态，不得不吃药——这足以引起对自己的怨恨。”然而，约翰通过肯定疯狂的价值，创造了一种高贵的生存方式。他称之为“认可”。他曾问一位过于自信的精神健康工作者：“我如果告诉你，我是个巫师，你会有什么感觉？”对方回答他说，很显然他并不是。“所以，我告诉他，‘听着，哥们，我花了 35 年的时间学习如何成为一名巫师，我读了 1 500 本书，我还知道里面的内容，你竟敢说我不是巫师？’然后我又对他说，‘好吧，现在我想让你告诉我，你对我的反应有什么看法’。他说，‘你在吹牛’。我说，‘你刚刚两次都没能支持我的情绪稳定系统，我建议你不要去做精神科护理工作’。”

　　约翰认为自己是一个特别的人，因为他成功应对了这些可怕的侮辱。他在一次演讲中写道，他就像一个坐在轮椅上的人：“在过去 30 年的大部分时间里，我都生活在完完全全的地狱里。现在，由于学到了技能，实现了成长，我足够稳定，能够成为一名精神健康服务人员。我可以诚实地说，精神疾病不是个玩笑，治疗它需要实实在在的资金资源，在康复过程中，还需要一个可以接受你的、富有同情心的社群。”[26] 相信自己是一个负责任的人，（在一定程度上）掌控自己的生活，拥有一个接受你的富有同情心的社群：这些是约翰·胡德康复过程中的关键要素，也是大多数接受精神健康服务的人倡导的政策立场的关键要素。

　　约翰·胡德认识到，他教导精神科来访者的能力——告诉他们可以成为社会上一名负责任的成员，以及他们可以负责任到何种程度，取决于他们是否将自己理解成道德上能够担责的人，反过来，这又一定程度上取决于他们是否被我们的社会视为道德行动者。这与我们选择如何共情他们、理解他们的经历、设身处地为他们着想、感受他们的痛苦密不可分。

　　毫无疑问，精神病学科学和新范式下的生物医学精神病学在对抗精神疾病的斗争中取得了巨大的进步。治疗方法有了显著改善。附着在患者和他们的父母身上的令人厌恶的病耻感已经大大减少，尽管仍有一些。"精神分裂症患者"的母亲们的处境有了好转，从前的她们不仅要忍受孩子陷入疯狂的恐惧，还要忍受指责以及内疚、自责。治疗抑郁症再也不需保密，患者不需要被藏在贴着黄色墙纸的楼上的卧室里，自杀也不会再被伪装成家庭事故。人们对更多大脑过程的了解促进了对新精神药理学治疗方法的广泛探索，例如新的抗精神病药物，它改变了许多精神分裂症患者的生活。

　　然而，危险在于，生物医学方法成了精神病学中治疗精神疾病的唯一方法，并成为我们文化中对精神疾病的主流理解。这对患者来说，是一种非常直接的危险因素，因为研究表明，精神药理学和社会心理治疗（或心理治疗）的组合对患者来说是最好的。研究还表明，从长远来看，这样的组合花费更低。

　　不仅如此，这种我们看待患者的方式和他们看待自己的方式，在道德层面也存在危险。通过普及的、通俗化的医学模型，我们不会将精神障碍患者视为完全的人，特别是当他们的困境是慢性的、持续的时。这让我们形成一种道德本能，在这种本能之下，为了消除病耻感，我们会说这些患者不是像我们一样的人，不像我们一样生气勃勃。因为精神疾[285]病不像肝功能障碍，精神疾病破坏了一个人的逻辑思维和情感感受。当疾病永远不会消失时，我们会认为这个人的思维和感受都是病态的，我们会说这个人不是一个完整的人。在通俗化的生物医学模型中，精神疾病是来自外部的侵入，它从一开始就没有得到控制，除了医生，我们无法控制它。

　　医学模式为那些找到治愈方法的人提供了巨大的希望，但对那些无法被治愈的人下了判决。从事实来看，仅凭医学模式进行治疗是不妥的。毕竟，精神分裂症等疾病是神秘的疾病，受基因影响，但又不完全是遗传性疾病（如果同卵双胞胎之一患有精神分裂症，他的双胞胎患精神分裂症的几率只有 40%—50%）。精神分裂症也受到环境的影响，与工业化城市的环境相比，农村地区的精神分裂症预后要好得多。[27]精神分裂症在不同环境中的预后是不同的，大约三分之一的精神分裂症似乎在30 年后会自发缓解。如果我们的社会将精神分裂症，还有抑郁症、双相情感障碍，以及其他危及生命和使人丧失能力的精神疾病，都仅仅理解为医学问题，那么当药物不能完全起作用时，人们的希望便会被剥夺。我们剥夺了他们对自己的主人翁意识，剥夺了他们在我们世界中拥有完全人格的感觉，剥夺了他们自主思考和感受的能力，只因为他们与其他人不一样，他们便成为低等的人、低等的个体、低等的道德存在。我们将他们剔除出了成熟人类的范畴。

　　对于精神科医生来说，这并不是一个特别的困境。同时接触生物医学和精神动力学方法的精神科医生似乎能够对这些疾病保持丰富、复杂的理解。大多数精神科医生可以很容易地在不同模式间切换，就像我们所有人在面对我们的学生、客户、朋友、孩子、父母和伴侣时，都可以在伦理层面进行不同关系之间的适当的切换。精神科医生如果拒绝其中一种方法，那么的确会经常对这种方法感到道德义愤。例如，乔治·班克斯对精神动力学心理治疗感到的义愤之情。有些生物医学精神科医生（比如班克斯）根本无法理解，良心健全的分析师如何还能接受一种不将疾病和人分开就治疗人类痛苦的方法。这些精神科医生认为，精神动力学是残忍的，它将痛苦归咎于患者。而一些精神动力学精神科医生根本无法理解生物医学精神科医生的方法，认为这种方法对身处痛苦中的人很残忍，对于像外科医生治疗心脏病患者一样治疗抑郁症患者的方式，他们感到震惊。作为一名精神科医生，当选择一方阵营并反对另一

[286]

方时，你会觉得使用另一种方法的人在做错误的事情，因为一个受苦的人正处于危险之中，你会深刻地、热情地、正义地感受到这一点。但大多数精神科医生并不是这样的，他们只有在受到限制，无法用自己认为正确的方式来照顾他人时，才会感到自己站在职业道德的悬崖边上。这就是为什么管理式医疗对医生来说是一场道德危机，尤其是对那些以心理治疗为主的精神科医生来说。

精神科医生看到周围的医学世界正在发生变化，他们的绝望却并非只是，或并非主要与金钱相关，尽管有些人认为这正是原因。从事精神药理学的收入比从事心理治疗高，而且，医院的工作虽然比以前压力更大，但是仍然很赚钱（从事心理治疗的精神科医生总能找到精神药理学医生的工作）。他们的绝望来自对道德的违背，来自内心深深的恐惧，他们害怕无法像自己理解的好医生那样照顾患者，害怕被迫打破与患者的信任关系，害怕不能再以共情回应患者。他们觉得自己是坏人。他们觉得，自己受过了训练，能够看见并理解一种怪诞的苦难，然而他们所能做的只是给囚犯分发一根生物医学棒棒糖，然后转过身去。他们觉得好像是在公园的长椅上吃午饭，而对面的人死了，自己却袖手旁观。

相比之下，我们的社会面临着真正的困境：我们是否要接受通俗化的生物医学模式的诱惑，放弃我们对人类生活的复杂性负责的承诺。当人们读到有关精神病学科学胜利的普及作品时，会发现更广泛的文化似乎在从生物医学精神病学中寻求使性格完美的可能，这是一种机械化灵魂的技术幻想。1994 年 2 月，《新闻周刊》（*Newsweek*）发问：“害羞？健忘？焦虑？恐惧？痴迷？科学如何让你通过一粒药丸改变人格？”其封面文章描述了关于害羞、冲动、执念、焦虑和专注的神经化学机制，以及不同精神科医生用来调节它们的药物。“这是有史以来第一次，”神经精神科医生理查德·雷斯塔克（Richard Restak）说，“我们能够有机会设计自己的大脑。"[28] 一些精神科医生现在会谈到"整形精神药理学"，认为我们应该认真对待这样一种可能性：在未来几年，我们可能能够使用药物来治疗害羞、拒绝敏感，以及其他导致人们痛苦的气质状态。目前的医疗能力与这一愿景相差甚远，但"设计"个性的想法，用精神药理学整形手术来修整和塑造个性的想法，在我看来具有强大的指导力量。精神病学家彼得·克雷默（Peter Kramer）提出了"整形精神药理学"这个术语，他在《倾听百忧解》（*Listening to Prozac*）一书中写道，有些患者会变得"比正常人更好"，他们能够更加专注、更少焦虑，变得更自信和平静。尽管许多精神科医生反对说，至少与真正的抑郁症患者相比，这些人的数量很少，但毫无疑问，百忧解对寻求这种理想的中产阶级消费者很有吸引力（在克雷默发人深省的研究中，这并不是他试图说明的重点）。此外，如果没有诊断，就很难得到精神治疗，而诊断也往往伴随着药物治疗，似乎每年都有一种新的诊断变得时髦起来，成千上万的人要因此接受药物治疗。最近，有位美国制药公司高管对此做出推测，20 年后，世界上有三分之一的人口将接受精神药物治疗。[29]

[287]

　　与此同时，弗洛伊德引发了人们愤怒。百忧解——或者至少存在合理有效且易于服用的药物，能够解决曾经由精神分析心理治疗来处理的问题——让人们对弗洛伊德感到愤怒，因为人们第一次有了另一种关于人类不幸的合理解释，且足够充分，人们有了真正的替代方案。很明显，在 1987 年百忧解出现的时候，不仅是精神病发作和自杀，甚至连日常的忧郁症都可以通过药物得到至少一部分的处理，并且越来越多的人可以以一种明智的方式谈论这些令人不快乐的疾病，他们把这看作是神经递质的问题，而非人们的否认、冲突或与自我抗争的愤怒。全世界的人和实践都将这种人类的不快乐当作一种可以用药物治疗的大脑功能障碍，整个文化都对于一个好的、负责任的医生应该如何处理患者有了自己的认识。有一些著名的研究人员获得了政府的大方资助，还有些诊所、医院科室和临床医生专门研究精神药理学，有时，他们会声称精神药理学是精神疾病唯一有用的干预措施。人们提出了一种与弗洛伊德截然不同的个体模型，以及一套基于该模型的惯例，这些惯例与精神动力学领域的惯例一样发达。有一些流行的书籍将该模型的研究和实践主流化——例如，1981 年出版的《思维、情绪和药物》（*Mind, Mood and Medication*），1993 年出版的广受欢迎的《倾听百忧解》——到 90 年代初，一场关于医疗保健的辩论迫在眉睫，人们需要看起来比从前更加便宜的方案。因此，这是第一次，有人可以拒绝弗洛伊德对人性的看法，而使自己免于如下指责：拒绝精神分析的人只是因为尴尬和软弱而无法诚实地看待自己。人们可以表达出让人相信的道德义愤。

　　1995 年，一场奇怪的辩论出现在知识界的主流期刊上。美国国会图书馆拥有许多未出版的弗洛伊德文件，它一直计划举办一个展览来纪念 [288]
弗洛伊德。《梦的解析》（*The Interpretation of Dreams*）出版 100 周年之际似乎是一个恰当的时机，适合纪念这个对 20 世纪影响深远的人。美国国会图书馆组建了一个由精神分析学者组成的咨询委员会来展开这项工作。六个月后，这个展览被推迟了，50 位评论家联名签署了一份请愿书，谴责这个拟举办的展览——签名者之一格洛丽亚·斯坦纳姆（Gloria Steinem）抱怨图书馆实际上是在荣誉化这个人，而非将他视为一个陷入困境的个体——并且，媒体上还经常出现对咨询委员会的人身攻击（这个展览计划具有"明显的洗白企图"，这是"向弗洛伊德信徒的完全屈服"）。彼得·斯瓦尔斯（Peter Swales）是更激烈的批评者之一，他解释说："我是在保护消费者。"[30]（目前，该展览现已向茫然的公众开放了。）

　　在过去的几年里，对精神分析不足之处的大肆宣扬——所谓的"对弗洛伊德的抨击"——就像是重大的科学发现一样。作者们宣称，弗洛伊德是一个科学骗子，他的方法是坏的，他的个人诚信也是假的，他的整个事业都是自恋的帝国主义的工具，它不能依赖于真理，所以只能诉诸厚颜无耻的虚构。据说他还出轨了他的妻妹明娜·伯奈斯（Minna Bernays），并且他关心的不是患者，他篡改了病例，刻意忽略女性患者被自己父亲虐待的事实，目的是留住她们父亲的赞助。"弗洛伊德死了吗？"《时代》（*Time*）周刊在 1993 年感恩节周的封面上提出了这样的问题。《纽约书评》（*New York Review of Books*）刊登了一系列充满敌意的文章，这些文章的作者们在接下来的几个月里继续给编辑写信，精神分析学家和反分析学家之间进行了旷日持久的、认真严谨但不愉快的交流，双方都发射了飞向对方的"导弹"，双方都对对方无法理解如此明显的真理而感到惊讶和困惑。

关于最近的对弗洛伊德的抨击，弗雷德里克·克鲁斯（Frederick Crews）在《纽约评论》（*New York Review*）上发表了一篇文章，题为《未知的弗洛伊德》（"The Unknown Fred"），他在文章中说道："作为一种治疗方式，精神分析经历了长期的制度性衰退，这一点已经不再具有激烈的争议了，有关理由也不值得争论。虽然一些患者声称已经获得了深刻的自我洞察力，甚至人格的改变，但是总的来说，精神分析已被证明是一种消除神经症症状的效率极低且成功率相当一般的方法……作为一种冥想的延伸形式，进行强化分析的经历可能具有一些真正的价值，但比起治愈来访者，它更多是造就它的信仰者。"[31] 在这篇文章中，克鲁斯将精神分析称为"认识论筛子"，是"致命的污染"，源于"误导性的先例、空洞的伪物理隐喻、一连串错误的推论"。[32] 他质疑道："精神分析的证据基础是如此地脆弱，还有东西可以从这个曾经受人尊敬的理论体系中被挽救出来吗？"[33] 克鲁斯不仅谴责弗洛伊德理论的有效性，而且谴责弗洛伊德本人的素质，"弗洛伊德是否曾为摧毁四条生命而表示遗憾，我们不得而知，但我们知道为此后悔并非他的性格"[34]，"他还非常

[289]

缺乏经验和伦理上的顾忌，而这正是我们希望一个负责任的科学家身上具有的品质，何况弗洛伊德是一个如此重要的科学家"[35]。

再举一个例子，杰弗里·穆萨耶夫·马森（Jeffrey Moussaieff Masson）是（或曾经是）一位风度翩翩、生动有趣的分析师，珍妮特·马尔科姆（Janet Malcolm）在《纽约客》上记录了马森的权力起落。后来，马森不再对精神分析抱有幻想，并于1990年出版了《最终分析》（Final Analysis），书中讲述了他被精神分析所诱惑，最终又拒绝接受这一学科的故事。他的言语有时显得任性，但在某个时刻，读者会突然对透过书页看到的这个沮丧的年轻人抱有同情。"所有的分析师都有盲点……然而，他们所有人都认为自己适合作为其候选人（指接受培训并与他们一起进行分析的年轻分析师）的生活榜样。"[36] 你会觉得马森在说：这就是分析师。他们自以为是地判断、引导和理解人类个体的生活，因此，他们觉得自己应该是比其他人更好的人。但事实并非如此。马森认为，分析师被他们自己的理论愚弄，自以为高尚地展示着一门正直的科学，而实际上，他们只是在进行一场自我放纵的唯我主义表演。他们相信自己的行为符合患者的最大利益，事实上，他们不可避免地在将自己自私的幻想付诸行动。他们只是乏味的普通人，他们并不比我们其他人好多少。马森在书的最后一章说道："面对幻觉，你唯一能做的就是粉碎它。"[37]

对弗洛伊德的愤怒并不是对过时的知识理论的愤怒。一些最尖刻的批评家已经接受过精神分析方面的训练，或者已经深入阅读了精神分析理论。他们的愤怒来自内心的沮丧，他们被背叛了，信念被打碎了，善意遭受了欺骗，承诺遭到了抛弃。这与那些对年轻精神科医生进行督导的分析师们发自内心的绝望是一样的，他们发现年轻一辈不再看重精神动力疗法。这与第一代具有生物医学头脑的精神科医生的愤怒是一样的，他们问自己的督导师惊恐障碍是否是一种大脑疾病，督导师却说他们是在害怕与患者建立亲密关系，然后他们要投入自己的职业生涯来证明他们的督导师是错的。我相信，这种愤怒是道德义愤的呐喊，只有在百忧解及其同类产品创造了另一种理解情感痛苦的方式，并且这种药物治疗方式作为一种伦理主体之后，这种呐喊才成为可能。

[290]　　这也正是危险所在。精神病学科学中的发现是如此令人兴奋，治愈精神疾病的承诺是如此切实可行，消除我们的忧郁这件事听上去是如此有诱惑力，因此，美国人很容易接受这些观点，并全心全意将它们概括为人性的常识，尽管真正的科学要微妙和复杂得多。由于新兴的精神病学科学提供了如此多的东西，人们很容易就抛弃弗洛伊德的全部遗产，毕竟其中一些观点已经被证明是错误的、被误导的或被滥用的。这是一种不幸。虽然，精神分析事业是盲目而困难重重的，新兴的精神病学科学是强大的，但弗洛伊德提出的研究人类痛苦的方法还是有价值的，蕴含着人类的复杂性和深刻性，存在着一种与自己的拒绝进行抗争的迫切需求，存在着对人类生活中困难的尊重。精神分析教导我们，在人类的痛苦面前要保持谦卑。精神分析的核心概念是潜意识，它的要旨是，生活中偶然发生的事情比我们料想得要少，而隐藏在我们的意识之外的事情比我们想象得要多。从精神分析的角度来看，我们的生活包含着更多意义，我们对此却知之甚少。精神分析还教导我们，尊重一个人就是承认他付出的诸多努力和他遭遇的巨大困难，明白他的恐惧和不安全感才是他最大的障碍。潜意识的概念暗示着生活比我们意识到的要艰难，因为我们不只是根据可见的环境做出行动，还对抗着恐惧和愤怒，恐惧和愤怒在我们看来非常可怕，我们甚至在意识层面拒绝承认它们。因此，精神分析也钦佩那种以坚定的好奇心审视自己的勇气，钦佩那种努力不做缩头乌龟的勇气。"可能会有一场围绕着弗洛伊德的斗争发生，"精神分析学家兼哲学家乔纳森·李尔说，"但这场战争跟文化中人类灵魂的形象有关。我们是否应该把人类看成具有深度的存在——作为复杂的心

理有机体，在我们的表面理解之下隐藏着多层意义？还是应该把我们自己看成一个透明的个体？"[38]

　　我们迫切需要维持（对悲观主义者来说，或许需要重建）一种负责任的文化。著名的精神分析学家汉斯·洛瓦德对精神动力疗法评价道："从潜意识体验到意识体验，从本能的本我生活到反思的、有目的的自我生活，这些意味着对自己的历史——已经生活过的历史和正在形成的历史——负责。"[39]精神动力学方法教导我们，责任感必须伴随着对客观处境局限的认识。处境无疑是非常重要的。你患有精神分裂症或双相情感障碍，你生来脆弱，而这种脆弱已经变成了一种疾病，你被你无法控制的事件创伤，这些都至关重要。这就是苦难的来历。然而，在这样的情况之下，你必须学着把自己视为一个有意识的、有效的、完整的人，并且让别人也这样看待你的存在。这些相互承诺为有意识的、有效的人格创造了条件。谈论一个人或其家人应该为他的幻听或想要自杀的事实负责，这可能既没有帮助，也不准确。但是，从这种见解跳到另一种，认为他没有能力做出负责任的选择，便是否定了他作为一个完全的道德主体的地位，限制了他像道德主体那样行事的能力。这并不意味着精神分析应该是精神分裂症的首选治疗方法。事实远非如此。这表明的是，精神动力学思维方式的见解可能会以纯粹的生物医学见解无法实现的方式对精神障碍患者有所帮助。

[291]

　　我们的社会很容易利用医学模式来推卸责任。1998年，有位精神分裂症患者枪杀了他人，陪审团以精神科医生没有告诉患者他的病情有多严重为由，判定精神科医生对患者造成了损害。[40]这不仅荒谬，而且适得其反。它在两个方面产生了反效果。首先，如果患者知道，尽管自己患病，但他必须学会对自己在这个世界上的行为负责，那么，他的情况就会好转，他的预后效果也会更好。这就是约翰·胡德作为同伴辅导员试图让接受精神健康服务的人明白的东西，这也是心理治疗干预试图教会我们的东西，我们对生活中发生的许多事情负有责任，承认这些责任就是对我们生活实施掌控，这能让我们的生活变得更好。其次，在一个社会中，在我们的文化里生活，如果我们能理解所有人都是复杂、矛盾的人，大家不可避免地要受苦，但必须学会与这种痛苦共处，并依然过上美好和丰饶的生活，那么我们的社会就能够变得更好。从精神动力学的角度来看，对恶劣环境的掌控是一个人必须经历的，疼痛并不会严格地分为医生可以消除的疼痛和你要被迫忍受的疼痛。要知道，悲伤是不可避免的，不仅仅是因为市场失灵、洪水来袭、可爱的生命的消亡，还因为男男女女的希望与无名的恐惧相互纠缠，这值得我们对一个人努力做出的成就致以深深的敬意，尽管恶魔紧抓着人们的梦想不放，但人们还是完成了。精神动力学教会了人们很多关于人类悲伤的知识，也教会了人们掌控并信任人类的可能性。

　　"我们是人，不是诊断。"一位最近去世的名为"竖琴豪伊"（Howie the Harp）的来访者在一本书中说道，这本书由来访者经营的自助团体出版。[41] 在那些被诊断为重性精神疾病的人当中，这是一种常见的情绪。这本书（以及其他类似的书）使用大量统计数据指出了精神障碍患者感到无力、被污名化，他们对自己的治疗和生活失去控制。来访者经营的团体专注于帮助来访者认识到他们的创造力和作为人类的能力，他们对自己的理解不仅仅是精神障碍患者。正如约翰·胡德所说："以布雷迪法案（Brady Bill）① 为例，我敢打赌，比起当那个脑损伤的家伙，他更想要尊严，我认为他希望是因为自己做了一些极具建设性的事情而被人们记住。当一个人患有精神疾病时，无论有无全美精神疾病联盟，最严重的耻辱就是，他认为自己的大脑患有疾病。如

[292]

---

① 美国最著名的枪支管制法，该法案以克林顿政府的新闻发言人，同时也是枪击案受害者的名字命名。

果我因抽烟得了肺癌，这个城市没有人会同情我，因为这是我自找的。但把它归入医学模型，就像是为我的行为找借口。当我与人交谈时，我只能说'我是一个精神分裂症患者'，我并不喜欢这样，我并没有"患上"什么。涉及生活的某些方面时，我有严重的功能缺陷，我不是"患上"了某些疾病，这就是我。在病房里，我所做的是教人们如何行事，我成立了一个公开演讲小组和一个会面技能小组，这些小组能够教给人们一些东西，我教人们为自己的行为负责，这是件好事。"

有一次，当我在一家城市医院参与查房的时候，我看到一位妇女在手术七个小时后被送进了精神科病房，手术中医生对她故意切得露出骨头的手腕进行了缝合。她的伤口很可怕，花费的金钱和医生治疗的时间也同样可怕。有一小群医生挤在门口看她，认为这位患者用她无法控制的疾病证明了手术的合理性，这种视角对医生们来说明显颇有帮助，若非如此，我们能以怎样的身份来阻止她如此坚定的自杀行为？然而，仅仅把她的绝望看成是身体上的疾病，并不足以帮助她。她抑郁，但她同时也无家可归，她还酗酒，在一个又一个的寄养家庭中长大。她有充分的理由生气，却没有理由相信自己的处境有可能改变。要给予她一种可能性，这需要教会她责任和选择：选择不酗酒，选择有家可回。她还需要能够做出这些选择的资源，确信自己真的有选择可做。她需要知道，如果她戒了酒，她会有地方可去，有事情可做。对于一个有着这样历史的人来说，这个过程需要时间，需要试错，需要做出妥协和灵活变通。我们的社会需要一个实际的决策来告诉像她一样的人，我们欠他们多少关怀。正如一位精神科行政人员向我指出的那样，把 50 位精神分裂症患者放在一个床位充足的房间里，给他们安排几个护士和大量的氯丙嗪，你就可以处理好他们。然而，我们也需要在伦理层面做出决策，仅仅是把这些人理解为有着残破大脑的不完整的人，还是把他们理解为承受痛苦的人——他们的痛苦影响着我们，透过他们的挣扎，我们能看到

[293]

自己的挣扎，他们处于特定的文化中，他们的复杂和深刻要求我们把他们的痛苦看作是他们在努力成为一个体面的、负责任的人。

我们很容易认为自己拥有一颗可修复的、完美的大脑，但是，灵魂的丧失要付出高昂的代价。

[294]

技术附录

研究情况说明

这项研究是由美国精神卫生研究所、斯宾塞基金会（Spencer Foundation）、温纳格伦基金会（the Wenner Gren Foundation）和加州大学圣地亚哥分校资助的人类学项目。田野调查阶段从 1989 年 8 月一直持续到 1994 年 9 月，在 1995 年和 1996 年中的几个星期里，我又进行了补充调查，1998 年和 1999 年，我进行了后续的访谈和互动，对象主要为患者。资助机构覆盖了这个项目的不同部分——不同的时间阶段、地点和具体的目标。

这项研究在我工作的特定医院和我任教的大学均获得了机构审查委员会（人类受试者）的许可。其中，有一家医院仅授予了我口头许可。如果我作为观察员的出现属于不寻常情况，患者会被专门询问是否同意让我观察（例如，在病例会议中，通常会有很多观察员，患者会被询问，观察员小组的在场是否会令其感到不舒服）。需要特别说明的是，我观察了入院及入院访谈，但没有观察治疗过程，或者说，在大多数情况下，我观察的是患者与医生之间存在长期关系的药物咨询。通常情况下，患者允许我参加他们的首次访谈，首访的目的是诊断病情，但他们也经常拒绝我。当我担任治疗师时，我会明确告知我的患者我正在接受培训，我没有执照，而且是一位人类学家。我接受培训的目的是学会像治疗师一样行事并提供适当的治疗，基于这种身份，我在诊所担任志愿者治疗师，我的患者是那些没钱找其他治疗师的人。虽然，我在某种意义上也接受了开处方药的培训，参加了培训讲座，具有专业知识，非常了解精神药理学处方，但我从未开过药。

我通过一个患者倡导团体联系到了约翰·M.胡德三世，弗农（以及其他人）也是通过约翰·胡德联系到的。他们自愿和我交流，并且在过去的一年里，我们经常见面。他们已经阅读、编辑并认可了我在最后一章中撰写的内容。

保密性

[296]　　　除非对方同意透露姓名，否则，我会尽力保护与我交谈的人的身份隐私。因此，我所描述的一些人（但不是所有人）是两三个人的混合体，所说的话也引用于这些不同的人。

为了既保留意义又便于阅读，我还编辑了我与被采访者的谈话录音内容。读者可以把它们当作文本来读，而不是对话，因为这两种媒介的规则是不同的。我想让它们看起来如同本人亲自出现一般，而不经过任何编辑就逐字引用的内容恰恰是晦涩难懂的。

数据收集背景

我很关心在医院和我参与的项目中收集的数据的代表性。我与几组住院医师一起进行了研究。这些住院医师主要来自西海岸的一所公立大学和东海岸的一所私立大学，他们参加的是不同的培训项目。这两所大学都以其在生物医学和精神动力学领域的教学专业性著称，它们都根据美国精神病学会制定的标准，要求住院医师们接受两个领域的培训。当然，美国精神病学会有许多更具体的要求，其中还包括神经病学和精神病学史方面的培训。然而，这所西海岸大学明确强调了精神动力学训练属于门诊实践，其住院病房包括退伍军人病房和繁忙的城市医院附属病房。东海岸大学则有更多样化的方法，它的一些科室具有非常明显的生物医学倾向，并由生物医学研究范式驱动；还有一些科室具有非常明显的精神动力学倾向，尽管这些科室正在迅速发生变化；有些科室旨在实现方向的整合。此外，虽然有些科室为市中心服务，但其他科室迎合的还是精英阶层的需求，即使这些科室也处在迅速转型阶段。这所东海岸大学为精神病学提供了几种不同的培训计划。

除此之外，为了将经历与背景相结合，我访问了东部一家精英精神分析治疗中心，我在那里待了两周；我在东部州立医院附属日间治疗中心与患者待了一个星期，那里的患者很穷，而且患的是慢性病；我在一家西部社区医院的住院部待了一个星期，那里的患者也同样贫穷，且患有慢性病。我花了一个多星期的时间与一家大医院研究部门的精英科学家交谈；我还在中西部一家不附属于任何大学的大型私立医院待了几天，在南部的一家大型公立大学医院待了几天。另外，我还与来自其他系统的培训主任和住院医师们进行了非正式的采访和交谈，其中一些是旧识，我们在此之前就已经建立了联系，还有一些人则是田野调查期间新认识的。

研究计划

我最初的研究预设是，除了住院医生个人的偏好外，住院医师培训经验中的某些特征会强烈地影响他们对生物医学和精神动力学精神病学的取向。然而，在研究的过程中，精神病学在我所待的地方发生了急剧的变化。例如，在我第一次集中访问东海岸大学和第二次访问之间的那段时间，医疗补助和医疗保险被纳入管理式医疗，住院医师们需要完成

的任务也相应发生了显著的变化。在此期间，精神动力学精神病学的惨
淡未来很显然深刻地影响了住院医师们对自己未来实践的看法。因此，
我调整了研究的重点，我试图理解住院医师们需要哪些不同的视角，以
及他们需要掌握怎样的技巧来完成自己的任务。特别要说的是，我一方
面重点关注了诊断和精神药理学的任务，另一方面，我也关注了心理治
疗的任务。

[297]

数据收集来源

参与式观察：我花了三年多的时间在一个西部的培训项目中进行
参与式观察（最初，我只是作为学生）。大部分时间里，我都是兼职参
与——在此期间，每周参与 10—20 个小时——但大约有四个月的时间我
全身心投入到了参与式观察员的工作。我努力熟悉每个主要科室的基本
结构：入院访谈、组会、急诊室、夜班，以及住院医师们的日常生活。
在我全职观察期间，我试图每周在门诊待两天，每周在退伍军人病房待
两天，然后每周在城市医院的科室中待一天。在那些日子里，我会参加
讲座、医护人员会议、病例会议、组会和社群会议，我试图对住院医
师、其他医护人员以及患者有所了解。

我在东部的一个培训项目中花了大约 10—12 周的时间，其中，我
大部分时间都在同一个科室中度过。我也在儿少精神科待了大约两个星
期，并定期走访精神科急诊室。在另一个地方，我待了四个多月的时
间，在那里我有一个固定的时间表，表上的内容包括听讲座、观察办理
入院、花时间待在生物医学科室，但我也试图在许多不同的科室参加查
房，试图在不同的时间与所有住院医师们见面，并对他们观察。在每一
个场景中，我都做了大量的日常笔记。

    半结构式录音访谈： 在三年的时间里，我每年都系统地对西部项目中的二年级住院医师们进行半结构化访谈。访谈就像聊天一样，但访谈的重点围绕住院医师们学到了什么，以及他们在学习过程中的感受。在东部的项目中，我停留的时间较短，我对一个班级的住院医师们做了访谈，在他们作为一年级住院医师到达医院的头几个月后我便访谈了他们，一年后做了随访。在这些访谈中，我关注的仍然是学习的过程：住院医师们对于诊断、对于 DSM 的使用、对于 DSM 中的不同轴精神障碍、对于心理治疗等是否存在不适。我请住院医师们描述他们是如何对患者做出诊断或评估的，以及他们是如何制订治疗计划的。

    在东部的项目中，我也选择了一些住院医师，我们围绕多个话题深入访谈。我同样试着和各种各样的住院医生交谈：他们有些人更加注重研究，有些人倾向于精神药理学方向的临床工作，有些人倾向于心理治疗方向的临床工作，等等。我在这里的目标是找到其中的"明星"，听他们向我解释他们觉得自己知道什么，他们是如何知道的。

    此外，我还挑选了一些资深精神科医生，对他们进行短期或长期的录音访谈。同样，我的目标是找到公认的专业教师，试着让他们向我解释他们觉得自己教了住院医师们什么、他们是如何教的，他们是否觉得自己成功了。在项目接近尾声时，我还就精神病学面临的挑战对一些资深行政人员进行访谈。每个项目中，我都会访谈一些资深精神科医生，虽然不是所有人都会同意录音，且在有些情况下，录音是不合适的，在这种情况下，我也会选择无录音访谈。

    我有大约 200 个小时的半结构化访谈录音材料，其中大部分的内容都进行了转录和审查，文中所引用的住院医师和资深精神科医生的内容大部分都来源于此。

教育参与：我在不同地点参加了不同的住院医师课程。在西部培训
[298]   计划中，我参加了为一年级住院医师举办的所有讲座，参加了大约五分
之一的二年级住院医师讲座，以及一半的三年级住院医师讲座。在一个
东部培训项目中，我参加了两个月的一年级住院医师讲座，这是他们的
夏季"速成课程"。第二年夏天，我又参加了他们的班级课程。此外，
我阅读了这些课程中布置的材料，以及我所知道的并非布置内容但他们
学习和使用过的其他材料（标准精神病学手册）。

我还参加了许多（大约有 15 次）精神科会议：美国精神病学会会
议（至少三次）、生物精神病学学会会议、美国精神分析学会会议等。

最后，同样重要的是，我参加了所有我可以参加的培训，我参加了
研讨会，也提出并回答了问题。我接受了一定程度的治疗师培训。为了
着手治疗，我被要求实施一次与入院记录非常相似的"收治"访谈，我
在这种情况下学会了写具有诊断倾向的入院记录。我作为志愿者，为八
位患者实施了精神动力学心理治疗，其中三位患者每周接受两次心理治
疗，并持续了一年多，第四位患者每周接受一次心理治疗，持续了不到
一年。我的心理治疗工作由四位训练有素的督导师对我开展督导。一位
资深的分析师为我进行了每周两次的精神动力学心理治疗，大约持续了
三年。我这样做是遵循了心理治疗领域的建议，即要理解治疗，必须从
事治疗，并接受治疗。

精神病学和心理人类学相关文献的借鉴：我广泛地阅读了与该领域
田野调查相关的文献，并利用这些材料来制定研究问题、研究假设和研
究目标。因为这本民族志的读者并不都是人类学家，因此，我在笔记中
引用了大量的文献，但是，即使我引用了它们，我也无法充分展现这些
文献的深度和思想性。在医院和精神科等一系列文化和社会学方面、医
学和精神病学培训方面、精神障碍患者方面、诊断实践方面、道德伦理
与自我及专业知识方面，我都引用了丰富的文献。

注　释

（此处列出了参考文献的简写形式，完整内容请参阅参考文献部分。）

引　言

1. Michel Foucault, *Madness and Civilization*, pp. 278, 247.

2. George Devereux, *Basic Problems in Ethnopsychiatry*, p. 15.

3. Peter Shaffer, *Equus and Shrivings*, pp. 63—64.

4. R. D. Laing, *The Divided Self*.

5. Susan Cheever, "A Designated Crazy." Review of *Girl, Interrupted*, p. 20.

6. Susanna Kaysen, *Girl, Interrupted*, p. 41.

7. 同上 , p. 75。

8. Irving Gottesman, *Schizophrenia Genesis: The Origins of Madness*.

9. William Styron, *Darkness Visible*, pp. 43—50.

10. Harold Kaplan and Benjamin Sadock, *Pocket Handbook of Clinical Psychiatry*, p. 97; Stephen Stahl, Essential Psychopharmacology, pp. 99ff.

11. 据报告，男性的终身患病率为 10%，女性为 20%；详见 Kaplan and Sadock, *Pocket Handbook of Clinical Psychiatry*, p. 102。

12. 这种描述显然有限，对当前思想更为全面的描述详见精神病学手册，例如 Kaplan and Sadock, *Pocket Handbook of Clinical Psychiatry*；*Diagnostic and Statistical Manual of Mental Disorders IV*，以及这本书的后面部分。精神分裂症患者通常无法屏蔽不相关的噪音，他们的眼睛总是会以奇怪的方式追踪物体，他们的脑室也会比适应于他们头骨大小的平均水平更大；详见 Philip Holzman et al., "A Single Dominant Gene

Can Account for Eye Tracking Dysfunctions and Schizophrenia in Offspring of Discordant Twins"；David Braff, Dennis Saccuzzo, and Mark Geyer, "Information Processing Dysfunction in Schizophrenia: Studies of Visual Backward Masking, Sensorimotor Gating, and Habituation"；以及 Nancy Andreasen et al., "Thalamic Abnormalities in Schizophrenia Visualized Through Magnetic Resonance Imaging"。

13. Kaplan and Sadock, *Pocket Handbook of Clinical Psychiatry*, p. 83.

14. Susan Sheehan, *Is There No Place on Earth for Me?* p. 3.

15. Kay Redfield Jamison, *An Unquiet Mind*, 1995, pp. 36—38；Kate Millett 也写了一本扣人心弦的回忆录 *The Loony-Bin Trip*。

16. Jamison, *An Unquiet Mind*, p. 107.

[300] 　17. 同上，p. 114。

18. Arthur Kleinman, *Rethinking Psychiatry*, p. 16。Kleinman 还在此书中对迄今的文献做了总结，详见 pp. 18ff。

19. 详见 Kay Redfield Jamison 关于创造力与双相情感障碍关系的研究，特别是她的诗歌 *Touched with Fire*。不过这种看法存在争议，Hagop Akiskal 对此有些不同的分析，可见 Winifred Gallagher 在 *I. D.: How Heredity and Experience Make You Who You Are* 一书中的报道。

20. Sue Estroff, *Making It Crazy*, p. 255.

21. Erving Goffman, *Asylums*, p. 35。有充分的证据表明，在精神分裂症的预后方面，工业社会比部落村庄更差。有些人认为，这种差异可能是诊断过程的产物，而并非由于疾病本身，但是基本确定的是，社会结构对于疾病的预后是有影响的。详情还可参见 Kleinman, *Rethinking Psychiatry*；Richard Warner, *Recovery from Schizophrenia: Psychiatry and Political Economy*；Kim Hopper et al., *Prospects for Recovery from Schizophrenia—An International Investigation: Report from the WHO—*

Collaborative Project, The International Study of Schizophrenia。

22. Allan Young, *The Harmony of Illusions*。其他著名精神病学人类学家包括 Arthur Kleinman、Nancy Scheper-Hughes、Lorna Rhodes、Richard Warner、Kim Hopper 等。

23. 详见 Joan Acocella, "The Politics of Hysteria"。

24. Robert Desjarlais et al., *World Mental Health*.

25. Robert Wright, "The Evolution of Despair."

26. Kaplan and Sadock, *Pocket Handbook of Clinical Psychiatry*, p. 207.

27. 许多地方都进行了这种区分，但是这里转述自 Arthur Kleinman, Leon Eisenberg, and Byron Good, "Culture, Illness and Care: Lessons from Anthropologic and Cross-Cultural Research"。

28. 同上，p. 252。

29. 这些数据的报告与讨论详见 Margaret Lock, *Encounters with Aging: Mythologies of Menopause in Japan and North America*。

30. George Engel, "The Clinical Application of the Biopsychosocial Model."

31. Hugh Gusterson, *Nuclear Rites*。其他例子详见 Sharon Trawick, *Beamtimes and Lifetimes: The World of High Energy Physics*；以及 Paul Rabinow, *Making PCR: A Story of Biotechnology*。

32. 关于共情的严肃讨论可参看 Elaine Hatfield, John Cacioppo, and Richard Rapson, *Emotional Contagion*; Nancy Eisenberg and Janet Strayer, *Empathy and Its Development*；Virginia Demos, "Empathy and Affect: Reflections on Infant Experience"；以及 Kenneth Clark, "Empathy: A Neglected Topic in Psychological Research"; Joseph Campos et al., "A Functionalist Perspective on the Nature of Emotion" 和 Joseph Campos, "A Reconceptualization of the Nature of Affect" 中提供的情绪模型，这是使人们再次关注起情感传染的理想模型。这项工作的大部分都集中在运用共情来

理解痛苦，当然，通俗地说，被描述为"善解人意"的人通常都会被视为能理解他人痛苦的人。或许出于这个原因，著名的情绪研究者 Richard Lazarus 在 *Emotion and Adaptation* 一书中主张用"同情"一词代替"共情"。James Q. Wilson 在 *The Moral Sense* 中也暗含了这一点，他在分析他所谓的道德感时讨论了同情。学术派心理学家似乎更多地将共情看作过程，而不是情绪，但是他们对过程的描述绝对更加接近同情和怜悯的含义。正如两位情绪研究者所说，共情是"一种情绪反应，源于他人的情绪状态或状况，并与他人的情绪状态或状况保持一致"（详见 Eisenberg and Strayer, *Empathy and Its Development*, p. 5）。我的感觉是，强调同情或怜悯的人指向的是对他人经历认可的行为，强调共情的人的重点则在于对他人经历认可的过程。研究者们认为，这里涉及的认知特征包括：区分自己与他人的能力、他人情绪状态的线索与潜在移情者过去类似的情绪经验之间的直接联系、他人情感的线索与移情者自己过去的痛苦之间的象征性联系、即使移情者没有相关的过往经验也能够扮演角色的能力。

［301］

第一章　患者怎么了？

1. 改编自 American Psychiatric Association, *Diagnostic and Statistical Manual of Mental Disorders IV (DSM IV)*, p. 423。采用了更方便理解和使用（但不那么准确）的措辞。

2. Nancy Andreasen and Donald Black, *Introductory Textbook of Psychiatry*, pp. 324—325.

3. American Psychiatric Association, *DSM IV*, p. 327。同样，这里的措辞不如 *DSM IV* 中精确，但是更便于使用。

4. Eleanor Rosch 完成了这一领域的一项经典工作（例如其 1973

年与 1978 年的作品），她证明了常用类别具有可定义的结构：这些结构围绕某个中心成员构建，该中心成员具有该类别其他成员的许多特征，被认为是该类别的代表（这就是原型）。对类别的描述有层级之分（人造物、家具、椅、摇椅），其中人们最容易学习并记住名字的类别叫作"基本层次范畴"：狗、鸟、桌子和椅子都是基本层次范畴的示例，但是动物和秘书桌就不是。关键在于，该范畴是"有动机的"：正如 Howard Gardner 在 *Frames of Mind* 一书中指出的那样，它们反映了"被感知对象的感知结构、可以采取的行动类型以及世界的物理结构"（详见该书第 346 页）。这项工作已经有了相当大的改进——Lakoff 对于理想化认知模型的描述便是一个例子，其中有些隐含理论在范畴使用中是固有的——但是毋庸置疑的是，人们将信息聚类或组块，然后再根据先前的聚类模式对后来的经验做出解释。这一主题的部分有用文献包　括 Howard Gardner, *Frames of Mind*; George Lakoff, *Women, Fire and Dangerous Things*；Ulric Neisser, *Concepts and Conceptual Development*；Roy D'Andrade, *The Development of Cognitive Anthropology*。

5. 一个更具有普遍效应的经典例子是，当我们有一个将两种特征联系起来的认知模型时，该模型会影响我们对两种特征发生概率的判断。例如，Amos Tversky 和 Daniel Kahneman 要求一组（生于 1983 年之前的）受试者估计以下两个句子所谈论事件发生的概率：

a. 1983 年，加利福尼亚州的一场大洪水导致一千多人溺水身亡。

b. 1983 年，加利福尼亚州的一场地震导致洪水，并造成一千多人死亡。

受试者们通常认为第二句话比第一句话更有可能，尽管它发生的可能性更小，因为这句话同时包含两个事件，而第一句话只包含一件。然而，受试者有加利福尼亚模型，他们认为该地区会发生地震，并造成严重的破坏（详见 Lakoff, *Women, Fire and Dangerous Things*, p. 90）。当精神科医生对不同疾病持有认知模型的时候，他们也更加有可能预测出与该模型对应的症状。

[302]　　6. 由阿拉巴马大学的 Charles Nuckolls 告知，他在精神科住院医师以及精神病学方面做了大量研究。

　　7. 对这一讨论负有最大责任的哲学家可能是 Saul Kripke（著有 *Naming and Necessity*）和 Hilary Putnam（著有 *Reason, Truth and History*）。心理学家 Frank Keil 使用实验数据指出，虽然人们认为实验者可以改变人工制品的定义特征，从而改变人工制品，但人们不认为实验者可以改变自然物体的定义特征，从而使自然物体发生改变："如果有人拿起一把椅子，小心翼翼地加长椅子腿，并锯掉椅背，那么大多数成年人都会说，现在你已经把它变成了凳子。相比之下，如果有人拿起一只浣熊，给它的皮毛适当染色，把它的尾巴弄蓬松并在尾巴里缝上一只臭麻袋，甚至训练它受惊警觉时将里面的东西"分泌"出来，大多数成年人还是会认为你有一只浣熊，尽管这是一只长相和行为都像臭鼬的奇怪浣熊。"(Keil, in Neisser, *Concepts and Conceptual Development*, p. 187.) Keil 认为，人们对带有文化属性的人工制品和自然类别之间的区分很早就出现了，甚至在学龄前儿童中也存在，就这种区分而言，关于物体起源的描述就显得至关重要。

　　8. 有许多诊断可以同时存在，它们被称为"共病"。然而，"三巨头"——精神分裂症、躁郁症（或双相情感障碍）、重度抑郁症——往往被视为是互斥的。

　　9. 这个例子由心理学家 Ellen Winner 提供，她并未患莱姆病。

　　10. 本段内容转述自 Andreasen and Black, *Introductory Textbook of Psychiatry*, pp. 154—160。

　　11. Stephen Stahl, *Essential Psychopharmacology*, p. 119.

　　12. 这些数据转引自该领域的两位领军人物在 *The New England Journal of Medicine* 上的报告，详见 R. Michels and P. M. Marzuk, "Progress

in Psychiatry"。

13. 在弗洛伊德之前已经有了大量关于潜意识的讨论。关于这段历史的经典讨论详见 Henri Ellenberger, *The Discovery of the Unconscious*。

14. 在关于共情的讨论中，Heinz Kohut 是一位突出的心理学家。这里我没有提他，不只是因为他的工作在我所访问的项目中存在争议——Ralph Greenson 的项目理所当然是被视为主流的，Roy Schafer 也是——还因为在他的理论中，共情不仅起着描述分析师技术的作用，还在自恋精神病理学中发挥着影响（详见 Kohut, *The Analysis of the Self*，以及 "Introspection, Sympathy and Psychoanalysis"）。有关共情的精神分析工作的综述，包括 Kohut 所做出的贡献，可详见 Stephen Levy, "Empathy and Psychoanalytic Technique"。

15. 出自 Herbert Simon 与 William Case 所撰的著名经典文章 "Skill in Chess"。

16. 描述这个过程最简单的方法之一是描述试图记住一串随机数字（53268127，除非刻意去记，否则你很难记住）和试图记住 19951996 之间的区别。记住后者很简单，因为你将数字"组块"在一起，这样一来你只需要记住两项，而不是八个数字。该领域的一位专家（K. Anders Ericsson）认为，在以知识为基础的领域中，要成为专家靠的是有意练习——而非天赋，这种练习主要是将信息有组织地进行处理。据推测，几乎所有领域的专家都需要十年时间来掌握信息。与此相关的重要文献包括 K. A. Ericsson and N. Charness, "Expert Performance"；K. A. Ericsson, R. Krampe, and C. Tesch-Romer, "The Role of Deliberate Practice in the Acquisition of Expert Performance"。另见 Michele Chi, Robert Glaser, and M. J. Farr, *The Nature of Expertise*。Howard Gardner 提出了一种更基于大脑的观点，但是他仍然将专业知识描述为对有意义的模式的感知，具体参见 Gardner, *Frames of Mind*。

[303]

17. 详见 Lakoff, *Women, Fire and Dangerous Things* 中关于空间的隐喻：这些隐喻在谈论抽象概念时很常见，所以除了抽象性，此处没什么特别的。

18. 有实验证据表明，有些人确实能够提高自己识别他人情绪的能力。该研究的部分内容详见 Elaine Hatfield, John Cacioppo, and Richard Rapson, *Emotional Contagion*。

第二章　伤害之箭

1. Byron Good, *Medicine, Rationality, and Experience*, p. 71.

2. Renee Fox, "Training for Uncertainty."

3. 这种不可能性是早期医学民族志持续关注的主题。Renee Fox 是最早的民族志学者之一，她的作品聚焦了不确定性带来的痛苦，如 *Experiment Perilous* 等。Howard Becker 和他的合著者在 *Boys in White* 这一经典中强调了年轻医生在医学培训中的深刻转变。最近，Mary-Jo Delvecchio Good 对哈佛医学院学生的研究——*American Medicine: The Quest for Competence*——强调了学会行医已经变成了一件多么不可能的事情。她认为，学生应该同时培养能力和关怀，而有时在追求前者的过程中，后者会受到影响。

4. Frederic Hafferty, *Into the Valley*, p. 62.

5. B. Good, *Medicine, Rationality, and Experience*, p. 73.

6. 当然，这种身心的明确分离是西方医学相比于非西方体系的显著特征之一。

7. Samuel Shem, *The House of God*, p. 79.

8. 同上，p. 97。

9. Charles Bosk, *Forgive and Remember*.

10. 这是 Sue Estroff 针对可怜的精神病患者进行的参与式观察研究中最引人注目的结果之一。她指出，去机构化不起作用的原因之一是药物的副作用使患者有时会抗拒服药，患者出院后并不会服药，药物的良好效果也并不会实现。例如，有位患者说道："该死的氟奋乃静（Prolixin），我吃它的时候无法清晰地思考，当我吃了很多氟奋乃静以后，我就不是我自己了。医护人员不会听我讲我的感受，他们会说：'你看起来很自然。'我的背很痛，我无法坐直，该死！我什么都做不了，我的腿也悬在半空中，吃过药之后，我的腿变得很重。我希望如果我想的话，我可以换医生，我不喜欢这样，我应该可以对药物持有不同的意见，这药对我一点帮助都没有。"（"Martin" in Estroff, *Marking It Crazy*, p. 99.）诚然，Martin 当时说这番话时，药物使用的剂量比现在通常服用的剂量大很多，但是，尽管如此，我也听到过类似的抱怨。应该说，有些患者并没有受到副作用的困扰，但是很多患者饱受困扰，即使他们承认服药后感觉不那么疯狂了，会好一些，也还是会放弃服药。

11. Janet Malcolm 在她对精神分析的精彩描述中用了这个比喻。其他有说服力的关于精神分析心理治疗的描述还包括 Robert Lindner, *The Fifty Minute Hour*；Samuel Shem, *Fine*；以及 Irving Yalom, *Love's Executioner*。关于如何教授心理治疗，还有很多经典的说法，包括 Rosemary Balsam and Alan Balsam, *Becoming a Psychotherapist: A Clinical Primer*；Michael Franz Basch, *Doing Psychotherapy*；Anthony Storr, *The Art of Psychotherapy*；以及在更广泛的背景之下的 Jerome Frank, *Psychotherapy and the Human Predicament*。另请参阅一本有趣的书：Michael Sussman, *A Curious Calling: Unconscious Motivations for Practicing Psychotherapy*。 ［304］

12. 也许，Hans Loewald 在其著作中对当代主流精神分析有关移情的思考做出了经典陈述，详见 Hans Loewald, *Psychoanalysis and the*

History of the Individual；以及 Hans Loewald, *Papers in Psychoanalysis*。

13. 反社会型人格障碍的标准一直被广泛讨论，有一部分原因也是出于此。很多人都更愿意看到对缺乏良心的行为进行更多心理学解释，例如 Hervey Cleckley 在其经典著作 *The Mask of Sanity* 中所概述的（事实上，最新的 *DSM* 中有些标准已经在朝这个方向修改了）。

第三章　文化及其矛盾

1. Lorna Rhodes, *Emptying Beds*.

2. 在这里，我只聚焦一个特定的科室，不过也加入了另一个非常相似的科室中的一些趣事。

3. 经典的人类学讨论是 A. R. Radcliffe-Brown 在 *Structure and Function in Primitive Society* 一书中对所谓的"戏谑关系"（joking relationship）的描述。在母系社会中，继承权随母亲血统流动，儿子通常与父亲生活，但继承的东西都是从母亲的兄弟即（用我们的话说）他们的舅舅那里得来的。因此，外甥通常会期望从舅舅那里获得继承物，舅舅却可能更愿意将继承物给自己的儿子，因为父子之间有更大的情感联系。因此，社会规范下的"戏谑关系"便能够保护甥舅关系，避免双方之间变得剑拔弩张。在这种关系中，两个男人会互相取笑和骚扰对方。一个普遍的观点是，人们的笑声与社会的紧张关系相伴随。

第四章　精神病学家和精神分析学家

1. 详见示例 R. L. Gellman (Gollub) and G. K. Aghajanian, "Serotonin 2 Receptor—Mediated Excitation of Interneurons in Piriform Cortex:

Antagonism by Atypical Antipsychotic Drugs"。

2. 这项工作的报道详见 Daniel Goleman, "Provoking a Patient's Worst Fears to Determine the Brain's Role"，技术性研究详见 S. L. Rauch, et al., "A PET Study of Simple Phobic Provocation"。

3. 该领域更加技术性的综述详见 Randy Gollub and Scott L. Rauch, "Neuroimaging: Issues of Design, Resolution and Interpretation" 以及 Scott Rauch, "Advances in Neuroimaging: How Might They Influence Our Diagnostic Classification Scheme?"

4. Hagop Akiskal, "Mood Disorders: Clinical Features"；又见 Akiskal, "Cyclothymic Temperamental Disorders," "Borderline: An Adjective in Search of a Noun," and "The Temperamental Foundations of Affective Disorders"。

5. Akiskal, "Borderline: An Adjective in Search of a Noun," p. 529.

6. 20 世纪 80 年代关于顶尖医学院精神科医生的一项调查（详见 J. A. Bodkin, R. L. Klitzman, and H. G. Pope, "Distinction Between Biological Psychiatrists and Psychotherapists"）表明，在年龄标准化后生物学导向的精神科医生和精神动力学导向的精神科医生的普遍差异如下：生物学导向者不太可能对他们的工作感到"非常满意"，他们更有可能是男性，更有可能从事研究工作，他们离婚的可能性更低，他们不太可能有或者至少他们不会说有直系亲属患有精神疾病。生物学精神科医生和心理治疗师之间没有宗教种族的区别，尽管有传说犹太教精神科医生更有可能成为精神动力学心理治疗师，基督教精神科医生则更可能成为科学工作者。他们不太可能对自己的工作感到"非常满意"这一发现起初令人感到惊讶，直到人们意识到，大多数受访者是精神药理医师而非科学工作者，他们开处方的工作在一段时间后便会变得乏味，特别是与心理治疗投入的强烈情绪相比。最后一个显著的区别就是，更多精神动力学导向的精神科医生尝试过违禁药物。LSD 可能促使一些精神科

[305]

医生进行大脑研究，为他们关于器质性成因的想法提供支持；其他人可能出于其他原因被这些药物吸引，毫无疑问的是，他们将使用药物解释为他们早期依赖或叛逆需求的一种症状。我从科学工作者那里听闻他们热情地服用着违禁药物，在这一氛围下，最后这点似乎很奇怪——但这是真的，虽然只有科学工作者和我谈论"娱乐性"药物对职业改变产生的影响，但看起来有更多的分析师确实使用过它们。

7. Steven Shapin, *A Social History of Truth*, p. 417.

8. Hermann Hesse, *The Glass Bead Game (Magister Ludi)*, p. 154.

9. 详见 David Brauer, "Basic Report about Members Who Are Graduates of Institutes. Survey of Psychoanalytic Practice"。

10. 同上，p. 18。

11. Ralph Greenson, *The Technique and Practice of Psychotherapy*, p. 279.

12. Paul Ekman 是研究情绪面部交流的心理学家。1975 年，Ekman 和他的同事发表了一项研究，证明了对某些面部表情情绪含义的解释呈现高度的跨文化一致性（特别是在文明社会中）。一些理论家认为，情绪主要呈现为面部反应，尽管这一观点并未得到广泛认同。关于情绪的普遍性调查，详见 Robert Plutchik, *Emotion: A Psychoevolutionary Synthesis* 以及 Paul Ekman and Richard Davidson, eds., *The Nature of Emotion*。

13. Hans Loewald, *Papers on Psychoanalysis*, p. 308.

14. 现阶段的情绪研究路径之一是情绪的功能理论，由 Nico Frijda 和 Joseph Campos 等人提出。该理论强调，情绪不是简单的表达，而是个体跟环境及目标之间关系的调节。更具进化意味的方法强调了情绪的交流作用，这也许便是达尔文研究的终极要点，也在后来的进化论中产生了重要影响。这一讨论中，关于精神分析的有趣之处在于，我怀疑分析关系中这种奇怪的剥夺性质迫使受分析者变得比平常更加情绪化，以此作为一种交流手段。在精神分析情境中，情绪是沟通的强化器。情绪的这方面或许在 Silvan Tompkins 的作品中得到了最强烈的体现，详见 Tompkins, *Exploring Affect*；Nico Frijda, *The Emotions*；以及 Ekman and Davidson, *Nature of Emotion*。

15. Anne Sexton 的治疗师在她去世后向她的传记作者提供了他们　　[306] 的谈话录音带。尽管他经过了深思熟虑，并且认为 Anne 希望他这样做，但他的行为仍然受到了精神分析界的严厉谴责。

16. Sigmund Freud, "Therapy and Technique," pp. 278, 236.

17. 野蛮精神分析由弗洛伊德创造，用以表明可能存在的对精神分析实践和理论的误用，这些误用并没有用来服务患者。

18. Charles Brenner, *An Elementary Textbook of Psychoanalysis*, p. 120.

19. 详见 Sigmund Freud, *Dora: An Analysis of a Case of Hysteria*。Janet Malcolm 写了一篇关于朵拉案的精彩文章，该文章转载在其著作 *The Purloined Clinic* 中。

20. Philip Rieff, *Freud: The Mind of a Moralist*, p. 322.

21. Jonathan Lear, *Love and Its Place in Nature*, p. 187.

22. 详见 Elvin Semrad in Susan Rako and Harvey Maze, *Semrad: The Heart of a Therapist*, p. 119。塞姆拉德还说过："爱就是爱，无论你如何将其分割，一次爱就如同一场孕育。"（同上，见第 33 页）

第五章　分裂从何而来

1. 对于重度抑郁症成年患者，指南指出："一些轻度抑郁症患者可以用心理疗法搭配治疗或单独对其进行某种心理治疗……慢性或中度至重度患者的最佳疗法则通常需要某种形式的躯体干预，以药物或电休克疗法的形式结合心理治疗疗程或单独心理治疗。"详见 American

Psychiatric Association, "Practice Guidelines for Major Depressive Disorder in Adults," p. 6。对于双相情感障碍患者，对其进行心理治疗的研究较少，也不太被强调，但对双相情感障碍患者的心理治疗仍然被认为是重要的治疗方法："精神病学管理和精神药物治疗是治疗双相情感障碍患者急性发作和预防未来发作的重要组成部分。此外，某些特定的心理治疗也可能是某些患者治疗计划的关键组成部分。"详见 American Psychiatric Association, "Practice Guidelines for Bipolar Disorder in Adults," p. 15。对于饮食失调患者来说，指南指出："目前最好的结果似乎是体重恢复，患者准备好接受治疗时，治疗方案需辅以个体治疗和家庭治疗。"详见 American Psyciatric Association, "Practice Guidelines for Eating Disorders," p. 214。

2. Harold Kaplan and Benjamin Sadock, *Pocket Handbook of Clinical Psychiatry*, pp. 109, 111, 85.

3. 详见 L. Luborsky, L. B. Singer, and L. Luborsky, "Comparative Studies of Psychotherapies" 以及 M. W. Lipsey and D. B. Wilson, "The Efficacy of Psychological, Educational and Behavioral Treatment: Confirmation from Meta-analysis"。一项始于 20 世纪 50 年代的研究收集了 600 名接受精神分析的患者的情况，该研究发表在 *Journal of the American Psychoanalytic Association*（详见 H. Bachrach et al., "On the Efficacy of Psychoanalysis"），研究得出的结论是，60%—90% 的患者因精神分析而得到了"显著"的改善。另详见 D. H. Barlow, "Cognitive-Behavioral Therapy for Panic Disorder: Current Status"（综述）；D. H. Barlow and C. Lehman, "Advances in the Psychosocial Treatment of Anxiety Disorders"（关于焦虑障碍）；C. Spanier et al., "The Prophylaxis of Depression Episodes in Recurrent Depression Following Discontinuation of Drug Therapy: Integrating Psychological and Biological Factors"（关于抑郁症）；E. Frank et al., "Efficacy of Interpersonal

[307]

Psychotherapy as a Maintenance Treatment of Recurrent Depression"（关于抑郁症）；C. Fairburn et al., "Psychotherapy and Bulimia Nervosa: Longer-Term Effects of Interpersonal Psychotherapy, Behavior Therapy, and Cognitive Behavior Therapy"（关于暴食症）；D. Miklowitz, "Psychotherapy in Combination with Drug Treatment for Bipolar Disorder"（关于双相情感障碍）；I. Falloon, "Family Management in the Prevention of Morbidity of Schizophrenia"（关于精神分裂症）；M. Linehan et al., "Cognitive-Behavioral Treatment of Chronically Parasuicidal Borderline Patients"（关于边缘型人格障碍）；Robert Waldinger and John Gunderson, *Effective Psychotherapy with Borderline Patients: Case Studies*（关于边缘型人格障碍）；"Mental Health: Does Therapy Help?"（原始研究综述）；John Horgan, "Why Freud Isn't Dead"（综述）；M. Weissman and J. Markowitz, "Interpersonal Psychotherapy"（关于抑郁症的人际关系治疗）；J. Persons et al., "The Role of Psychotherapy in the Treatment of Depression: Review of Two Practice Guidelines"（关于抑郁症）；C. S. Gelernter et al., "Cognitive Behavioral and Pharmacological Treatments of Social Phobia"（关于社交恐惧症）；以及 R. Ursano and E. K. Silberman, "Psychoanalysis, Psychoanalytic Psychotherapy and Supportive Psychotherapy"（综述）。有关现代心理治疗的弱点以及对它的辩护，可参考厚厚的一期 *The Family Therapy Networker*（1995 年 3 月至 4 月刊）。我的目的不是提供一系列关于这些的详尽无遗的研究，而是指出其结果的基调。我在一定程度上参考了最近一期的 *Psychoanalytic Inquiry*（1997 年增刊）和两份发布在互联网上的文件：Susan Lazar, Elizabeth Hersh, and Sandra Hershberg, "The Psychotherapy Needs of Patients with Mental Disorders" 以及 Glen Gabbard and Susan Lazar, "Efficacy and Cost-effectiveness of Psychotherapy"。

　　4. 详见 E. Frank et al., "Efficacy of Interpersonal Psychotherapy as a Maintenance Treatment of Recurrent Depression"，另可详见 D. Kupfer et al.,

"Five-Year Outcome for Maintenance Therapies in Recurrent Depression"。

5. M. J. Lambert and A. E. Bergin, "The Effectiveness of Psychotherapy."

6. 因为早期的批判，有些人对其仍然持怀疑态度。可能最著名的早期批评来自 Hans Eysenck 于 1952 年发表的一篇论文 "The Effects of Psychotherapy: An Evaluation"。他认为，将人们带入精神分析领域的充满神经质的争论，无论如何都会在一定时间后得到解决，没有证据表明精神分析治疗与此有任何关系。他还写了许多书继续他的"十字军东征"。起初，执业心理治疗师很少试图反驳他的质疑。后来，在管理式医疗报销的压力下，人们进行了更多研究。

7. Irene Waskow and Morris Parloff, "Psychotherapy Change Measures: Introduction," p. 1.

8. "Mental Health: Does Therapy Help?," p. 734.

9. 同上，p. 735。

10. 同上，p. 739。

11. 详情可参考，例如，D. Spiegel et al., "Effect of Psychosocial Treatment on Survival of Patients with Metastatic Breast Cancer"；M. Linehan et al., "Cognitive-Behavioral Treatment of Chronically Parasuicidal Borderline Patients"；M. Linehan et al., "Naturalistic Follow-up of a Behavioral Treatment for Chronically Parasuicidal Borderline Patients"；J. Stevenson and R. Meares, "An Outcome Study of Psychotherapy for Patients with Borderline Personality Disorder"；Lizbeth Hoke, "Longitudinal Patterns of Behavior in Borderline Personality Disorder"；Richard Kluft, "The Post-unification Treatment of Multiple Personality Disorder: First Findings"；Richard Kluft, "The Natural History of Multiple Personality Disorder"；M. Strober, "Report Prepared for the Use of the Mental Health Work Group, White House Task Force for National Health Care Reform"；

A. Crisp et al., "Long-Term Psychotherapy Mortality in Anorexia Nervosa"；S. Blatt et al., "Impact of Perfectionism and Need for Approval on the Brief Treatment of Depression: The NIMH Treatment of Depression Collaborative Research Program"；M. Target and P. Fonagy, "Efficacy of Psychoanalysis for Children with Emotional Disorders"。

12. R.Dossman et al., "The Long-Term Benefits of Intensive Psychotherapy: A View from Germany."

13. 详情可参考，例如，Timothy Brock et al., "New Evidence of Flaws in the *Consumer Reports* Study of Psychotherapy"；Daniel Kriegman, "The Effectiveness of Medication: The *Consumer Reports* Study"；Jim Mintz, Robert Drake, Paul Crits-Christoph, "The Efficacy and Effectiveness of Psychotherapy: Two Paradigms, One Science"；Timothy Brock et al., "The *Consumer Reports* Study of Psychotherapy: Invalid Is Invalid"；Earl Hunt, "Errors in Seligman's 'The Effectiveness of Psychotherapy: The *Consumer Reports* Study' "；Mark Kotkin, Charles Daviet, and Joel Gurin, "The *Consumer Reports* Mental Health Survey"。我很感谢 Richard Hermann 提供的这些参考文献。

14. 这是 Lester Luborsky 的论点。John Horgan 在 "Why Freud Isn't Dead" 一文对其进行了总结，但 Luborsky 的 "Comparative Studies of Psychotherapies" 一文对其做了汇报。

15. 例如，M. K. Shear 等人在 "Cognitive Behavioral Treatment Compared with Nonprescriptive Treatment of Panic Disorder" 一文中表明，在惊恐障碍的对照研究中，"反思性倾听" 与认知行为疗法一样有用。

16. 三分之一这个数字经常出现。我曾在美国精神病学学会会议的科学座谈小组的汇报中听到过；资深精神科医生，例如 Mardi Horowitz（在我们的私下沟通中）也证实了这一点。关于药物疗效的研究报告往往有这类细分的数字。在 Robert Wallerstein 汇报的研究项目 "the Menninger Foundation Psychotherapy Research Project" 中也可以看到相似的数字细目，详见 Robert Wallerstein, *Forty-two Lives in Treatment: A Study of Psychoanalysis and Psychotherapy* 以及 "The Psychotherapy Research Project of the Menninger Foundation: An Overview"；另见 H. Bachrach et al., "On the Efficacy of Psychoanalysis"。当然，特定的治疗方法、特定的疾病和个体之间存在差异：对抗精神病药物反应良好的人对支持性心理治疗的反应可能良好，也可能不佳。

17. 详见 Steven Stahl, *Essential Psychopharmacology*, p. 110，还可详见 D. Antonuccio et al., "Psychotherapy vs. Medication for Depression: Challenging the Conventional Wisdom with Data" "Raising Questions About Antidepressants"；以及 I. Elkin, "The NIMH Treatment of Depression Collaborative Research Program: Where We Began and Where We Are"。

18. Harold Kaplan and Benjamin Sadock, *Pocket Handbook of Clinical Psychiatry*, p. 110.

19. 同上，p. 84。

20. M. Weissman et al., "Sex Differences in Rates of Depression: Cross-National Differences."

21. G. E. Hogarty et al., "The Environmental-Personal Indicators in the Course of Schizophrenia (EPICS) Research Group: Family Psychoeducation, Social Skills Training and Maintenance Chemotherapy in the Aftercare Treatment of Schizophrenia. II: Two-Year Effects of a Controlled Study on Relapse and Adjustment."

22. 详见 G. Klerman et al., "Treatment of Depression by Drugs and Psychotherapy"。这是一项早期研究，却很重要。单独使用药物与联合使用药物治疗和心理治疗在疗效上没有差异，但很显然，药物治疗和心理治疗针对的是一些不同方面的问题（心理治疗涉及社会功能），因此，研究得出结论，联合使用可以产生最佳治疗效果。

23. J. M. Schwartz et al., "Systematic Changes in Cerebral Glucose Metabolic Rate After Successful Behavior Modification Treatment of Obsessions and Compulsive Disorder"; L. Baxter et al., "Caudate Glucose Metabolic Rate Changes with Both Drug and Behavior Therapy for Obsessive-Compulsive Disorder."

24. E. Kandel, "Psychotherapy and the Single Synapse: The Impact of Psychiatric Thought on Neurobiologic Research."

25. H. Horgan, "Why Freud Isn't Dead," p. 106.

26. 该结果来源于药效研究的权威 Martin Seligman，详见 John Horgan, "Why Freud Isn't Dead," p. 110。另一组心理学家在 1995 年 12 月刊的 *Professional Psychology* 上发表了关于近期结果研究的荟萃分析，他们得出的结论是"心理干预，特别是认知行为干预，在治疗抑郁症方面至少与药物治疗一样有效，即使患者患有重度抑郁症"（详见 D. Antonuccio et al., "Psychotherapy vs. Medication for Depression: Challenging the Conventional Wisdom with Data," p. 109）。（实际上，大多数关于心理治疗的研究似乎都认为，平均而言，各类型心理治疗的疗效都一样好，但是治疗时间越长，效果越好。）

27. 详见 E. Frank et al., "Efficacy of Interpersonal Psychotherapy as a Maintenance Treatment of Recurrent Depression"。

28. 该领域最近的工作比以前更具有针对性，更侧重于将心理治疗与其他干预措施的结果测量进行比较，结论详见 Glen Gabbard et al., "Psychotherapy, Cost-Effectiveness and Cost Offset: A Review of the Literature"（未发表文稿），也可参考 Gabbard et al., "The Economic Impact of Psychotherapy: A Review"，其结果不那么全面。他们列出了一

系列关于各种特定条件的研究。例如，1983 年英国的一项研究将严重慢性阻塞性气道疾病患者随机分配至三种治疗中的其中一组，或将其分配至没有治疗措施的对照组。在六个月的随访中，治疗组中只有 31% 的患者需要住院治疗，而未治疗组中 77% 的患者再次入院了。作者继而得出结论，使用治疗可以节省大量资金，详见 R. Rosser et al., "Breathlessness and Psychiatric Morbidity in Chronic Bronchitis and Emphysema: A Study of Psychotherapeutic Management"，还可参考 S. Lazar and G. Gabbard, "The Cost-effectiveness of Psychotherapy"。

29. G. Gabbard et al., "The Economic Impact of Psychotherapy: A Review."

30. A. Zients, "A Presentation to the Mental Health Work Group, White House Task Force for National Health Care Reform."

31. N. Schooler and S. Keith, "The Role of Medication in Psychosocial Treatment"; N. Schooler and S. Keith, "The Clinical Research Base for the Treatment of Schizophrenia."

32. M. Linehan et al., "A Cognitive-Behavioral Treatment of Chronically Parasuicidal Borderline Patients"; J. Stevenson and R. Meares, "An Outcome Study of Psychotherapy for Patients with Borderline Personality Disorder."

33. C. Hellman et al., "A Study of the Effectiveness of Two Group Behavioral Medicine Interventions for Patients with Psychosomatic Complaints."

34. J. Strain et al., "Cost Offset from Psychiatric Consultation—Liaison Intervention with Elderly Hip Fracture Patients."

35. D. Spiegel et al., "Effect of Psychosocial Treatment on Survival of Patients with Metastatic Breast Cancer."

[310]　　36. F. I.Fawzy et al., "Malignant Melanomas: Effects of an Early

Structured Psychiatric Intervention, Coping and Affective State on Recurrence and Survival Six Years Later."

37. 详见 Lazar and Gabbard, "The Cost-effectiveness of Psychotherapy"。

38. 我从内森·克莱恩精神病学研究所（the Nathan Kline Psychiatric Institute）的 Kim Hopper 那里学到了这个术语。

39. *The Question of Lay Analysis* (1950)；讨论详见 Peter Gay, *Freud*, pp. 489ff，以及 Nathan Hale, *The Rise and Crisis of Psychoanalysis in the United States*, pp. 214ff。非医学博士有可能获得特许，或者为了研究目的而接受培训，就像许多社会科学工作者那样。

40. M.Sabshin, "Turning Points in Twentieth-Century Psychiatry," p. 1269.

41. 神经科医生和精神科医生之间围绕这些潜在患者的斗争，可以在 Andrew Abbott, *The System of Professions* 中看到很好的论述。

42. Elizabeth Lunbeck, *The Psychiatric Profession*；另可见 Abbott, *System of Professions* 以及 Nancy Tomes, *The Art of Asylum-Keeping*。

43. Lunbeck, *Psychiatric Profession*；另可见 William Caudill, *The Psychiatric Hospital as a Small Society*；Alfred Stanton and Morris Schwartz, *The Mental Hospital*。

44. Laurence Friedman, Menninger, p. 197；另可见 Pat Barker 关于精神病学和第一次世界大战的精彩小说三部曲：*Regeneration*、*The Eye in the Door*、*Ghost Road*。

45. Judd Marmor，引自 Hale, *The Rise and Crisis of Psychoanalysis in the United States*, p. 205。

46. 同上，p. 188，另可见 pp. 187—210ff。Paul Starr 在 *The Social Transformation of American Medicine* 中引用数据称超过 100 万人因精神疾病被拒绝参军，并有 85 万人在战争期间因精神神经症住院。

47. John Talbott, *The Death of the Asylum: A Critical Study of State Hospital Management*, pp. 24ff.; Sabshin, "Turning Points in Twentieth Century Psychiatry"; J. Romano, "Reminiscences: 1938 and Since."

48. 例如可见 Sherry Turkle, *Psychoanalytic Politics*，该文章论述了美国和法国精神分析之间的差异；另可见 Hale, *The Rise and Crisis of Psychoanalysis in the United States* 以及 Lunbeck, *The Psychiatric Profession*。

49. *The Atlantic*, Special Supplement: "Psychiatry," p. 62.

50. N. Zinberg, "Psychiatry: A Professional Dilemma," p. 10.

51. *The Atlantic*, Special Supplement: "Psychiatry," p. 72.

52. 这就是 Adolf Grunbaum 对精神分析的审查——他创作的 *The Foundations of Psychoanalysis: A Philosophical Criitique* 的依据。Freud 认为，分析师的解释只有获得患者最终的（即使不是立即的）肯定才算是得到证实，（直接总结）就是"理据论证"（tally theory）。Grunbaum 则基于精神分析师对患者的影响，精准地驳斥了该理论作为精神分析的类科学性基础。然而，精神分析并没有受到哲学期刊上激增的争论的影响。当代分析师倾向于将解释和洞察力视为治疗变化过程的一部分，而不一定是最重要的部分。

53. Roy Schafer, *Aspects of Internalization*, p. xx.

54. Bertram Lewin, *The Psychoanalysis of Elation*, p. 54.

55. SusanRako and Harvey Mazer, *Semrad: The Heart of a Therapist*, p. 179.

56. 同上，p. 36。

57. 同上，p. 105。

58. Gregory Bateson, *Steps to an Ecology of Mind*, p. 217.

59. Donald Light, *Becoming Psychiatrists*, p. 7.

60. 引用自 E. Kandel, "A New Intellectual Framework for Psychiatry," p. 459。Kandel 是一名著名的精神病学研究者，也是塞姆拉德曾指导的

住院医师之一。

61. Arnold Rogow, *The Psychiatrists*, p. 10.　　　　　　　　［311］

62. Leo Srole et al., *Mental Health in the Metropolis: The Midtown Manhattan Study*, p. 230。这项研究更值得注意的一点是，所有波多黎各人都被评估为"患病"状态。精神病学人类学家和带有人类学取向的精神病学家将这些数据解释为美国诊断系统存在文化偏见的有力证据。

63. American Psychiatric Association, *Careers in Psychiatry*, pp. 10, 85.

64. R. Waggoner, "The Presidential Address: Cultural Dissonance and Psychiatry," p. 42.

65. *Statistical Abstract of the United States*, Table 360.

66. Charles Kadushin, *Why People Go to Psychiatrists*, p. 4。引文接着写道："国家文化的意见领袖中……至少有三分之一在办公室接受过精神分析治疗。"这是一本相当奇特的书，它报告了一项针对纽约市十家精神科诊所的 1 452 名申请人所进行的研究，并在书中强调了占样本一半以上的复杂的文化网络。作者将这一社会阶层称为"心理治疗的朋友和支持者"，评论他们是"本书的英雄"（详见该书第 58 页）。

67. 这次演讲受到精神疾病与健康联合委员会的推动，该委员会于 1961 年在马萨诸塞州精神病院院长 Jack Ewalt 的指导下发表了这份报告。引用自 Horace Whittington, *Psychiatry in the American Community*, p. 13。

68. 社会学家 Andrew Scull 认为，在社区心理健康运动中，利他主义和人文主义从未推进过联邦和州的决策，这个项目吸引人的地方完全在于能够在地方层面上省钱，这是一项非常纯粹的诱惑。详见 Scull, *Decarceration*。

69. 详见 Kim Hopper, "More Than Passing Strange: Homelessness and Mental Illness in New York City"。

70. Thomas Scheff 的著作 *Being Mentally Ill* 于 1966 年首次出版，并

于 1984 年再版发行，该书以生硬的序言揭示了精神病学发生的极其深刻的变化："对于精神疾病的躯体理论来说，这是令人振奋的时代。我必须指出，尽管他们的假设可信，但它仍然只是一个假设。迄今，神经传递和精神疾病之间还没有明显的联系……这只是一个理论……由于这种联系仍然处于假设阶段，现在抛弃精神疾病的标签理论还为时过早。"

71. David Rosenhan, "On Being Sane in Insane Places," p. 253.

72. 同上。

73. R. Kendell, J. Cooper, and A. Gourley, "Diagnostic Criteria of American and British Psychiatrists"；另见 S. R. Goldsmith and A. J. Mandell, "The Dynamic Formulation—A Critique of a Psychiatric Ritual"，以及 Donald Light, *Becoming Psychiatrists*。

74. 详见 President's Commission on Mental Health, vol. 2, p. 15。其实他们知道，1975 年，美国人口的 3%，即 670 万人，曾在专门的精神卫生部门就诊，150 万人曾有过住院经历，全国一般医疗保健支出的 12% 用于精神健康支出，这一数字一直保持稳定。详见第 8、9 卷。

75. 该官员为蓝十字会副主席 Robert Laur，详见 Mitchell Wilson, "*DSM III* and the Transformation of Psychiatry: A History," p. 403。

76. Abbott, *The System of Professions*, p. 312.

77. Smith Kline and French Laboratories, *Ten Years of Experience with Thorazine*.

78. 迟发性运动障碍，即不自主的肌肉运动，仍然是服用大多数抗精神病药物的主要风险，它不一定与剂量有关，但是随着剂量的增加和疗程的延长，风险会相应地有所增加。而且，"氯丙嗪曳步"确是高剂量用药的结果。

[312]

79. 他从先前各种对于疯狂的混乱分类中将躁郁症和精神分裂症区分开来。

80. J.Feighner et al., "Diagnostic Criteria for Use in Psychiatric Research," p. 57；关于华盛顿大学的信息，详见 R. W. Hudgens, "The Turning of American Psychiatry"。

81. American Psychiatric Association, *DSM*, p. 24.

82. 同上，p. 31。

83. Wilson, "*DSM III* and the Transformation of Psychiatry: A History," p. 405.

84. 同上。

85. J. Endicott and R. Spitzer, "Use of the Research Diagnostic Criteria and the Schedule for Affective Disorders and Schizophrenia to Study Affective Disorders," p. 52.

86. Stuart Kirk and Herb Kutchins, *The Selling of DSM: The Rhetoric of Science in Psychiatry*.

87. American Psychiatric Association, "Schizophrenia, Simple Type," *DSM II*, p. 33; American Psychiatric Association, "Diagnostic Criteria for a Schizophrenia Disorder," *DSM III*, pp. 188—190.

88. G.Klerman et al., "Treatment of Depression by Drugs and Psychotherapy," p. 540.

89. 同上，p. 544。

90. 案件详情可参见 G. Klerman et al., "The Psychiatric Patient's Right to Effective Treatment: Implications of *Osheroff vs. Chestnut Lodge*"。该案在非专业媒体和专业期刊上都以非匿名的方式被讨论过。

91. Klerman 成了这个时期该领域的关键人物，部分原因是他受过良好的训练，得到了精神分析精英们的尊重。在他生命的后期，他提出了一种名为"人际心理治疗"（interpersonal therapy）或简称为 IPT 的治疗方法，这是一种比大多数折中的精神分析导向的治疗都更有效的治疗形式。

92. Klerman, "The Psychiatric Patient's Right," p. 417.

93. 当然，在此之前已经有许多关于心理治疗效果的研究——例如，Hans J. Eysenck, "The Effects of Psychotherapy: An Evaluation," 和 H. Strupp and S. Hadley, "Specific vs. Non-specific Factors in Psychotherapy: A Controlled Study of Outcome"，在后者中，研究人员发现，在处理大学生的抑郁和焦虑方面，经验丰富的心理治疗师和大学教授没有区别——但许多更复杂的工作是最近才完成的，许多人认为，目前强化心理治疗或精神分析仍然缺乏全面的研究。当然，关键是精神分析师们并不是因为随机对照试验才相信精神分析的力量，他们相信精神分析的力量，因为他们觉得精神分析对他们自己、他们的患者或者他们认识的人有帮助。

94. A. Stone, "Law, Sciences and Psychiatric Malpractice: A Response to Klerman's Indictment of Psychoanalytic Psychiatry," p. 421.

95. 同上，p. 424。

96. P. Kingsley, letter.

97. T. Pearlman, letter; R. Greenberg and S. Fisher, letter.

98. 研究报告详见 S. Fisher and R. Greenberg, "Prescriptions for Happiness?（Effectiveness of Antidepressants）"。该研究描述了 1958—1972 年间进行的药物试验。目前，研究者们又有了新的进展，例如，S. Fisher and R. Greenberg, "How Sound Is the Double-blind Design for Evaluating Psychotropic Drugs?"。他们认为，对近期新一代抗抑郁药研究的荟萃分析表明，旧抗抑郁药所报告的疗效与早期的说法相比明显下降："与早期他们热衷于证明药物效力的情况相比，当研究人员对证明抗抑郁药的治疗能力失去兴趣时，评估表明的药效能力呈现出急剧下降的趋势。"（详见该报告第 37 页）

[313]

99. John Gedo, "A Psychoanalyst Reports at Mid-career."

100. John Horgan, "Why Freud Isn't Dead," p. 106.

101. Lewis Judd, "The Decade of the Brain in the United States."

第六章　管理式医疗的危机

1. Jennie. Kronenfeld, ed., *Changing Organizational Forms of Delivering Health Care*, p. xii.

2. Robert Schreter, Steven Sharfstein, and Carol Schreter, eds., *Managing Care, Not Dollars: The Continuum of Mental Health Services*, p. 1.

3. 我要将这段话的措辞归功于 Richard Hermann。

4. D. Kaiser, "Not by Chemicals Alone: A Hard Look at 'Psychiatric Medicine.'"

5. E. Marcus and S. Bradley, "Concurrence of Axis I and Axis II Treatment in Treatment-Resistant Hospitalized Patients."

6. Glen Gabbard, *Psychodynamic Psychiatry in Clinical Practice*, pp. 15—16.

7. Leon Eisenberg, "Mindlessness and Brainlessness in Psychiatry"; Phillip Slavney and Paul McHugh, *Psychiatric Polarities; Gabbard, Psychodynamic Psychiatry.*

8. 管理式医疗会施加压力给医生，令他们准确且快速地对患者做出判断，这方面的经典文章包括 C. L. Caton et al., "The Impact of Discharge Planning on Chronic Schizophrenic Patients"; G. Gabbard et al., "A Psychodynamic Perspective on the Clinical Impact of Insurance Review"; S. Melnick and L. Lyter, "The Negative Impact of Increased Concurrent Review of Psychiatric Inpatient Care"; S. Scharfstein, "The Catastrophic Case"; 以

及 N. Miller, "Managing McLean"。

9. 这位医生没有参加会议，尽管他认识其中的主要参会人员，但他也在巧妙地表达着自己的情绪。

10. Wilfred Bion, *Experiences in Groups*, pp. 141—142.

11. 同上，pp. 147—148。

12. 同上，p. 146。

13. Alfred Stanton and Morris Schwartz, *The Mental Hospital*.

第七章　疯狂与道德的责任

1. 在古代，相比于犹太教，这对基督教来说更是一个问题，因为基督教尤其将苦难视作亲近上帝的手段。在早期的基督教会中，基督的面孔有时仿效希波克拉底的面孔（显然，这也是阿斯克勒庇俄斯的面孔，详见 Immanuel Jakobovits, *Jewish Medical Ethics*, p. 296, n. 5）。尽管如此，犹太人和基督徒中都存在奇怪的小教派，他们拒绝通过使用人类药物来颠覆上帝的意志（同上，详见 Immanuel Jakobovits, *Jewish Medical Ethics*, p. 303, ns. 5, 7 以及 p. 2）。

2. 同上，pp. 1ff。

3. Martin Luther, *Martin Luther: Selections from His Writings*, vol. 7, p. 113.

[314]　4. 同上，p. 308。

5. 同上，p. 113，路德还说道："上帝不希望有杀害，希望人们能够幸免于难。事实上，他希望人们得到滋养和培养，以便能够履行自己的使命和对邻舍的责任。"（同上，vol. 2, p. 339）

6. 同上，vol. 23, p. 203。

7. Nadine Gordimer, *Burger's Daughter*.

8. Midrash Samuel iv. 1.，引用自 Jakobovits, *Jewish Medical Ethics*, p. 304, n. 7。

9. 正如 Clifford Geertz 所说，宗教并不是要教导我们避免痛苦，而是教导我们如何受苦，"如何将身体上的痛苦、个人的损失、世俗的失败或注视他人受苦的无助感变成一种可忍受的、可以支撑的东西——正如我们所说，可以经受的痛苦"（详见 Clifford Geertz, The Interpretation of Cultures, p. 104）。

10. Mary Gordon, "George Eliot, Dorothea, and Me: Rereading (and Rereading) *Middle-march*."

11. 该表述之前还包含了"不包括"的部分，其中定义了哪些费用不被包含在内；最高法院建议将该法规解释作对所有州的要求，他们应为医疗补助患者提供所有必要的医疗服务（详见 Arthur Lazarus, ed., *Controversies in Managed Mental Health Care*, p. 161）。

12. Joseph McManus, *The Fundamental Ideas of Medicine*, p. 11.

13. 例如，女性生育是正常的吗？在这种情况下，不孕应该被归类为疾病、损伤或是器官缺陷——或者说生育是女性在 40 岁或 25 岁时拥有的特权，就像拥有一个美丽的鼻子一样？

14. Elizabeth Anscombe 在她对意图的经典描述中如此解释：对比"炉子在燃烧"与"男人正在支付煤气费"，然后考虑在后一种情况之下，"行为所具有的巨大的、明显的复杂性"（详见 G.E.M. Anscombe, *Intention*, p. ix）。炉子，要么燃烧，要么不燃烧，就像结肠癌要么有要么无。它既没有欲望，也没有私利。然而，支付账单的人有许多复杂的欲望，其中一些欲望在填写支票和将其送出去时必然会造成冲突。当然，这在何种程度上具有更加"巨大的、明显的复杂性"，确切说来也是一个大问题，但是这个问题涵盖了所有的本质的痛苦、所有具有未知后果的小决定，这些痛苦和决定塑造了我们的感受、希望，影响我们的再次决定。

15. 正如 Lawrence Rosen 在 *Other Intentions* 一书中指出的那样，意图的推断由文化塑造。这本书提醒我们，我们可以像西藏夏尔巴人一样，从疾病、事故和不幸中推断出邪恶的超自然生物的存在，并举行驱魔仪式。或者，像卡奇克尔玛雅人一样，在经历军队扫荡、失踪和内战的威胁之后，在推断意图方面犹豫不决，在怀疑的警惕之中等待最坏的情况发生。

16. Charles Taylor, *Sources of the Self*, p. 15.

17. James Wilson, *The Moral Sense*, p. 32，另可见 Kenneth Clark, "Empathy: A Neglected Topic in Psychological Research"；Nancy Eisenberg and Janet Strayer, *Empathy and Its Development*；Virginia Demos, "Empathy and Affect: Reflections on Infant Experience"。

18. 可参见 Martin Hoffman 的讨论，详见 Eisenberg and Strayer, *Empathy and Its Development*, pp. 47—80。

19. Shweder 也许是当今最重要的道德人类学学者。其研究领域介于人类学和心理学之间，他促进了两者之间富有成效的交流。他在道德方面的工作很重要，部分原因是他成功地挑战了道德的主要心理学范式——Lawrence Kohlberg 的发展模型。Kohlberg 开发了一种量表，该量表以皮亚杰发展量表为模型，用来对个人的道德状态进行评分。该量表的测量分三个主要阶段，每个阶段有两个子阶段。在第一阶段，个人将道德行为解释为出于自身利益（我不会偷窃，因为如果我偷窃，警察会惩罚我）；第二阶段，出于惯例（我不偷，因为大家都不会偷窃）；最后一个阶段则是出于抽象的道德原则（我不会偷窃，因为偷窃是错误的）。Carol Gilligan 认为，女性在柯尔伯格测试中往往得分很低，但这是因为她们的推理方式与男性不同。比起正义，她们更能听到的是关怀的声音，她们担心的是，谁会因为她们的决定而受到伤害，而并非她

[315]

们做出的决定涉及了哪些抽象原则。简而言之，她们往往是实用主义者，而不是康德主义者。Elliot Turiel 发现，所有年龄段的孩子都将惯例（柯尔伯格测试的第二阶段）与道德区分开来，他们对二者的看法是并行发展的。Shweder 指出，印度教徒对道德和惯例之间的区别有非常清晰的认识，但他们认为，对他们来说是道德的东西，对其他人来说可能是惯例。例如，吃肉对于婆罗门是一种罪过，但对美国人或低种姓的印度教徒来说则不然。Shweder 还发现，对于印度教徒来说，解决亨氏困境的正确答案显然不是偷窃（亨氏困境提出的问题是，如果你的配偶将不久于人世，而拯救配偶的唯一方法就是偷一些药物，你会怎么做）。印度教的许多信徒都固执地拒绝偷窃，理由是今生的不道德行为会导致来世的惩罚——这可能就是配偶一开始不幸的原因。其中的一些讨论，以及关于道德的必要性和自由裁量特征的论点，可以参见这两篇总结文章：Richard Shweder, M. Mahapatra, and J. Miller, "Culture and Moral Development" 和 Richard Shweder and Jonathan Haidt, "The Future of Moral Psychology: Truth, Intuition and the Pluralist Way"。

20. 人类学家 Wendy James 在她对苏丹狩猎民族的精彩研究 *The Listening Ebony* 中评论道："当然，乌杜克（Uduk）人构建了我们可以在传统意义上称之为'道德'的东西，即一套公开认可的原则，用以管理个人和一般社会行为。"但她说，这并不能反映乌杜克人的实际生活方式。在她看来，道德中重要的是，"一个民族，作为个体或集体，判断他们自己所处的困境、自己的状况，以及自己作为人的参考点"（详见该书第 146—147 页）。

21. 当然，使用这类模式时存在矛盾，因为关于世界的文化模式需要考虑世界的复杂性。哲学家 Sara Ruddick 求助于母亲人类学，她围绕玩耍约定和换尿布，撰写了第一本具有严密推理的伦理书籍，在她看来，人们解决这些矛盾的方式应该被称为他们的"道德"。她指出，母亲的目标是保护、养育和培训。她问道："如果一个孩子想独自去商店，你是担心她的安全，还是称赞她正在培养照顾自己的能力？"（Ruddick, *Maternal Thinking*, p. 23）母亲做出的选择，是基于她所认为的对孩子正确的事情，以及她认为好母亲应该做的事情。她的道德决策过程更多地与当地人对正确行为的敏感性有关，而不是与抽象的普世价值观有关。

22. Unni Wikan, *Managing Turbulent Hearts*, p. 107.

23. Clyde Kluckhohn，该团体的主要影响者，确实提出了一个正式却无用的宽泛定义，在这个定义中，价值观是影响行动的理想概念："价值是一种观念，或显性或隐性，可以有个体特色，也可以有群体特征，是影响从现有的行动方式、手段和目的中进行选择的理想观念。"

[316]（详见 Evon Z. Vogt and Ethel Albert, eds., *The People of Rimrock*, p. 6）

24. 事实上，一些人类学家认为，情绪不仅充满了道德态度，而且在某种意义上就是道德态度。Catherine Lutz 写道："情感体验更应该被视为社会关系及其必然世界观的结果，而不是普遍的心理生物学实体"（详见 Lutz, *Unnatural Emotions*, p. 94）。近年来，人类学家作为一个群体，或多或少地放弃了对道德的明确理论化，但是也有例外，如 Richard Shweder、Catherine Lutz、Wendy James、Steve Parish、Unni Wikan 等人，他们站在了 Meyer Fortes 和 Kenneth Read 的肩膀上。

25. 在与内森·克莱恩精神病学研究所精神病学人类学家 Kim Hopper 进行讨论之后，我学会了寻找这种品质。

26. John Hood, "Commentary," p. 1.

27. 详见 Kim Hopper et al., eds., *Prospects for Recovery from Schizophrenia—International Investigation*。

28. Sharon Begley, "Beyond Prozac," p. 37.

29. 该数据来自宾夕法尼亚州大谷赛诺菲研究所（Sanofi Research）发布的哈珀指数（Harper's Index），1997 年 7 月，第 13 页。

30. 这些引文和事实摘自两篇优秀的文章——Daniel Zalewski, "Fissures at an Exhibition" 和 Jonathan Lear, "The Shrink Is In"。Zalewski 在文章结尾写道："从目前的情况来看，也许博物馆馆长才是真正不可能的职业。"（详见该书第 77 页）

31. Frederick Crews, "The Unknown Freud," p. 55.

32. 同上。

33. 同上，p. 65。

34. 同上，p. 56。

35. 同上。

36. Jeffrey Moussaieff Masson, *Final Analysis*, p. 85.

37. 同上，p. 86。

38. Lear, "The Shrink Is In," p. 24.

39. Hans Loewald, *Psychoanalysis and the History of the Individual*, p. 11.

40. 该案件涉及 Myron Liptzin 和 Wendell Williamson。后者在离开前者的照顾后杀死了两名男子，Williamson 获得了 50 万美元的赔偿。该案件详见 *Psychiatric News*，网址为 http://www.psych.org。

41. 详见 Zinman, S. "Howie the Harp," 以及 S. Budd, eds., *Reaching Across*, p. 24。

参考文献

Abbott, Andrew. *The System of Professions*. Chicago: University of Chicago Press, 1988.

Acocella, Joan. "The Politics of Hysteria." *The New Yorker*, April 6, 1998, pp. 64–78.

Akiskal, Hagop. "Mood Disorders." In Harold Kaplan and Benjamin Sadock, eds., *Comprehensive Handbook of Psychiatry VI*. Baltimore: Williams & Wilkins, 1995, pp. 1067–1079.

———. "Mood Disorders: Clinical Features." In Harold Kaplan and Benjamin Sadock, eds., *Comprehensive Handbook of Psychiatry VI*. Baltimore: Williams & Wilkins, 1995, pp. 1123–1152.

———. "The Temperamental Foundations of Affective Disorders." In Christoph Mundt et al., eds., *Interpersonal Factors in the Origin and Course of Affective Disorders*. London: Gaskell, 1996.

Akiskal, Hagop, et al. "Borderline: An Adjective in Search of a Noun." *Journal of Clinical Psychiatry* 46: 41–48 (1985).

Akiskal, Hagop, and William McKinney. "Overview of Recent Work in Depression." *Archives of General Psychiatry* 32: 285–305 (1975).

American Psychiatric Association. *Careers in Psychiatry*. New York: Macmillan, 1968.

———. *Diagnostic and Statistical Manual of Mental* Disorders. *DSM I*: 1952; *DSM II*: 1968. *DSM III*: 1980. *DSM IV*: 1994. Washington, D.C.: American Psychiatric Press.

———. "Practice Guidelines for Eating Disorders." *American Journal of Psychiatry* 150: 212–228 (1993).

———. "Practice Guidelines for Major Depressive Disorder in Adults." *American Journal of Psychiatry* 150 (suppl.): 1a–26a (1993).

———. "Practice Guidelines for Bipolar Disorder in Adults." *American Journal of*

Psychiatry 151 (suppl.): 1a–36a (1994).

Andreasen, Nancy, and Donald Black. *Introductory Textbook of Psychiatry*. Washington, D.C.: American Psychiatric Press, 1995.

Andreasen, Nancy, et al. "Thalamic Abnormalities in Schizophrenia Visualized Through Magnetic Resonance Imaging." *Science* 266: 294–298 (1994).

Anscombe, G. E. M. *Intention*. New York: Cornell University Press, 1963.

Antonuccio, David. "Psychotherapy for Depression: No Stronger Medicine." *American Psychologist* 50: 450–452 (1995).

Antonuccio, David, William Garland, and G. DeNelsky. "Psychotherapy vs. Medication for Depression: Challenging the Conventional Wisdom with Data." *Professional Psychology* 26: 574–586 (1995).　[318]

Antonuccio, David, et al. "Raising Questions About Anti-depressants." *Psychotherapy and Psychosomatics* 68: 3–14 (1999).

The Atlantic. Special Supplement: "Psychiatry." 208 (1) (July 1961).

Axline, Virginia. Dibs: *in Search of Self*. New York: Ballantine, 1964.

Bachrach, H., et al. "On the Efficacy of Psychoanalysis." *Journal of the American Psychoanalytic Association* 39 (4): 871–916 (1991).

Balsam, Rosemary M., and Alan Balsam. *Becoming a Psychotherapist: A Clinical Primer*. Boston: Little, Brown, 1979.

Barker, Pat. *Regeneration*. New York: Penguin, 1991.

———. *The Eye in the Door*. New York: Penguin, 1993.

———. *The Ghost Road*. New York: Penguin, 1995.

Barlow, D. H. "Cognitive-Behavioral Therapy for Panic Disorder: Current Status." *Journal of Clinical Psychiatry*, 58 (suppl.): 32–37 (1997).

Barlow, D. H., and C. Lehman. "Advances in the Psychosocial Treatment of Anxiety Disorders." *Archives of General Psychiatry* 53: 727–735 (1996).

Basch, Michael F. *Doing Psychotherapy*. New York: Basic Books, 1980.

Bateson, Gregory. *Steps to an Ecology of Mind*. New York: Ballantine, 1972.

Baxter, L., et al. "Caudate Glucose Metabolic Rate Changes with Both Drug and Behavior Therapy for Obsessive-compulsive Disorder." *Archives of General*

Psychiatry 49: 681–689 (1992).

Becker, Howard S., et al. *Boys in White*. Chicago: University of Chicago Press, 1961.

Begley, Sharon. "Beyond Prozac." *Newsweek*, February 7, 1994, pp. 37–42.

Bion, Wilfred. *Experiences in Groups*. New York: Basic Books, 1961.

Blatt, S., et al. "Impact of Perfectionism and Need for Approval on the Brief Treatment of Depression: The NIMH Treatment of Depression Collaborative Research Program Revisited." *Journal of Consulting and Clinical Psychology* 63: 125–132 (1995).

Bodkin, J. A., R. L.Klitzman, and H. G. Pope. "Distinction Between Biological Psychiatrists and Psychotherapists." Unpublished manuscript.

Bosk, Charles. *Forgive and Remember*. Chicago: University of Chicago Press, 1979.

Braff, David, Dennis Saccuzzo, and Mark Geyer. "Information Processing Dysfunction in Schizophrenia: Studies of Visual Backward Masking, Sensorimotor Gating and Habituation." In S. R. Steinhauer, J. H. Gruzelier, and J. Zubir, eds., *Handbook of Schizophrenia*, vol. 5: *Neuropsychology, Psychophysiology, and Information Processing*. New York: Elsevier Science Publishers, 1991.

Brauer, Lee David. "Basic Report About Members Who Are Graduates of Institutes. Survey of Psychoanalytic Practices." New York: American Psychoanalytic Association, 1990.

Brenner, Charles. *An Elementary Textbook of Psychoanalysis*. New York: International Universities Press, 1973 (first published 1955).

Campos, Joseph. "A Reconceptualization of the Nature of Affect." Review of Nico Frijda, *The Emotions. Contemporary Psychology* 34 (7): 633–635 (1989).

Campos, J., et al. "A Functionalist Perspective on the Nature of Emotion." *The Japanese Journal of Research on Emotions* 2 (1): 1–20 (1994).

Caton, C. L., et al. "The Impact of Discharge Planning on Chronic Schizophrenic Patients." *Hospital and Community Psychiatry* 35: 255–262 (1984).

Caudill, William. *The Psychiatric Hospital as a Small Society*. Cambridge, Mass.: Harvard University Press, 1958.

[319]　Cheever, Susan. "A Designated Crazy." Review of Susanna Kaysen, *Girl, Interrupted.*

New York Times Book Review, June 20, 1993, p. 25.

Chi, M., R. Glaser, and M. Farr. *The Nature of Expertise*. Hillsdale, N.J.: Lawrence Erlbaum, 1988.

Clark, Kenneth. "Empathy: A Neglected Topic in Psychological Research." *American Psychologist* 35 (2): 187–190 (1980).

Cleckley, Hervey. *The Mask of Sanity*. St. Louis: Mosby, 1941.

Cooper, Arnold, and Robert Michels. "Review of *Diagnostic and Statistical Manual of Mental Disorders III*." *American Journal of Psychiatry* 138 (1): 128–129 (1981).

Crews, Frederick. "The Unknown Freud." *The New York Review of Books*, November 18, 1993, pp. 55–66.

Crisp, A., et al. "Long-Term Mortality in Anorexia Nervosa." *British Journal of Psychiatry* 161: 104–107 (1992).

Crits-Christoph, P., A. Cooper, and L.Luborsky. "The Accuracy of Therapists' Interpretations and the Outcome of Dynamic Psychotherapy." *Journal of Consulting and Clinical Psychology* 56: 490–495 (1988).

D'Andrade, Roy. *The Development of Cognitive Anthropology*. Cambridge, England: Cambridge University Press, 1995.

Demos, Virginia. "Empathy and Affect: Reflections on Infant Experience." In Joseph Lichtenberg, Melvin Bornstein, and Donald Silver, eds., *Empathy*. Hillsdale, N.J.: Analytic Press, 1984.

Desjarlais, Robert, et al. *World Mental Health*. New York: Oxford University Press, 1995.

Detre, T., and M. McDonald. 1997. "Managed Care and the Future of Psychiatry." *Archives of General Psychiatry* 54: 201–204 (1997).

Devereux, George. *Basic Problems in Ethnopsychiatry*. Chicago: University of Chicago Press, 1980 (first published 1956).

Dossman, R., et al. "The Long-Term Benefits of Intensive Psychotherapy: A View from Germany." In Susan Lazar and James Bozzuto, eds., *The Journal of the American Academy of Psychoanalysis: Extended Dynamic Psychotherapy: Making the Case in an Era of Managed Care.*, 1997, pp. 74–86.

Dudley, Kathryn. *The End of the Line*. Chicago: University of Chicago Press, 1994.

Eisenberg, Leon. "Mindlessness and Brainlessness in Psychiatry." *British Journal of Psychiatry* 148: 497–508 (1986).

Eisenberg, Nancy, and Jane Strayer. *Empathy and Its Development*. Cambridge, England: Cambridge University Press, 1987.

Ekman, Paul, and Richard Davidson, eds. *The Nature of Emotion*. New York: Oxford University Press, 1994.

Ekman, Paul, and Wallace Friesen. *Unmasking the Face*. Englewood Cliffs, N.J.: Prentice Hall, 1975.

Elkin, Irene. "The NIMH Treatment of Depression Collaborative Research Program: Where We Began and Where We Are." In Allen Bergin and Sol Garfield, eds., *Handbook of Psychotherapy and Behavior Change*, 4th ed. New York: John Wiley and Sons, 1994.

Ellenberger, Henri. *The Discovery of the Unconscious*. New York: Basic Books, 1970.

Endicott, J., and R. Spitzer. "Use of the Research Diagnostic Criteria and the Schedule for Affective Disorders and Schizophrenia to Study Affective Disorders." *American Journal of Psychiatry* 136 (1): 52–56 (1979).

Engel, George. "The Clinical Application of the Biopsychosocial Model." *American Journal of Psychiatry* 137 (5): 535–544 (1980).

[320]　Ericsson, K. Anders, and Neil Charness. "Expert Performance." *American Psychologist* 49 (8): 725–747 (1994).

Ericsson, K. Anders, Ralf Krampe, and Clemens Tesch-Romer. "The Role of Deliberate Practice in the Acquisition of Expert Performance." *Psychological Review* 100: 363–406 (1993).

Estroff, Sue. *Making It Crazy*. Berkeley: University of California Press, 1981.

Eysenck, Hans J. "The Effects of Psychotherapy: An Evaluation." *Journal of Consulting Psychology* 16: 319–324 (1952).

Fairburn, C., et al. "Psychotherapy and Bulimia Nervosa: Longer-Term Effects of Interpersonal Psychotherapy, Behavior Therapy, and Cognitive Behavior Therapy." *Archives of General Psychiatry* 50: 419–428 (1993).

"Fallen from Grace: How Psychotherapy Can Redeem Its Tarnished Reputation." *Family Therapy Networker*, March–April 1995.

Falloon, I., et al. "Family Management in the Prevention of Morbidity of Schizophrenia." *Archives of General Psychiatry* 42: 887–896 (1985).

Fawzy, F. I., et al. "Malignant Melanoma: Effects of an Early Structured Psychiatric Intervention, Coping and Affective State on Recurrence and Survival Six Years Later." *Archives of General Psychiatry* 50: 681–689 (1993).

Feighner, J., et al. "Diagnostic Criteria for Use in Psychiatric Research." *Archives of General Psychiatry* 26 (1): 57–63 (1972).

Fisher, Seymour, and Roger P. Greenberg. "How Sound Is the Double-blind Design for Evaluating Psychotropic Drugs?" *Journal of Nervous and Mental Disease*, 181: 345–350 (1993).

———. "Prescriptions for Happiness? (Effectiveness of Antidepressants)." *Psychology Today* 28: 32–38 (1995).

Fonagy, P., and M. Target. "Predictors of Outcome in Child Psychoanalysis: A Retropective Study of 763 Cases at the Anna Freud Centre." *Journal of the American Psychoanalytic Association* 44: 27–77 (1996).

Foucault, Michel. *Madness and Civilization*. New York: Vintage, 1965.

Fox, Renee. *Essays in Medical Sociology*. New Brunswick, N.J.: Transaction Books, 1988.

———. *Experiment Perilous*, Philadelphia: University of Pennsylvania Press, 1959.

Frank, Ellen, et al. "Three-Year Outcomes for Maintenance Therapies in Recurrent Depression." *Archives of General Psychiatry* 47: 1093–1099 (1990).

———. "Efficacy of Interpersonal Psychotherapy as a Maintenance Treatment of Recurrent Depression." *Archives of General Psychiatry* 48: 1053–1059 (1991).

Frank, Jerome. *Psychotherapy and the Human Predicament*. New York: Schocken, 1978.

Freud, Sigmund. *The Question of Lay Analysis*. New York: Norton, 1950.

———. *Therapy and Technique*. New York: Macmillan, 1963.

———. *Dora: An Analysis of a Case of Hysteria*. New York: Collier, 1963.

Friedman, Laurence. *Menninger*. New York: Knopf, 1990.

Frijda, Nico. *The Emotions*. Cambridge, England: Cambridge University Press, 1986.

Gabbard, Glen. *Psychodynamic Psychiatry in Clinical Practice*. Washington, D.C.: American Psychiatric Press, 1990.

Gabbard, Glen, et al. "A Psychodynamic Perspective on the Clinical Impact of Insurance Review." *American Journal of Psychiatry* 148: 318–323 (1991).

———. "The Economic Impact of Psychotherapy: A Review." *American Journal of Psychiatry* 154: 147–155 (1997).

———. "Psychotherapy, Cost-Effectivenss and Cost Offset: A Review of the Literature." Unpublished manuscript.

[321]　　Gallagher, Winifred, *I.D.* New York: Random House, 1996.

Gardner, Howard. *Frames of Mind*. New York: Basic Books, 1983.

———. *The Mind's New Science: A History of the Cognitive Revolution*. New York: Basic Books, 1987.

Gay, Peter. *Freud*. New York: Doubleday Anchor, 1988.

Gedo, John. "A Psychoanalyst Reports at Mid-career." *American Journal of Psychiatry* 136: 646–649 (1979).

Geertz, Clifford. *The Interpretation of Cultures*. New York: Basic Books, 1973.

Gelernter, C. S., et al. "Cognitive-Behavioral and Pharmacological Treatments of Social Phobia." *Archives of General Psychiatry* 48: 938–945 (1991).

Gellman (Gollub), R. L., and G. K. Aghajanian. "Serotonin 2 Receptor—Mediated Excitation of Interneurons in Piriform Cortex: Antagonism by Atypical Antipsychotic Drugs." *Neuroscience* 58: 515–525 (1994).

Goffman, Erving. *Asylums*. New York: Doubleday, 1961.

Goldsmith, S. R., and A. J. Mandell. 1969. "The Dynamic Formulation—A Critique of a Psychiatric Ritual." *American Journal of Psychiatry*. 125(12):123–130.

Goleman, Daniel. "Provoking a Patient's Worst Fears to Determine the Brain's Role." *New York Times*, June 13, 1995.

Gollub, Randy, and Scott Rauch. "Neuroimaging: Issues of Design, Resolution and Interpretation." *Harvard Review of Psychiatry* 3: 285–289 (1996).

Good, Byron. *Medicine, Rationality and Experience*. Cambridge, England: Cambridge

University Press, 1994.

Good, Mary-Jo Delvecchio. *American Medicine: The Quest for Competence.* Berkeley: University of California Press, 1995.

Gordimer, Nadine. *Burger's Daughter.* New York: Viking, 1979.

Gordon, Mary. "George Eliot, Dorothea, and Me: Rereading (and Rereading) *Middlemarch.*" *New York Times,* May 8, 1994.

Gottesman, Irving. *Schizophrenia Genesis: The Origins of Madness.* New York: Freeman, 1991.

Greenberg, Joanne. *I Never Promised You a Rose Garden.* New York: Holt, Rinehart and Winston, 1964.

Greenberg, Roger, and Seymour Fisher. Letter. *American Journal of Psychiatry* 148 (1): 141 (1991).

Greenson, Ralph. *The Technique and Practice of Psychoanalysis.* New York: International Universities Press, 1967.

Grob, Gerald. *Mental Institutions in America.* New York: Free Press, 1973.

———. "Origins of *DSM-I*: A study in Appearance and Reality." *American Journal of Psychiatry* 148: 421–431 (1991).

Grunbaum, Adolf. *The Foundation of Psychoanalysis: A Philosophical Critique.* Berkeley: University of California Press, 1984.

Gunderson, John, et al. "Effects of Psychotherapy in Schizophrenia. II: Comparative Outcome of Two Forms of Treatment." *Schizophrenia Bulletin* 10 (4): 564–598 (1984).

Gusterson, Hugh. *Nuclear Rites.* Berkeley: University of California Press, 1996.

Hafferty, Frederic. *Into the Valley: Death and the Socialization of Medical Students.* New Haven: Yale University Press, 1991.

Hale, Nathan. *The Rise and Crisis of Psychoanalysis in the United States.* New York: Oxford University Press, 1995.

Hatfield, Elaine, John Cacioppo, and Richard Rapson. *Emotional Contagion.* Cambridge, England: Cambridge University Press, 1994.

Hellman, C., et al. "A Study of the Effectiveness of Two Group Behavioral Medicine

Interventions for Patients with Psychosomatic Complaints." *Behavioral Medicine* 16: 165–173 (1990).

Hesse, Hermann. *The Glass Bead Game (Magister Ludi)*. New York: Henry Holt, 1969 (first published 1949).

Hogarty, G. E., et al. "Family Psychoeducation, Social Skills Training and Maintenance Chemotherapy in the Aftercare Treatment of Schizophrenia. II: Two-Year Effects of a Controlled Study on Relapse and Adjustment." *Archives of General Psychiatry* 48: 340–347 (1991).

Hoke, Lizbeth. "Longitudinal Patterns of Behavior in Borderline Personality Disorder." Ph.D. dissertation, Boston University, 1989.

Holzman, Philip, et al. "A Single Dominant Gene Can Account for Eye Tracking Dysfunctions and Schizophrenia in Offspring of Discordant Twins." *Archives of General Psychiatry* 45: 641–647 (1988).

Hood, John. "Commentary." *Corner Clubhouse Newsletter*, Winter 1996–97, p. 1.

Hopper, Kim, "More Than Passing Strange: Homelessness and Mental Illness in New York City." *American Ethnologist* 15 (1): 158–167 (1988).

Hopper, Kim, et al., eds. *Prospects for Recovery from Schizophrenia—An International Investigation: Report from the WHO—Collaborative Project, the International Study of Schizophrenia*. Westport: Psychosocial Press, in press.

Horgan, John. "Why Freud Isn't Dead." *Scientific American*, December 1996, pp. 106–111.

Hudgens, R. W. "The Turning of American Psychiatry." *Missouri Medicine*, June 1996, pp. 283–291.

Hyman, Steven, and Eric Nestler. *The Molecular Foundations of Psychiatry*. Washington, D.C.: American Psychiatric Press, 1993.

Jakobovits, Immanuel. *Jewish Medical Ethics*. New York: Bloch, 1975 (first published 1959).

James, Wendy. *The Listening Ebony*. Oxford: Clarendon, 1988.

Jamison, Kay Redfield. *Touched with Fire*. New York: Free Press, 1993.

———. *An Unquiet Mind*. New York: Knopf, 1995.

Jones, Thom. *Cold Snap.* Boston: Little, Brown, 1995.

Judd, Lewis. "The Decade of the Brain in the United States." Unpublished manuscript.

————. "The Decade of the Brain: Prospects and Challenges for NIMH." *Neuropsychopharmacology* 3: 309–310 (1990).

Kadushin, Charles. *Why People Go to Psychiatrists.* New York: Atherton, 1969.

Kaiser, D. "Not by Chemicals Alone: A Hard Look at 'Psychiatric Medicine.' " *Psychiatric Times*, December 1996, pp. 42–44.

Kandel, Eric. "Psychotherapy and the Single Synapse: The Impact of Psychiatric Thought on Neurobiologic Research." *New England Journal of Medicine* 301: 1028–1037 (1979).

————. "A New Intellectual Framework for Psychiatry." *American Journal of Psychiatry* 155: 457–469 (1993).

Kaplan, Harold, and Benjamin Sadock. *Pocket Handbook of Clinical Psychiatry.* Baltimore: Williams & Wilkins, 1996.

Kaysen, Susanna. *Girl, Interrupted.* New York: Random House, 1993.

Kendell, R., J. Cooper, and A. Gourley. "Diagnostic Criteria of American and British Psychiatrists." *Archives of General Psychiatry* 125 (12): 1738–1743 (1971).

Kingsley, P. Letter. *American Journal of Psychiatry* 148 (1): 139 (1991).

Kirk, Stuart, and Herb Kutchins. *The Selling of DSM: The Rhetoric of Science in Psychiatry.* New York: A. de Gruyter, 1992.

Kleinman, A. *Social Origins of Distress and Disease: Depression, Neurasthenia, and Pain in Modern China.* New Haven, Yale University Press, 1986. [323]

————. *Rethinking Psychiatry.* New York: Free Press, 1988.

————. *Writing at the Margin.* Berkeley: University of California Press, 1995.

Kleinman, A., L. Eisenberg, and B. Good. "Culture, Illness and Care: Clinical Lessons from Anthropologic and Cross-Cultural Research." *Annals of Internal Medicine* 88 (2): 251–258 (1978).

Klerman, G. "The Psychiatric Patient's Right to Effective Treatment: Implications of *Osheroff vs. Chestnut Lodge." American Journal of Psychiatry*, 147 (4): 409–418 (1990).

Klerman, G., et al. "Treatment of Depression by Drugs and Psychotherapy." *American*

Journal of Psychiatry 131: 186–191 (1974).

———, "A Debate on *DSM-III*." *American Journal of Psychiatry* 141 539–553 (1984).

Kluft, Richard P. "The Natural History of Multiple Personality Disorder." In Richard P. Kluft, ed., *Childhood Antecedents of Multiple Personality*. Washington, D. C.: American Psychiatric Press, 1985, pp. 197–238.

———. "The Post-unification Treatment of Multiple Personality Disorder: First Findings." *American Journal of Psychotherapy* 42: 212–228 (1988).

Kohut, H. "Intropection, Empathy and Psychoanalysis." *Journal of the American Psychoanalytic Association*, 7: 459–483 (1959).

———. *The Analysis of the Self*. New York: International Universities Press, 1971.

Kramer, Peter. *Listening to Prozac*. New York: Viking, 1993.

Kripke, Saul. *Naming and Necessity*. Cambridge, England: Cambridge University Press, 1980.

Kronenfeld, Jennie, et al. "Changing Health Practices: The Experience from a Worksite Health Promotion Project." *Social Science and Medicine* 26: 515–523 (1988).

Kronenfeld, Jennie, ed. *Changing Organizational Forms of Delivering Health Care: The Impact of Managed Care and Other Changes on Patients and Providers*. Greenwich, Conn.: JAI Press, 1998.

Kupfer, D., et al. "Five-Year Outcome for Maintenance Therapies in Recurrent Depression." *Archives of General Psychiatry* 49: 769–773 (1992).

Laing, R. D. *The Divided Self*. London:Tavistock, 1960.

Lakoff, George. *Women, Fire and Dangerous Things*. Chicago: University of Chicago Press, 1987.

Lambert, M. J., and A. E. Bergin. "The Effectiveness of Psychotherapy." In Allen E. Bergin and Sol Garfield, eds., *Handbook of Psychotherapy and Behavior Change*, 4th ed. New York: John Wiley and Sons, 1994, pp. 141–150.

Lazar, Susan, ed. *Supplement: Extended Dynamic Psychotherapy: Making the Case in an Era of Managed Care. Psychoanalytic Inquiry*. New York: Analytic, 1997.

Lazar, Susan, and Glen Gabbard. "The Cost-effectiveness of Psychotherapy." *Journal of Psychotherapy Practice and Research* 6 (4): 307–314 (1997).

Lazarus, Arthur, ed. *Controversies in Managed Mental Health Care*. Washington, D.C.: American Psychiatric Press, 1996.

Lazarus, Richard. *Emotion and Adaptation*. New York: Oxford University Press, 1991.

Lear, Jonathan. *Love and Its Place in Nature*. New York: Farrar, Straus and Giroux, 1990.

———. "The Shrink Is In." *The New Republic*, December 25, 1995, pp. 18–25.

Levy, Stephen. "Empathy and Psychoanalytic Technique." *Journal of the American Psychoanalytic Association* 33: 353–378 (1985).

Lewin, Bertram D. *The Psychoanalysis of Elation*. New York: Psychoanalytic Quarterly Press, 1961.

Light, Donald. *Becoming Psychiatrists*. New York: Norton, 1980.

Lindner, Robert. *The Fifty Minute Hour*. New York: Dell, 1954. [324]

Linehan, M., et al. "Cognitive-Behavioral Treatment of Chronically Parasuicidal Borderline Patients." *Archives of General Psychiatry* 48: 1060–1064 (1991).

Linehan M., H. Heard, and H. Armstrong. "Naturalistic Follow-up of a Behavioral Treatment for Chronically Parasuicidal Borderline Patients." *Archives of General Psychiatry* 50: 971–974 (1993).

Lipsey, Mark, and David Wilson. "The Efficacy of Psychological, Educational and Behavioral Treatment Confirmation from Meta-analysis." *American Psychologist*, 48: 1181–1210 (1993).

Lock, Margaret. *Encounters with Aging: Mythologies of Menopause in Japan and North America*. Berkeley: University of California Press, 1993.

Loewald, Hans. *Psychoanalysis and the History of the Individual*. New Haven: Yale University Press, 1978.

———. *Papers on Psychoanalysis*. New Haven: Yale University Press, 1980.

Luborsky, L., et al. "Do Therapists Vary Much in Their Success? Findings from Four Outcome Studies." *American Journal of Orthopsychiatry* 56: 501–512 (1986).

Luborsky, L., B. Singer, and L. Luborsky. "Comparative Studies of Psychotherapies." *Archives of General Psychiatry* 32: 995–1008 (1975).

Lunbeck, Elizabeth. *The Psychiatric Profession*. Princeton, N.J.: Princeton University

Press, 1994.

Luther, Martin. *Martin Luther: Selections from His Writings*, John Dillenberger, ed., Garden City, N.Y.: Doubleday, 1961.

Lutz, Catherine. *Unnatural Emotions*. Chicago: University of Chicago Press, 1988.

Malcolm, Janet. *Psychoanalysis: The Impossible Profession*. New York: Knopf, 1981.

———. *In the Freud Archives*. New York: Knopf, 1984.

———. *The Purloined Clinic*. New York: Knopf, 1992.

Marcus, E., and S. Bradley. "Concurrence of Axis I and Axis II Illness in Treatment-Resistant Hospitalized Patients." *Psychiatric Clinics of North America* 10: 177–184 (1987).

Markus, Hazel, and Shinobu Kitayama. "A Collective Fear of the Collective: Implications of Selves and Theories of Selves." *Personality and Social Psychology Bulletin* 20 (5): 568–579 (1994).

Masson, Jeffrey Moussaieff. *Final Analysis*. Reading, Mass.: Addison-Wesley, 1990.

McManus, Joseph. *The Fundamental Ideas of Medicine*. Springfield, Ill.: Charles C. Thomas, 1963.

Melnick, S., and L.Lyter. "The Negative Impact of Increased Concurrent Review of Psychiatric Inpatient Care." *Hospital and Community Psychiatry* 38: 300–303 (1997).

"Mental Health: Does Therapy Help?" *Consumer Reports*, November 1995, pp. 734–739.

Michels, R., and P. M. Marzuk. "Progress in Psychiatry," part I. *New England Journal of Medicine* 329 (8): 552–560; part II, 329 (9): 628–638 (1993).

Miklowitz, D. "Psychotherapy in Combination with Drug Treatment for Bipolar Disorder." *Journal of Clinical Psychopharmacology* 16: 56S—66S (1996).

Miller, Alice. *The Drama of the Gifted Child*. New York: Basic Books, 1981.

Miller, N. "Managing McLean." *The Boston Globe Magazine*, September 10, 1995.

Millett, Kate. *The Loony-Bin Trip*. New York: Simon and Schuster, 1990.

Neisser, Ulric, ed. *Concepts and Conceptual Development*. Cambridge, England: Cambridge University Press, 1987.

Pearlman, T. Letter. *American Journal of Psychiatry* 148 (1): 139 (1991).

Persons, L., M.Thase, and P. Crits-Christoph. "The Role of Psychotherapy in the   [325] Treatment of Depression: Review of Two Practice Guidelines." *Archives of General Psychiatry* 53: 283–290 (1996).

Plutchik, Robert. *Emotion: A Psychoevolutionary Synthesis*. New York: Harper and Row, 1980.

President's Commission on Mental Health, *Report to the President from the President's Commission on Mental Health*, vols. I—IV. Washington, D.C.: U.S. Government Printing Office, 1978.

Putnam, Hilary. *Reason, Truth and History*. Cambridge, England: Cambridge University Press, 1981.

Rabinow, Paul. *Making PCR: A Story of Biotechnology*. Chicago: University of Chicago Press, 1996.

Radcliffe-Brown, Alfred Reginald. *Structure and Function in Primitive Society*. London: Cohen and West, 1952.

Rako, Susan, and Harvey Mazer. *Semrad: The Heart of a Therapist*. New York: Jason Aronson, 1980.

Rauch, Scott. "Advances in Neuroimaging: How Might They Influence Our Diagnostic Classification Scheme?" *Harvard Review of Psychiatry* 4: 159–162 (1996).

Rauch, Scott, et al. "A Positron Emission Tomographic Study of Simple Phobic Symptom Provocation." *Archives of General Psychiatry* 52: 20–28 (1995).

Read, Kenneth. *The High Valley*. New York: Scribner's, 1965.

Rhodes, Lorna. *Emptying Beds*. Berkeley: University of California Press, 1991.

Rieff, Philip. *Freud: The Mind of the Moralist*. New York: Viking Press, 1959.

Rogow, Arnold. *The Psychiatrists*. New York: Putnam, 1990.

Romano, J. "Reminiscences: 1938 and Since." *American Journal of Psychiatry* 147: 785–792 (1990).

Rosch, Eleanor. "Natural Categories." *Cognitive Psychology* 4: 328–50 (1973).

———. "Principles of Categorization." In Eleanor Rosch and Barbara Lloyd, eds., *Cognition and Categorization*. Hillsdale, N.J.: Lawrence Erlbaum Associates,

1978, pp. 27–48.

Rosen, Lawrence, ed. *Other Intentions*. Santa Fe, N.M.: School of American Research, 1995.

Rosenhan, David. "On Being Sane in Insane Places." *Science* 179: 250–258 (1973).

Rosser, R., et al. "Breathlessness and Psychiatric Morbidity in Chronic Bronchitis and Emphysema: A Study of Psychotherapeutic Management." *Psychological Medicine* 13: 93–110 (1983).

Rubin, Theodore. *Jordi: Lisa and David*. New York: Ballantine, 1962.

Ruddick, Sara. *Maternal Thinking*. Boston: Beacon Press, 1989.

Sabshin, M. "Turning Points in Twentieth-Century Psychiatry." *American Journal of Psychiatry* 149: 1267–1274 (1990).

Sargant, William. "Psychiatric Treatment Here and in England." *Atlantic Monthly* 214 (1): 88–95 (1964).

Schafer, Roy. *The Analytic Attitude*. New York: Basic Books, 1983.

———. *Aspects of Internalization*. Madison, Conn.: International Universities Press, 1990 (first published 1968).

———. *Retelling a Life*. New York: Basic Books, 1992.

Scharfstein, S. "The Catastrophic Case." *General Hospital Psychiatry* 11: 268–270 (1989).

Scheff, Thomas. *Being Mentally Ill*, 2nd ed. New York: Aldine, 1984.

Schooler, N., and S. Keith. "The Role of Medication in Psychosocial Treatment." In Marvin Herz, Samuel Keith, and John Docherty, eds., *Handbook of Schizophrenia*: *Psychosocial Treatment of Schizophrenia*, vol. 4. New York: Elsevier Science Foundation, 1990, pp. 45–67.

———. "The Clinical Research Base for the Treatmen of Schizophrenia." *Psychopharmacology Bulletin* 29: 431–446 (1993).

Schreter, Robert, Steven Sharfstein, and Carol Schreter, eds. *Managing Care, Not Dollars: The Continuum of Mental Health Services*. Washington, D.C.: American Psychiatric Press, 1997.

Schwartz, J. M., et al. "Systematic Changes in Cerebral Glucose Metabolic Rate After

Successful Behavior Modification Treatment of Obsessive-Compulsive Disorder." *Archives of General Psychiatry* 53: 109–113 (1996).

Scull, Andrew. *Decarceration*. Englewood Cliffs, N.J.: Prentice Hall, 1977.

Sechehaye, Marguerite. *The Autobiography of a Schizophrenic Girl*. New York: Grune and Stratton, 1951.

Shaffer, Peter. *Equus and Shrivings*. New York: Avon, 1975.

Shapin, Steven. *A Social History of Truth*. Chicago: University of Chicago Press, 1994.

Shapiro, David. *Neurotic Styles*. New York: Basic Books, 1965.

Shear, M. K., et al. "Cognitive Behaviorial Treatment Compared with Nonprescriptive Treatment of Panic Disorder." *Archives of General Psychiatry* 51: 395–401 (1994).

Sheehan, Susan. *Is There No Place on Earth for Me?*. New York: Vintage, 1982.

Shem, Samuel. *The House of God*. New York: Dell, 1978.

———. *Fine*. New York: St. Martin's Press, 1985.

Shweder, Richard, and Jonathan Haidt. "The Future of Moral Psychology: Truth, Intuition and the Pluralist Way." *Psychological Science* 4(6): 360–365 (1993).

Shweder, R., M. Mahapatra, and J. Miller. "Culture and Moral Development." In Jerome Kagan and Sharon Lamb, eds. *The Emergence of Morality in Young Children*. Chicago: University of Chicago Press, 1987, pp. 1–79.

Simon, Herbert, and William Case. "Skill in Chess." *American Scientist* 61: 394–403 (1973).

Slavney, Phillip R., and Paul R. McHugh. *Psychiatric Polarities*. Baltimore: Johns Hopkins University Press, 1987.

Smith Kline and French Laboratories. *Ten Years of Experience with Thorazine 1954– 1964*. Philadelphia: Smith, Kline and French Laboratories, 1964.

Spanier, C., et al. "The Prophylaxis of Depressive Episodes in Recurrent Depression Following Discontinuation of Drug Therapy: Integrating Psychological and Biological Factors." *Psychological Medicine* 26: 461–475 (1996).

Spiegel, D., et al. "Effect of Psychosocial Treatment on Survival of Patients with Metastatic Breast Cancer." *Lancet* 2: 888–891 (1989).

Srole, Leo, et al. *Mental Health in the Metropolis: The Midtown Manhattan Study*. New

York: McGraw-Hill, 1962.

Stahl, Stephen. *Essential Psychopharmacology*. Cambridge, England: Cambridge University Press, 1996.

Stanton, Alfred, and Morris Schwartz. *The Mental Hospital*. New York: Basic Books, 1954.

Stanton, A., et al. "Effects of Psychotherapy in Schizophrenia. I: Design and Implementation of a Controlled Study." *Schizophrenia Bulletin* 10 (4): 520–563 (1984).

Starr, P. *The Social Transformation of American Medicine*. New York: Basic Books,1982.

Statistical Abstract of the United States. Washington, D.C.: United States Dept. of Commerce, 1971.

Stevenson, J., and R. Meares. "An Outcome Study of Psychotherapy for Patients with Borderline Personality Disorder." *American Journal of Psychiatry* 149: 358–362 (1992).

[327]　Stone, A. "The New Paradox of Psychiatric Malpractice." *New England Journal of Medicine* 311: 1384–1387 (1984).

———. "Law, Sciences and Psychiatric Malpractice: A Response to Klerman's Indictment of Psychoanalytic Psychiatry." *American Journal of Psychiatry* 147: 419–427 (1990).

Storr, Anthony. *The Art of Psychotherapy*. New York: Methuen, 1980.

Strain, J., et al. "Cost Offset from Psychiatric Consultation-Liaison Intervention with Elderly Hip Fracture Patients." *American Journal of Psychiatry* 148: 1044–1049 (1991).

Strober, M. "Report Prepared for the Use of the Mental Health Working Group, White House Task Force for National Health Care Reform." 1993.

Strupp, H., and S. Hadley. "Specific vs. Nonspecific Factors in Psychotherapy: A Controlled Study of Outcome." *Archives of General Psychiatry* 36: 1125–1136 (1979).

Styron, William. *Darkness Visible*. New York: Vintage, 1990.

Sussman, Michael. *A Curious Calling: Unconscious Motivations for Practicing Psychotherapy*. Northvale, N.J.: Jason Aronson, 1992.

Szasz, Thomas. *The Myth of Mental Illness*. New York:Hoeber-Harper, 1961.

Talbott, John. *The Death of the Asylum: A Critical Study of State Hospital Management, Services and Care*. New York: Grune and Stratton, 1978.

Target, M., and P. Fonagy. "Efficacy of Psychoanalysis for Children with Emotional Disorders." *Journal of the American Academy of Child and Adolescent Psychiatry* 33: 361–371 (1994).

Taylor, Charles. *Sources of the Self.* Cambridge, Mass.: Harvard University Press, 1989.

Tomes, N. *The Art of Asylum-Keeping*. Philadelphia: University of Pennsylvania Press, 1994 (first published 1984).

Tompkins, Silvan. *Exploring Affect*, V. Demos, ed. Cambridge, England: Cambridge University Press, 1995.

Torrey, E. Fuller. *The Death of Psychiatry*. Radnor, Pa.: Chilton, 1974.

Traweek, Sharon. *Beamtimes and Lifetimes: The World of High Energy Physics*. Cambridge, Mass.: Harvard University Press, 1988.

Trilling, Lionel. *Sincerity and Authenticity*. Cambridge, Mass: Harvard University Press, 1972.

Turkle, Sherry. *Psychoanalytic Politics*. New York: Basic Books, 1978.

———. *Life on the Screen*. New York: Simon and Schuster, 1995.

Ursano, R., and E. K. Silberman. "Psychoanalysis, Psychoanalytic Psychotherapy and Supportive Psychotherapy." In Robert Hales, Stuart Yudofsky, and John Talbott, eds., *The American Psychiatric Press Textbook of Psychiatry*, 2nd ed. Washington, D.C.: American Psychiatric Press, 1994.

Vogt,Evon Z., and Ethel Albert, eds. *The People of Rimrock*. Cambridge, Mass.: Harvard University Press, 1966.

Waggoner, R. "The Presidential Address: Cultural Dissonance and Psychiatry." *American Journal of Psychiatry* 127: 41–48, 1970.

Waldinger, Robert C., and John G. Gunderson. *Effective Psychotherapy with Borderline Patients: Case Studies*. New York: Macmillan, 1987.

Wallerstein, Robert. *Forty-two Lives in Treatment: A Study of Psychoanalysis and Psychotherapy*. New York: Guilford, 1986.

————. "The Psychotherapy Research Project of the Menninger Foundation: An Overview." *Journal of Consulting and Clinical Psychology* 57: 195–205 (1989).

Warner, Richard. *Recovery from Schizophrenia: Psychiatry and Political Economy*. New York: Routledge and Kegan Paul, 1985.

Waskow, Irene E., and Morris B. Parloff, eds. "Psychotherapy Change Measures: Introduction." Outcome Measures Project, Clinical Research Branch. Rockville, Md.: National Institute of Mental Health, 1995.

Weissman, M., et al. "Sex Differences in Rates of Depression: Cross-National Differences." *Journal of Affective Disorders* 29: 77–84 (1993).

Weissman, M., and J. Markowitz. "Interpersonal Psychotherapy." *Archives of General Psychiatry* 51: 599–606 (1994).

Whittington, Horace. *Psychiatry in the American Community*. New York: International Universities Press, 1966.

Wikan, Unni. *Managing Turbulent Hearts*. Chicago: University of Chicago Press, 1990.

Wilson, J. Q. *The Moral Sense*. New York: Free Press, 1993.

Wilson, Mitchell. "*DSM III* and the Transformation of Psychiatry: A History." *American Journal of Psychiatry* 150: 399–410 (1993).

Wright, Robert. "The Evolution of Despair." *Time*, August 28, 1995, pp. 50–57.

Yalom, Irvin. *Love's Executioner*. New York: Basic Books, 1989.

Young, Allan. *The Harmony of Illusions*. Princeton, N.J.: Princeton University Press, 1995.

Zalewski, D. "Fissures at an Exhibition." *Lingua Franca*, November—December, 1995, pp. 74–77.

Zients, A. "A Presentation to the Mental Health Working Group, White House Task Force for National Health Care Reform," April 23, 1993.

Zinberg, N. "Psychiatry: A Professional Dilemma." *Daedalus*, 1963, pp. 808–823.

Zinman, S., "Howie the Harp," and S. Budd, eds. *Reaching Across*. Sacramento: California Network of Mental Health Clients, 1987.

[328]

致　谢

在这本书漫长的创作道路上，许多人都做出了贡献，我非常荣幸。我要感谢哈戈普·阿基斯卡尔、丹尼尔·贝尔（Daniel Bell）（他想出了这本书的标题）、雪莱·伯特（Shelley Burtt）、林肯·卡普兰（Lincoln Caplan）、詹妮弗·科尔（Jennifer Cole）、乔纳森·科尔、迈克尔·科尔（Michael Cole）、罗伊·安德拉德（Roy D'Andrade）、史蒂文·弗里希（Steven Frisch）、霍华德·加德纳、兰迪·戈鲁布、爱丽丝·格雷厄姆-布朗（Alice Graham-Brown）、莱斯利·格雷斯（Leslie Greis）、约翰·冈德森、休·古斯特森、莱斯顿·黑文（Leston Havens）、理查德·赫尔曼、安妮·霍格（Anne Hoger）、约翰·胡德三世（John M. Hood III）、金·霍珀、马蒂·霍洛维茨、卡罗尔·简威（Carol Janeway）（她是一位出色的编辑）、让·杰克逊（Jean Jackson）、凯·贾米森、刘易斯·贾德、凯博文、吉尔·尼克里姆（Jill Kneerim）（他是一位出色的经纪人）、乔纳森·科尔布（Jonathan Kolb）、唐纳德·克里普克（Donald Kripke）、乔治（George）和威尼弗雷德·鲁尔曼（Winifred Luhrmann）、马修·麦库宾斯（Matthew McCubbins）、凯瑟琳·莫奇（Kathleen Much）、罗伯特·涅米洛夫（Robert Nemiroff）、乔尔·罗宾斯（Joel Robbins）、丽莎·罗宾逊（Lisa Robinson）、西蒙·沙玛（Simon Schama）、爱德华·夏皮罗（Edward Shapiro）、班尼特·西蒙（Bennett Simon）、尼尔·斯梅尔瑟（Neil Smelser）、梅尔福德·斯皮罗（Melford Spiro）、卡罗拉·苏亚雷斯-奥罗斯科（Carola Suarez-Orozco）、罗伯特·泰森（Robert Tyson）、弗农（Vernon）、艾伦·温纳、西德尼·齐苏克（Sidney Zisook），以及那些没有署名，但是愿意慷慨地花时间与我分享的人们。

索　引

（索引中的数字为原书页码，即本书页边码）

---

① 313n1 指第 313 页编号为 1 的注释，下同。原书索引针对注释部分的页码错误地提前了一页，此书进行了更正。另有少许针对正文的索引页码有误，也做了更正。

[336]

R

图书在版编目（CIP）数据

心分两路：人类学家的精神科笔记 / (美) T.M.鲁
赫曼著；张继文译. — 上海：上海教育出版社，2024.
12. —（医学人文译丛）. — ISBN 978-7-5720-2741-3

Ⅰ．R749

中国国家版本馆CIP数据核字第2024N3F460号

上海市版权局著作权合同登记号 图字09-2021-0513

责任编辑　储德天　殷　可
封面设计　高静芳

XIN FEN LIANG LU: RENLEIXUEJIA DE JINGSHENKE BIJI

心分两路：人类学家的精神科笔记

[美] T.M.鲁赫曼　著

张继文　译

出版发行　上海教育出版社有限公司
官　　网　www.seph.com.cn
地　　址　上海市闵行区号景路159弄C座
邮　　编　201101
印　　刷　上海颛辉印刷厂有限公司
开　　本　890×1240　1/32　印张14.125
字　　数　364千字
版　　次　2025年3月第1版
印　　次　2025年3月第1次印刷
书　　号　ISBN 978-7-5720-2741-3/G·2418
定　　价　99.90 元

如发现质量问题，读者可向本社调换　电话：021-64373213